Heidemarie Kern

mit Beiträgen von Emmanuel Jungclaussen OSB

Individuelle Sterbebegleitung

LAMBERTUS

Heidemarie Kern
mit Beiträgen von
Emmanuel Jungclaussen OSB

Individuelle Sterbebegleitung

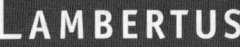

Bibliografische Information der Deutschen Nationalbibliothek

Die Deutsche Nationalbibliothek verzeichnet diese Publikation in der Deutschen Nationalbibliografie; detaillierte bibliografische Daten sind im Internet über http://dnb.d-nb.de abrufbar.

© 2015, Lambertus-Verlag, Freiburg im Breisgau
www.lambertus.de
Umschlaggestaltung: Lambertus-Verlag, Freiburg, Sandra Schwanz
Umschlagbild, Gemälde Innenteil: Mit freundlicher Genehmigung der Künstlerin Mirtha Monge, Artehof in Valley/Mühltal
Druck: Medienhaus Plump GmbH, Rheinbreitbach
ISBN: 978-3-7841-2838-2
ISBN ebook: 978-3-7841-2839-9

Danksagung

Mein Herz quillt über aus Dankbarkeit: so viele haben dazu beigetragen, dieses Buch entstehen zu lassen! Die gesamte Lebensweisheit der Menschen, die ihr Leben bis zum Ende mit mir teilten und mir halfen, es in seiner Vielfalt wahrzunehmen, ist darin enthalten. Die Menschen auf dem Weg des Sterbens haben mir die Möglichkeiten des Lebens im Sterben aufgezeigt und mich erahnen lassen, was es mit dem Tod auf sich hat. Durch sie habe ich das Vertrauen gewonnen, dass auch das Ende gut ist.

So viele gläubige Menschen und Priester haben mich in meinen Glaubenszweifeln begleitet! Ich denke etwa an meinen Taufpriester Otto Portenlänger, der mich bis zu seinem Tod im Gebet begleitete. Der Mönch und Ostkirchenexperte Archimandrit Irenäus Totzke OSB trug durch sein umfassendes Wissen und seine tiefe eigene Erkenntnis dazu bei, dass ich in meinem katholischen Glauben authentisch bleiben konnte, um mit offenem Herzen die buddhistischen Lehren zu empfangen. Mit dem Altabt der Benediktinerabtei Niederaltaich, Emmanuel Jungclaussen OSB, konnte ich alle meine seelischen Freuden und Kümmernisse teilen, er vermittelte mir Geborgenheit und Vertrauen auf meinem eher ungewöhnlichen, scheinbar unvereinbaren Weg.

Yamada Koun Roshi, mein verehrter Zen-Meister, hat mich 17 Jahre im Zen geschult, und ich durfte ihn die letzten sieben Monate seines Lebens begleiten und pflegen – ein großes Geschenk, in dem ich die Nichtigkeit des Todes erfahren habe. Sogyal Rinpoche und seine Lehren machten es mir möglich, meine Erfahrungen in Erkenntnisse zu transformieren und in Klarheit auszudrücken. Durch meinen alten Freund aus den gemeinsamen Japan-Tagen, AMA Samy, jetzt auch mein Zen-Meister, konnte ich meine Zen-Erkenntnis weiter vertiefen. Alle diese Menschen sind Urheber der Einsichten in diesem Buch.

Viele Freunde haben mich unterstützt, meine Einsicht in Worten auszudrücken. Emmanuel Jungclaussen hat mir seine Aufzeichnungen zur Verfügung gestellt, und zusammen haben wir den christlichen Teil geschrieben und besprochen. Bei Maria und Josef Kastenhuber fand ich während dieser Zeit ein schönes Zuhause. Die täglichen Spaziergänge mit meiner Freundin Marianne Fischer waren eine wunderbare Gelegenheit, Gedanken auszutauschen, die sich in diesem Buch niederschlugen.

Beate Walser, Hildegard Wörz-Strauss, Michael Smolka, Michael Strauss, Mathilde Krumbachner, Elke Dobrovski und Monika Müller stellten mir kritische Fragen, gaben mir gute Ratschläge und korrigierten Texte. Der Zen-Meister Johannes Fischer gab mir wertvolle Hinweise für die Abfassung des dritten Teils über Zen. Joachim Graf von Luxburg verhalf mir durch sein psychotherapeutisches Fachwissen und seine Erfahrung, mich klar auszudrücken, um Missverständnisse zu vermeiden. Die Künstlerin Mirtha Monge hat durch ihre Bilder die Aussagekraft der Texte vertieft und eine eigene Atmosphäre für das Buch geschaffen.

Tiefe Dankbarkeit empfinde ich auch gegenüber Helga Braun. Sie hat das Manuskript, bevor ich es dem Verlag übergab, mit Herzblut und Können editiert und lektoriert, sodass es vom Verlag ohne Zögern übernommen wurde. Sie hat den Text „poliert" und ihm Glanz verliehen, um die Aussage hervorzuheben. Über das Vorwort von Prof. Dr. Christa Olbrich freue ich mich sehr, weil sie das, was mir beim Schreiben des Buches am Herzen lag, erkannt und benannt hat.

Wenn Sie als Leserin oder Leser dieses Buch in der Hand halten und manches für Sie anregend oder hilfreich ist, hat sich die Mühe gelohnt. Alle, die an diesem Buch mitgewirkt haben, können sich beschenkt fühlen, wenn es uns gemeinsam gelungen ist, die Lebensweisheit der Menschen auf diese Weise weiterzutragen.

Heidemarie Kern

Ostern 2015

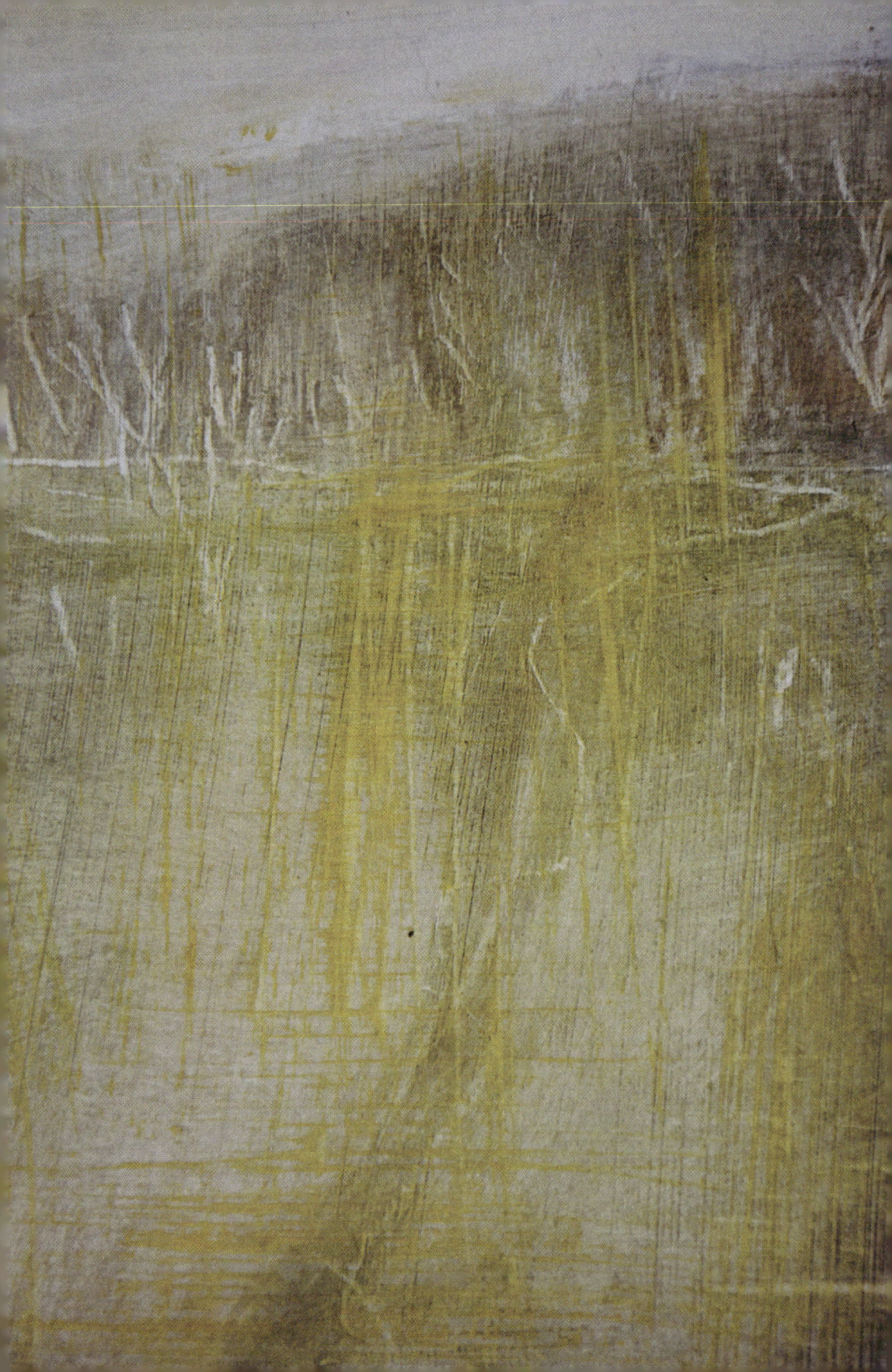

Inhalt

Anhang:

In tiefer Verzweiflung suchend,

entdeckte ich das Lotusblütenland.

Als Zeichen erhielt ich den Lotusblütenstab.

Mit ihm durchschreite ich die Welten,

mit leeren Händen kommend,

mit leeren Händen gehend.

Jeder erhält das Ersehnte

aus großer Fülle.

Vorwort

Ein umfassendes, vielschichtiges und tiefgründiges Buch zum Thema Leben und Sterben. Es kommt zum richtigen Zeitpunkt, denn aktuell und dringend sind die Fragen nach dem Sinn des Lebens und eines menschenwürdigen Sterbens. Unsere Gesellschaft ist überaltert, immer mehr Menschen müssen in Einrichtungen gepflegt und zum Sterben begleitet werden. In der Gießener Sterbestudie (2014) wird diese Problematik aufgezeigt: Nicht nur personelle, zeitliche und finanzielle Ressourcen fehlen, sondern vor allem liegen die Defizite in der adäquaten Ausbildung, einer belastbaren Kommunikation und einer Kultur des Sterbens.

Gerade hier, in einem spirituellen Verständnis, das jedem Menschen zu Eigen ist, liegt die Bedeutung des Buches. Die Qualität der Hilfe ist oft nicht von der Zeit abhängig; es ist die Art und Weise, wie dem sterbenden Menschen begegnet wird. Diese Begegnungen sind immer höchst individuell und immer in einzigartigen Situationen. Diese Ebenen zu thematisieren ist eine hohe Herausforderung, die der Autorin Heidemarie Kern nur aufgrund ihrer jahrzehntelangen eigenen spirituellen Erfahrungen mit hohem personalen Können gelungen ist.

Im ersten Teil des Buches werden wir in die Vielschichtigkeit zum Thema Leben und Sterben eingeführt. Die Aufnahme von Theorien und Konzepten zur Pflege und zum Umgang mit Menschen in ihren letzten Lebensphasen haben einen theoretischen und wissenschaftlichen Anspruch. Das ist notwendig, denn damit sind konkrete Handlungen abzuleiten und zu begründen. Was Religion und Spiritualität ist, kann man bereits nicht mehr so rational benennen. Trotzdem gelingt es Heidemarie Kern, uns einen Einblick in diese Tiefen zu geben. Aussagen dazu erhalten ihre Bedeutung in einer Konkretisierung von vielen praktischen Beispielen. Es sind Gesprächsbeispiele, die nur mit höchster Sensibilität und Selbsterfahrung von Leid und Freude möglich sind. Gerade in diesen Kommunikationsbeispielen liegt die praktische Nützlichkeit für professionell Pflegende, Laien, Angehörige und letztlich auch für die betroffenen Menschen. Darüber hinaus werden auch viele direkte Handlungsmöglichkeiten aufgezeigt. In einem ganzheitlichen Verständnis werden wir aufmerksam gemacht auf Ebenen von Körper, Seele, Geist und was darüber hinaus noch in Verbindung stehen mag. Zu diesem Teil des Buches haben sicher viele Menschen auf dem Hintergrund ihres jeweiligen Menschen- und Gottesbildes Zugang.

Der zweite Teil des Buches erfordert ein christliches Verständnis bzw. eine Offenheit dafür, in diese Dimension der Religion einzutauchen. Wer sich hier beheimatet fühlt, kann viele vertiefende, heilende und neue Aspekte gewinnen. Die vielen Angebote von Texten und Gebeten können nicht im Sinne von einfach-nur-lesen angenommen werden, ihr Gebrauch ist eher ein immer wieder heranholen, sich vertiefen, sich einlassen, um letztlich den Sinn für sich darin zu erkennen.

Ein sehr hoher Anspruch liegt im dritten Teil des Buches. Es ist nicht zu unterschätzen, wie viele Menschen in heutiger Zeit eine meditative Praxis ausüben. Auf diesem Hintergrund oder durch einen intuitiven Zugang sind Menschen mit dieser Spiritualität vertraut. Hier ist die Sprache oft symbolhaft, und das Erkennen setzt eigene Erfahrungen voraus, sonst erscheinen die Texte oder Beschreibungen chaotisch, paradox oder einfach unverständlich. Lassen Sie sich davon nicht abschrecken, lassen Sie sich inspirieren, probieren Sie einfache Übungen aus und machen Sie Ihre eigenen Erfahrungen. Wer hier beheimatet ist, wird die vielen Anregungen sinnvoll in eine Praxis des helfenden Umgangs in der Sterbebegleitung integrieren können. Gelingt das, so ist Erkennen von Einheit, Verbundenheit und Liebe in einer höchsten Dimension möglich.

Liebe Leserinnen, liebe Leser, ich empfehle Ihnen das Buch. Legen Sie es an einem Ort, an dem Sie immer wieder Zugriff haben, vertiefen Sie sich in einen kurzen Text und lassen Sie diesen wirken, abends über die Nacht oder morgens über den Tag. Auch wenn Sie nicht in einer Funktion von Sterbebegleitung sind oder (noch) nicht am Ende des Lebens stehen, so können Sie Entwicklung und Heilung – in allen Dimensionen – erfahren. In der Auseinandersetzung mit Tod und Endlichkeit gewinnen wir mehr Qualität und Freude für das Leben. Vielleicht erkennen wir auch etwas von dem wahren Sinn unseres Menschseins.

Das wünsche ich Ihnen von Herzen.

Berg, Januar 2015
Prof. Dr. Christa Olbrich
Pflegewissenschaftlerin

Einleitung

Der Tod – Brennpunkt des Lebens?

Sterbende Menschen nähern sich zwar dem Tod, aber jetzt LEBEN sie. Und dieses Leben sollte im Mittelpunkt stehen, nicht der kommende Tod. Zweifellos sind die Verluste, die Sterbende erleiden, dramatisch. Das Leben reduziert und verdichtet sich. Doch in dieser Reduktion wächst auch eine neue, hoch konzentrierte Lebensqualität. Eine außerordentliche Dynamik mit einer kraftvollen und zielgerichteten Energie bestimmt das Leben in dieser Phase. Menschen im Sterbeprozess gehen auf einen Nullpunkt zu, der das Potenzial der Neugestaltung in sich birgt. Wie in einem Brennglas konzentriert sich die Aufmerksamkeit auf die wesentlichen Dinge. Das nackte Leben zeigt sich, ohne Verbrämung durch gesellschaftliche Konventionen.

Diese extreme Verdichtung kann einen inneren Funken auslösen und eine Transformation bewirken. Das drohende Nichts wird dann zum Freiraum, um die Welt in ganz neuer Weise wahrzunehmen. Diese Brennpunkte im schrittweisen Abbau des physischen Lebens sind ein faszinierendes Geschenk von Sterbenden an ihre Begleiter und Wegweiser für die Nachwelt. Der sterbende Mensch lebt vor, was Sterben elementar ist: vergehen und neu werden. Diese Erkenntnis kann die unterschwellige Angst vor dem Tod mindern, die unser Leben verdüstert.

Spirituelle Sterbebegleitung für Nicht-Spirituelle?

In unserer säkularisierten Welt gibt es verschiedene Ansatzpunkte zur Begleitung im Sterbeprozess. Noch sind Religion bzw. Spiritualität zentrale Bezugspunkte. Doch immer mehr Menschen gehören keiner Glaubensgemeinschaft an. Nach christlichem Verständnis sind sie ungläubig, Atheisten. Wie kann eine spirituelle Sterbebegleitung *alle* Menschen individuell dabei unterstützen, ihre letzte Lebensphase zu nutzen und intensiv zu erleben? Und was kann sie für Atheisten ausrichten, die von Religion oder Spiritualität auch am Ende ihres Lebens nichts wissen wollen?

Auch Menschen, die an nichts glauben, haben eine Sicht auf die Welt, die von einem tiefen Glauben an Werte getragen wird – etwa daran, dass Geschöpfe eine Würde haben, dass ein Leben erfüllt oder verfehlt sein kann oder dass Schönheit und Liebe mehr sind als ein pures Produkt von Sinnesreizen. Diese Menschen bezeichne ich als „religiöse Atheisten", wie sich Albert Einstein einmal nannte, oder auch als „Humanisten", die sich Werten wie Mitgefühl, Liebe oder Frieden verpflichtet fühlen. Die Suche nach Wert und Sinn ist allen Menschen gemeinsam, ob sie nun an Gott glauben, an andere Formen eines Größeren und auch an gar nichts. Spirituelle Sterbebegleitung ist nichts Überirdisches oder Esoterisches. Sie ist eine humanistisch-ethische Perspektive, die auf grundlegenden Werten von Güte, Freundlichkeit, sozialer Verantwortung, liebevoller Zuwendung u. a. beruht, ohne sich auf Gott oder ein höheres Wesen zu berufen. Damit wendet sie sich an alle Menschen, auch an diejenigen, die keine religiöse Begleitung wollen.

Wozu habe ich gelebt?

Sterbebegleitung ist nicht nur eine humanitäre Selbstverständlichkeit, sondern ein spiritueller Weg von Erkenntnis und Selbst-Erkenntnis. Ich verstehe unter spirituell alle mehr oder minder bewussten Beschäftigungen mit der Frage nach Sinn und Wert des Daseins, der Welt und der Menschen, besonders die Frage nach Bedeutung und Sinn des Lebens. „Wozu habe ich gelebt?" Diese Frage stellt sich Sterbenden intensiver und drängender als jemals zuvor. Der Sterbeprozess ist ein Konzentrat des gelebten Lebens: Die bisherige Lebensweise verdichtet sich und strebt nach Vollendung. Diese Vollendung kann in Form von Versöhnung und Liebe geschehen, aber auch darüber, dass lebenslang unterdrückte Gefühle noch einmal durchlebt und, vielleicht zum ersten Mal, mit großer Heftigkeit ausgedrückt werden.

Im Zentrum der Aufmerksamkeit des Sterbenden steht die Frage nach dem Wert des gelebten Lebens. Sie muss von der Begleitung aufgenommen und verstanden werden. Jeder Mensch nimmt den herannahenden Tod unterschiedlich an. Bisherige Erfahrungen und Lebensgewohnheiten spielen eine große Rolle dabei, wie der Mensch mit seinem Schicksal jetzt umgeht. Das bisher gelebte Leben gemeinsam zu betrachten hilft, Sterbende besser zu verstehen, ihnen in der Begleitung nahe zu sein und ein Umfeld zu schaffen, das sie unterstützt.

Sterbende Menschen individuell begleiten

Die sterbenden Menschen haben mich gelehrt, wie es gelingen kann, dass Zuneigung, Verbindung und innere Klarheit bis zur letzten Sekunde existieren – und darüber hinaus. Mehr als 50 Jahre lang habe ich sterbende Menschen pflegerisch und spirituell begleitet. Anfangs als Fachkrankenschwester, später engagierte ich mich als Lehrerin und Ausbilderin für die Verbesserung der Palliativpflege, die erst mit der Zeit eine eigene Disziplin wurde. Zeitweilig arbeitete ich in England, Indien, Japan und auf den Philippinen und gewann so vielfältige Erfahrungen.

Hilfreich waren für mich Ansätze und Gesprächsformen wie die der Validation von Naomi Feil, der Gewaltfreien Kommunikation von Marshall Rosenberg und des von Erwin Böhm, meditative Übungen wie das Herzensgebet oder die Zen-Meditation, aber auch einfache Atem- und Visualisierungsübungen. Besonders die Validation half mir, im Ablauf des Sterbens eine gewisse Regelmäßigkeit zu erkennen. Auch im Sterbeprozess kristallisieren sich vier Phasen heraus, die, ähnlich wie bei der Validation, jeweils unterschiedliche Formen der Ansprache und Begegnung erfordern. Dieses Buch ist daher jeweils in vier Sterbe- und Werde-Phasen aufgegliedert.

Vorstellung der Buch-Teile

Teil 1 – Der Selbstentwurf des Menschen
Spirituelle Begleitung

Im ersten Teil des Buches gebe ich meine Erfahrungen in der Begleitung von Menschen weiter, die ihr Leben nicht religiös, sondern nach allgemein menschlichen Werten ausrichten. Diese Menschen orientieren sich an ethischen Richtlinien, treffen mit ihrer Hilfe verantwortliche Entscheidungen und gestalten in diesem Wertebezug ihre Welt. Ich sehe sie als Humanisten oder, wie Albert Einstein sich selbst bezeichnete – religiöse Atheisten. In diesem Teil geht es um praktische Formen der Kommunikation und Begleitung sowie um die Erforschung der Individualität der sterbenden Person, um ihren jeweiligen Werten gerecht zu werden und sie in ihrem Wesen besser zu verstehen. Dieser Teil bildet die Informationsgrundlage für alle weiteren Teile, auf die man immer wieder zurückgreifen kann.

Teil 2 – „Mit Christus das Angesicht des Menschen und der Erde erneuern"
Spirituelle Begleitung von Christen

Religiöse Menschen streben in vielen Punkten ähnliche Werte an, unterscheiden sich allerdings in ihrer Bezugnahme. Humanisten und Atheisten beziehen sich auf ein wertegeleitetes Menschenbild, Christen dagegen orientieren ihr Leben an Jesus Christus. Sterbende, die sich an einer religiösen Glaubenslehre ausrichten, fühlen sich am besten begleitet, wenn man ihre vertrauten Glaubenselemente anspricht. In Teil II beschreibe ich meine Erfahrungen in der Sterbebegleitung von Christen, vor allem von Katholiken, weil ich selbst im Katholizismus zu Hause bin. Damit ist selbstverständlich kein Werturteil gegenüber anderen Glaubensrichtungen verbunden. Zwischen den verschiedenen Religionen gibt es viele Gemeinsamkeiten, die es zu entdecken lohnt. Doch sollten wir auch das, was ganz unterschiedlich ausgedrückt wird, in seiner Besonderheit erkennen und als Bereicherung würdigen.

Teil 3
„Eine neue Wirklichkeit. In der Gnade leben"
Spirituelle Begleitung von Zen-Übenden

Der letzte Teil ist Menschen gewidmet, die wie ich den Zen-Weg oder einen anderen meditativen Übungsweg gegangen sind und dabei erfahren haben, dass alles Existierende seinen Ursprung in einer begrifflich nicht beschreibbaren, jedoch erfahrbaren nicht-dualen Wirklichkeit hat. Diese Wirklichkeit kennt keine Trennwand zwischen

Gott und Mensch, zwischen Ich und Du, zwischen Subjekt und Objekt. Mystiker aller Zeiten und Religionen haben sie erfahren und besungen. Diese mystische Erfahrung vereint alle Menschen dieser Erde, unabhängig von Herkunft und Religion.

Wie dieses Buch entstand

Die Wurzeln dieses Buches reichen zurück ins Jahr 1996, ein wichtiges Jahr für die spirituelle Sterbebegleitung. Bei dem internationalen Kongress Sterben, Tod und Leben in Germering lernten sich Menschen verschiedener spiritueller Richtungen kennen und schätzen: der christliche Abt Emmanuel Jungclaussen von der Benediktinerabtei Niederaltaich, der tibetisch-buddhistische Dzogchen-Meister Sogyal Rinpoche, Autor des Buches *Das Tibetische Buch vom Leben und vom Sterben*, und die amerikanische Buddhistin Christine Longaker, Pionierin des internationalen Fortbildungsprogramms Rigpa Spiritual Care. Allen war die Betreuung von Sterbenden eine Herzensangelegenheit. Christine Longaker trug die Bitte an Abt Emmanuel heran, für buddhistisch orientierte SterbebegleiterInnen eine Anleitung zur Sterbebegleitung von Christen zu schreiben.

In den kommenden Jahren trafen Abt Emmanuel und ich uns regelmäßig. Ich kannte den Benediktinerpater Emmanuel Jungclaussen schon lange, weil er wie ich das Herzensgebet übte und mich auf diesem Weg begleitete. Ihm verdanke ich, dass ich nach Japan ging, um Schülerin des Zen-Meisters Yamada Koun Roshi in Kamakura zu werden. Emmanuel Jungclaussen hat selbst Zen praktiziert und steht der mystisch-kontemplativen Tradition der Ostkirche sehr nahe. Nach vielen Überlegungen entschlossen wir uns, unseren Beitrag zum interreligiösen Dialog in Form des vorliegenden Buches zu leisten. Wir wollten nicht nur die christliche Sterbebegleitung, sondern auch andere Möglichkeiten der spirituellen Begleitung sterbenden Menschen und BegleiterInnen aus Pflege, Medizin und Seelsorge zugänglich machen, ganz unabhängig davon, welcher Konfession sie angehören, was sie glauben oder auch nicht. Alt-Abt Emmanuel Jungclaussen OSB gab mir sein Einverständnis, dass seine Beiträge in gekürzter und überarbeiteter Form in diesem Buch erscheinen, das ihm ein Herzensanliegen ist.

Unser Wunsch ist, dass alle Menschen unabhängig von Religionszugehörigkeit in Würde, Frieden und Geborgenheit sterben, dass sie ihren wahren Ursprung erkennen und zu ihm zurückkehren.

Heidemarie Kern
Emmanuel Jungclaussen OSB
Augsburg, Ostern 2015

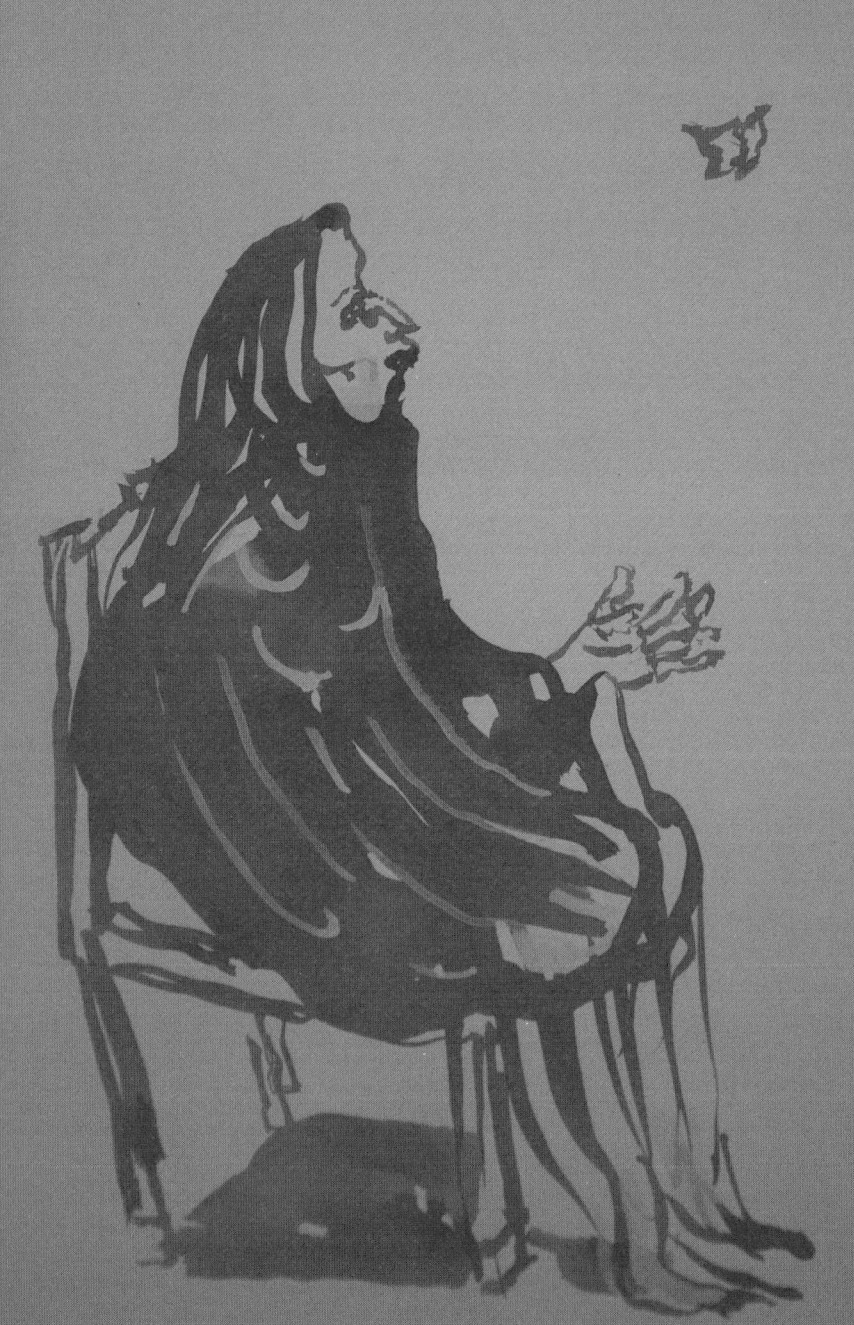

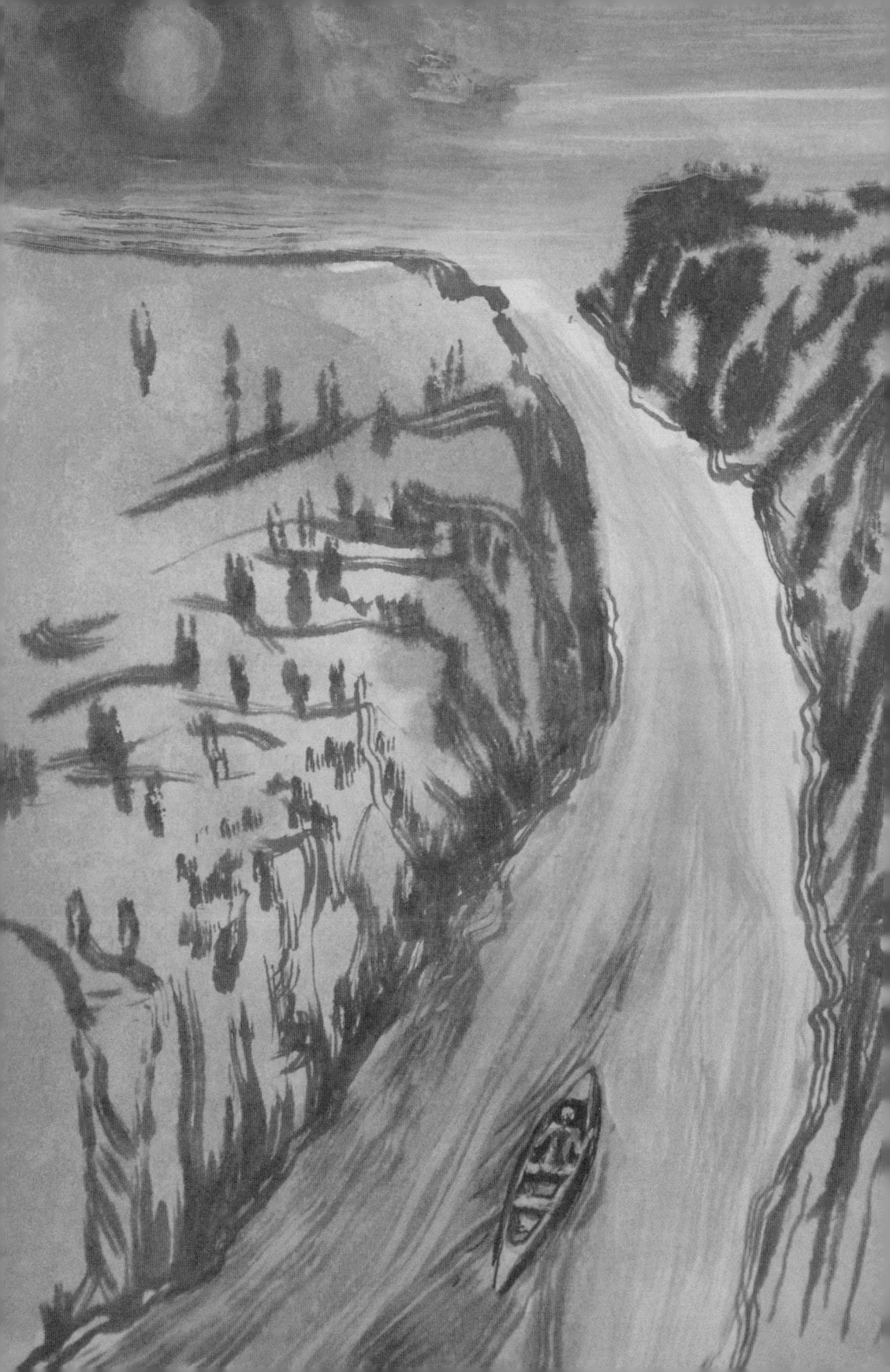

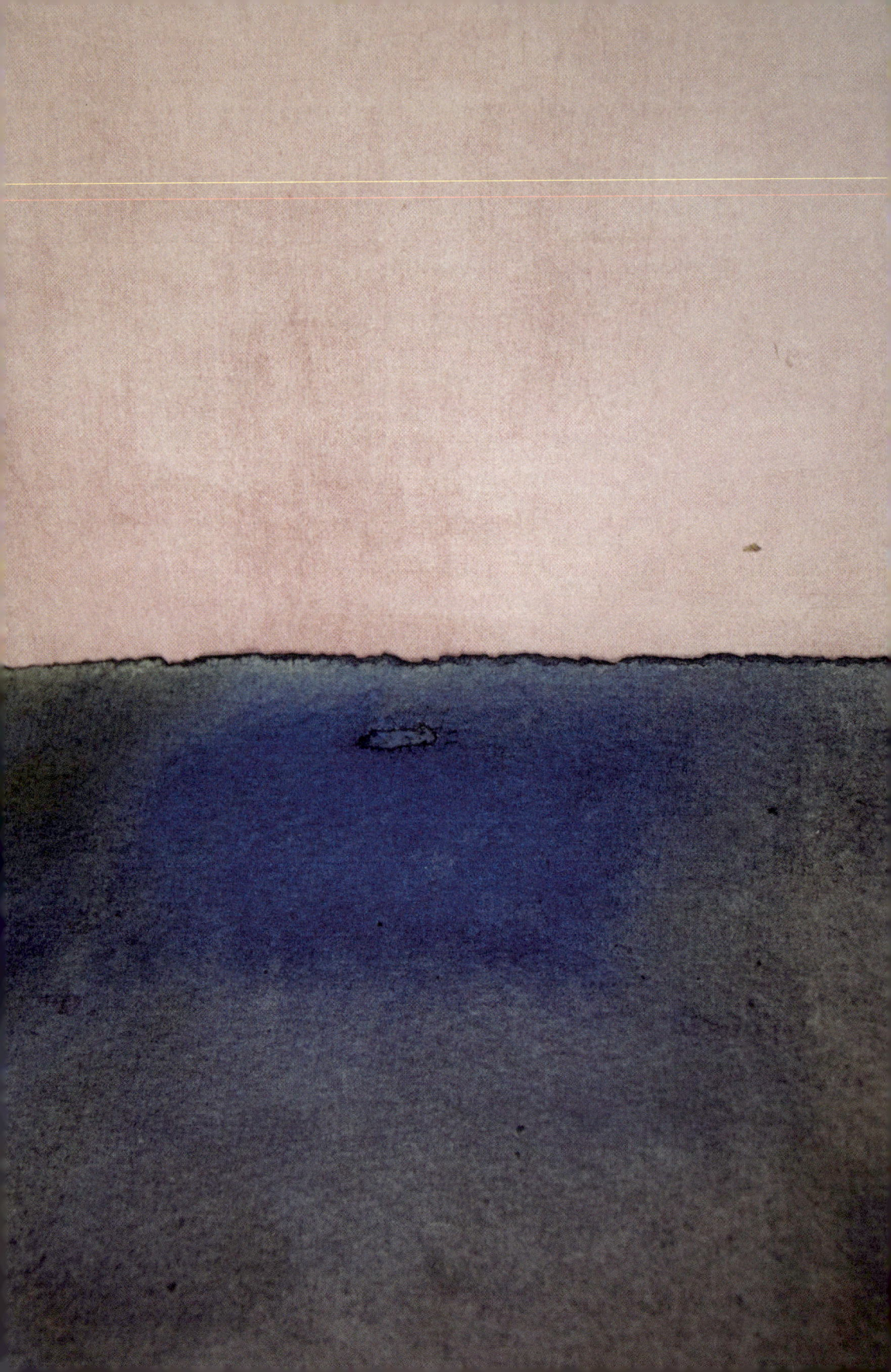

Teil I

Der Selbstentwurf des Menschen
Spirituelle Begleitung

Mein erster Einsatz als 18-jährige Schwesternschülerin führte mich auf eine Krankenstation mit jungen Männern, die meisten zwischen 20 und 30 Jahre alt, kaum älter als ich selbst. Alle litten an einer akuten Bluterkrankung, da der leitende Arzt Spezialist auf diesem Gebiet war, und ihre durchschnittliche Lebenserwartung betrug höchstens sechs Monate. Das bedrückte mich als junge Schwester damals sehr. Meine Arbeit mit diesen todkranken Menschen konfrontierte mich täglich mit der Frage nach dem Sinn von Leben und Tod. Auch mein Glaube als Katholikin wurde heftig herausgefordert. Dabei erinnere ich mich besonders an ein Gespräch mit meinem todkranken Onkel. Ich versuchte ihm meine christlich-spirituelle Sicht zu erklären, um ihm angesichts seines absehbaren Todes Hoffnung auf ein Leben danach zu geben. Wir diskutierten endlos miteinander, ich gab nicht auf. Doch mit großer Sprachgewandtheit widerlegte er alle meine Aussagen. Ich fühlte mich hilflos und traurig, weil ich so sehr einen friedlichen Tod für ihn wollte.

Dieses Erlebnis stürzte mich in brennende Fragen: Welche Kraftquellen gibt es im Leben eines Menschen, wenn er nicht an Gott oder eine höhere Macht glaubt? Mit welcher Weltsicht, welchen Werten und Orientierungen leben Menschen ohne Religion? Sind es Werte, die auch ich vertrete und anstrebe? Wie kann ich diese Menschen spirituell begleiten, ohne mich und meinen Glauben zu verraten? Die Antwort darauf fand ich bei Albert Einstein, der sich selbst als einen religiösen Atheisten bezeichnete:

Das Wissen um die Existenz des für uns Undurchdringlichen, der Manifestationen tiefster Vernunft und leuchtendster Schönheit, die unserer Vernunft nur in ihren primitivsten Formen zugänglich sind, dies Wissen und Fühlen macht wahre Religiosität aus; in diesem Sinn und nur in diesem gehöre ich zu den tief religiösen Menschen.[1]

Dieser Satz half mir, die Kluft zu überwinden, indem ich allen Menschen eine so zu verstehende Religiosität unterstellte. Ich unterschied nicht mehr zwischen Menschen, die einer Religion angehören, und Anderen, die bedauerlicherweise ohne Glauben leben müssen. Erst viel später entdeckte ich durch die Gespräche mit den Sterbenden, dass jeder einzelne Augenblick wertvoll ist und nichts, aber auch gar nichts, fehlt. Für Sterbende ist das Leben selbst, das Miteinander-Leben äußerst kostbar. Damit können sie auch ihrer Endlichkeit ins Auge sehen und in jedem Augenblick neu Kraft schöpfen zu leben – bis zum Tod.

---

[1] Albert Einstein: *Mein Weltbild*, zitiert bei Ronald Dworkin: *Religion ohne Gott*, Hg. Carl Seelig, Berlin 2005, S. 13.

1 Die Entwicklung der Identität

Das Selbstverständnis eines Menschen entwickelt sich aus seinen unterschiedlichen Erfahrungen in der Interaktion zwischen Ich-Ich, Ich-Du, Ich-Es. Diese Identität bestimmt auch die Art und Weise, wie die oder der Sterbende mit seinem Lebensende umgeht. Unser gewöhnliches Verständnis von Identität beschränkt sich meist auf das Mensch-Sein in diesem Leben, das heißt auf die Spanne zwischen Geburt und Tod, auf Wertvorstellungen und die Interpretation von Beziehungen. Im Verlauf unseres Lebens verändern sich sukzessive unsere Vorstellungen davon, wer, wie und was wir sind, wie wir sein wollen, sein können oder auch glauben, sein zu müssen.

1.1 Wer bin ich, und wer ist der Andere?

Nach der Geburt erleben wir uns als Kind in der Beziehung zur Mutter und zum Vater eine Weile lang noch als Einheit. Erst später lernen wir, uns als Ich, den Anderen als Du und das Andere als Es zu begreifen. Sehr aufmerksam sammeln wir vom Anderen Zeichen, die uns Hinweise darauf geben, wer, was und wie wir sind. Dabei identifizieren wir uns mit unserem Aussehen, unseren Gedanken, Gefühlen und Handlungen. Schließlich halten wir uns selbst für das, was wir denken, fühlen und mit welchem Bestreben und welchem Ergebnis wir handeln.

Eine genauere Idee davon, was und wie wir werden wollen, entwickeln wir erstmals im Vorschulalter, wenn wir uns vorstellen, wer wir später sein werden: vielleicht Professor, Bäuerin, Polizist, Musikerin, Lastwagenfahrer usw., je nach sozialem Umfeld. Im Schulalter streben wir oft danach, viel zu lernen, gute Noten zu haben, von der Lehrerin oder dem Lehrer und den Klassenkameraden beachtet und anerkannt zu werden. Persönliche Beziehungen erfahren wir nun in einem anderen Zusammenhang: Besser oder schlechter als Andere sein wird ein maßgebliches Kriterium. In der Pubertät versuchen wir mehr und mehr, unser eigenes Ich zu entdecken und – oft ohne Rücksicht auf die öffentliche Meinung oder die der Eltern – auszuleben, auch wenn das manchmal eine Herausforderung für uns selbst und unsere Umwelt ist.

Als Erwachsene pendeln wir in unserer Identitätsvorstellung zwischen der Sicht, die wir von unserer Person selbst haben, zwischen eigenen Urteilen gegenüber unseren Gefühlen, Gedanken und Handlungen und den Urteilen Anderer über uns. Die menschliche Identität ist gewissermaßen ein Entwurf; sie existiert nur in dem Maße, in dem sie sich entfaltet und Form annimmt. Geraten wir in Stresssituationen, neigen wir dazu, auf alte Erfahrungen und Reaktionsmuster zurückzugreifen, selbst wenn sie mit der augenblicklichen Situation nicht übereinstimmen. Ereignisse aus dem Kleinkindalter, der Schulzeit und der Pubertät können plötzlich wieder in den Vordergrund treten und uns überwältigen, und wir antworten dann mit einem Reaktionsmuster aus früheren Jahren.

Unsere Selbstwahrnehmung wird stark beeinflusst durch Fremdwahrnehmung, durch die Art und Weise, in der Andere uns als Person sehen. Werde ich von anderen nicht zutreffend gespiegelt, beeinträchtigt das meine Selbstwahrnehmung empfindlich.

Der irakische politische Flüchtling Abbas Khider putzte nach seiner Flucht in einem Büro, um seinen Lebensunterhalt zu finanzieren. Die Büroangestellten sahen in ihm nur einen ungebildeten ausländischen Hilfsarbeiter und verhielten sich entsprechend. 2010 erhielt Abbas Khider den Adelbert-von-Chamisso-Preis für seine Leistung als Autor, dessen Muttersprache nicht Deutsch ist. In seiner Preisrede erwähnte er, dass er sich damals als Hilfskraft gewünscht hatte, den Angestellten mitzuteilen, dass er zwar jetzt nur eine Putzkraft war, in Wirklichkeit aber ein Schriftsteller, der Romane schreibt. Dass seine Eigenwahrnehmung und die Wahrnehmung der Anderen von ihm so weit auseinanderklafften, erlebte er als sehr schmerzhaft. Umso mehr freute er sich, dass er durch die Preisverleihung auch in seiner Umwelt als Schriftsteller Anerkennung erlebte.

Wenn wir chronisch krank oder alt werden, schwindet unsere Kraft und mit ihr unser Einfluss auf das gesellschaftliche und öffentliche Leben. Durch die Veränderungen und Erschwernisse, die Krankheit oder Alter mit sich bringen, entwickelt sich bei uns und bei Anderen eine neue Vorstellung davon, wer wir waren, wer wir sind und was wir Anderen bedeuten. Häufig verändert sich die Einschätzung, was im Leben wirklich wichtig ist. Der Stellenwert menschlicher Beziehungen und Werte nimmt zu. In speziellen Lebenssituationen schieben sich unterschiedlichste Facetten unseres Selbstbildes in den Vordergrund, die – von außen betrachtet – auch im Widerspruch zueinander stehen können.

Zum Beispiel erlebt sich Herr Mainz in seiner Arbeit als Büroangestellter als einflusslos. Innerhalb seiner Familie aber fühlt er sich wichtig, weil er die Verantwortung für das Wohlergehen seiner Familie übernommen hat. Sein Selbstwertgefühl steht in Beziehung zu seinem jeweiligen Lebenskontext; je nach Situation fühlt er sich entweder wichtig oder unbedeutend.

Unser Selbstverständnis ist eine Mixtur aus persönlicher Geschichte, Familiengeschichte, Religion, Zeit-, Kultur- und Sozialgeschichte. Wir stehen auf unserer eigenen Lebensinsel und gestalten unser Leben mit unterschiedlichen Schwerpunkten.

Diese Fixpunkte greifen wir dann heraus und sagen verallgemeinernd: So bin ich, oder, in Bezug auf Andere: So ist dieser Mensch. Im Folgenden beschreibe ich verschiedene Modelle und Vorgehensweisen, wie Sie das Selbstverständnis von Sterbenden in den unterschiedlichen Phasen ihres Lebens verstehen lernen.

1.2 Wie sind wir zu dem geworden, was wir sind?

Das Psychobiografische Pflegemodell nach Erwin Böhm

Bei meiner Tätigkeit als Beauftragte der Innerbetrieblichen Fortbildung von Altenpflegerinnen in Altenheimen und als Hospizschwester habe ich mich zur Praxisanwenderin des Psychobiografischen Pflegemodells nach Erwin Böhm ausbilden lassen. Dabei stieß ich auf zahlreiche hilfreiche Impulse, um Sterbende besser zu verstehen. Ursprünglich wurde das Psychobiografische Pflegemodell nach Böhm für die psychogeriatrische und geriatrische Pflege entwickelt, um als dement bezeichnete Menschen in ihrer inneren Welt zu erreichen.[2] Die Psychobiografie ist für Böhm kein tabellarischer Lebenslauf, sondern vielmehr die Summe der emotional geprägten Geschichten im Leben eines Menschen, die einen tiefen Eindruck bei ihm hinterlassen und anhand derer er sein Lebens deutet. Die individuell erlebte Lebensgeschichte eines Menschen besteht aus einer Reihe solcher Geschichten, besonders der Kindheits- und Jugendgeschichten, als die Persönlichkeit sich prägte, geformt von den jeweiligen Normen und Bräuchen, unter deren Einfluss die Menschen aufwuchsen.

In seinem Modell geht Böhm davon aus, dass Körper, Seele, Geist, soziales Umfeld und persönliche Geschichte in einem ständigen Zusammenhang stehen, sich wechselseitig bedingen und aufeinander einwirken. Böhm fragt: Woran hat der Mensch sich in seinem Leben orientiert? Was war ihm früher wichtig? Auf welche Weise war und ist er für Andere wichtig? Welche Denk- und Lebensmuster prägen ihn? Womit kann ich den Menschen in der Seele erreichen, damit er wieder auflebt? Erst wenn unsere Mitmenschen uns in unserer Individualität erkennen und dem gemäß mit uns kommunizieren, fühlen wir uns als im Leben stehend. Ich erinnere mich dabei immer an Herrn Bauer, einem ehemaligen Rechtsanwalt, dem es ausgesprochen gut tat, wenn ihn die Pflegekräfte als Herr Rechtsanwalt Bauer ansprachen.

Wenn diese Anerkennung nicht mehr stattfindet, wird uns das soziale Leben genommen. Wir fühlen uns ohne Bestimmung und innerlich tot. Zur Selbsttherapie versucht der Mensch, in sich selbst wieder etwas zu finden, das ihn lebendig macht und woraus er leben kann. Für Außenstehende ist das oft nicht nachvollziehbar, und wir erklären den Menschen dann als verwirrt oder dement. Das ist aber nur eine Art der

---

[2]   Erwin Böhm: *Psychobiografisches Pflegemodell nach Böhm*. Bände I und II, Maudrich-Verlag, 4. überarbeitete Auflage, Februar 2009.

Sichtweise auf desorientierte alte Menschen und sollte nicht verallgemeinert werden. Sie spiegelt eher die Angst und Hilflosigkeit der Außenstehenden wider, die mit Unverständnis auf befremdliche Ausdrucksweisen reagieren.

Böhm knüpft an den emotionalen und triebhaften Ressourcen des Menschen an. Menschen sind geprägt durch eingespielte Verhaltensnormen, die uns Sicherheit geben und uns charakterisieren. Oft handelt es sich um Eigenarten, Rituale und Macken, die wir bereits als Kind erlebten und erlernten. Böhm sagt dazu:

Prägungen sind erlernte, sich wiederholende, eingespielte Verhaltensnormen, die unser Gehirn wie eine Plakatwand austapezieren. Sie sind generationsunterschiedlich und in unserem Ich und Über-Ich verankert. Geprägtes ist nicht anpassbar. Es sind Rituale, die uns Sicherheit geben.[3]

Auf Grundlage solcher biografischen Prägungen versucht er Bewältigungsstrategien zu aktivieren, mit denen der Mensch in seinem früheren Leben erfolgreich auf Probleme reagiert hat. In jeder Entwicklungsphase entwickeln und trainieren wir bestimmte Strategien, um im Leben erfolgreich zu sein. Als Erwachsene verfügen wir über eine ganze Palette solcher Lebensstrategien, die je nach Situation zum Einsatz bereitstehen. Geraten wir in Krisen und Schwierigkeiten, neigen wir dazu, auf vor langer Zeit eingeübte Ausdrucks- und Handlungsweisen zurückzugreifen, weil wir uns damit sicherer fühlen. Solche Bewältigungsstrategien bezeichnet Böhm als Copings. Je bedrohter wir uns fühlen, umso eher greifen wir auf frühe, von Kindheit an vertraute Reaktionsmuster zurück: Wir verhandeln, kämpfen um unser Recht, schreien, weinen, ziehen uns ganz zurück oder lösen uns in Luft auf. Dabei kann es auch vorkommen, dass wir unser Unglück vorprogrammieren wie die junge Frau, die ihre Kindheit mit alkoholkranken Eltern verbracht hat und später wieder einen Alkoholiker heiratet. Alles war ihr so vertraut, sie hatte sich ihr altes Zuhause neu geschaffen.

Böhm vertritt die Ansicht: „Bevor die Beine bewegt werden, muss die Seele bewegt werden." Um die Seele zu erreichen, stellt er Kriterien vor, die es BegleiterInnen ermöglichen, die jeweilige Erreichbarkeitsstufe eines Menschen festzustellen, um mit der Methode der Psychobiografie einen Impuls zu finden, der die Person wieder aufleben lässt. Wie das praktisch funktioniert, zeigt die Geschichte von Frau Wals:

> Frau Wals war mit Hans verlobt, nach dem Krieg wollten sie heiraten. Hans ist in den letzten Kriegstagen gefallen. Frau Wals hat nach vier Jahren einen anderen Mann, Josef, geheiratet und mit ihm drei jetzt erwachsene Kinder. Im Augenblick steckt sie ganz in der Lebenssituation, in der Hans gefallen und sie allein ist. Josef und ihre Kinder sind in dieser Situation für sie nicht vorhanden.

> Es gilt herauszufinden, wie Frau Wals sich in diesem Augenblick fühlt. Wir stellen fest, dass sie orientierungslos, unglücklich und anteilslos ist. Sie kann zu nichts bewegt werden, sitzt nur herum und döst vor sich hin. Um ihre Seele zu bewegen, legen wir das Lied von Lili Marleen *Vor der Kaserne, bei dem großen Tor* auf,

---

[3] vgl. Erwin Böhm 2005: *Seelenlifting statt Gesichtsstraffung: Älterwerden akzeptieren, Lebensantriebe reaktivieren,* Psychiatrie-Verlag.

nehmen sie dabei in den Arm, schauen sie fest an und singen lautstark mit. Sie singt nach der ersten Strophe auch mit und kennt alle Strophen bis zum Ende (wir mussten sie vorher erst lernen). Unsere Hypothese, dass wir sie mit dem Lied (Impuls) erreichen können, hat sich bewahrheitet. Wir singen täglich einmal mit ihr dieses Lied. Nach vier Wochen nimmt Frau Wals wieder an Aktivitäten im Haus teil. Sie erinnert sich wieder, dass sie mit Josef verheiratet ist, und auch ihre Kinder sind wieder ein wichtiger Bestandteil ihres Lebens.

Sterbende Menschen befinden sich in einer Lebenssituation, die von schweren Um- und Einbrüchen gekennzeichnet ist und in der sie sich ständig neu orientieren müssen. Im Sterbeprozess gestalten sie ihr Leben. Wenn wir sie nur als Sterbende auf dem Weg in die Sackgasse Tod wahrnehmen, verhindern wir ihre Lebendigkeit. Wir rauben ihnen in dieser intensiven Lebensphase das Leben schon vorab und behandeln sie zwar liebevoll, aber wie jemand, der fast schon nicht mehr da ist. Ich selbst betrachte als Begleiterin die Veränderungen im Sterbeprozess nicht als Defizit oder Verlust von Fähigkeiten, sondern als Herausforderungen, die das Leben jetzt an diesen Menschen stellt und die in Offenheit angenommen und gestaltet werden können. Falls der betreffende Mensch selbst nicht mehr in der Lage dazu ist, können Begleiter ihn dabei unterstützen, vorhandene Ressourcen wiederzufinden und ein Umfeld für ihn schaffen, wo er auch im Sterbeprozess aufleben kann.

Um sterbenden Menschen individuell gerecht zu werden, muss die Begleitung am Selbstverständnis des sterbenden Menschen, an seiner Psychobiografie anknüpfen. Die Sterbenden selbst weisen uns mit ihren Aussagen und Handlungen den Weg. Es ist ohne Belang, wie merkwürdig oder unverständlich ihre Schlussfolgerungen aus all diesen Bezugspunkten für uns klingen mögen. Für den betreffenden Menschen ist sein Selbstbild eine bedeutungsvolle Wirklichkeit, die er über das Erkennen und Widerspiegeln im Anderen als Teil seines Lebens erkennt. Er ist Jemand, als Mensch einmalig und wichtig. Jeder Mensch hat seine eigene Interpretation seiner Psycho-biografie. Der Sterbende hat Dinge erlebt, die er auf seine ganz bestimmte Weise wahrgenommen und gedeutet hat. Diese Erlebnisse und Deutungen gilt es heraus-zufinden und in die Begleitung einzubinden. Das gibt dem Sterbenden Sicherheit und Geborgenheit, in der Herausforderung des nahenden Todes dem Leben zu begegnen. Er erfährt, dass er in seiner Einzigartigkeit wichtig ist und erkannt, ange-nommen und wertgeschätzt wird.

Doch nicht nur für sterbende Menschen ist die Erforschung der Psychobiografie bereichernd. Wenn Sie Ihr eigenes Leben auf diese Weise reflektieren, verstehen Sie sich selbst besser, erkennen Zusammenhänge klarer und sammeln außerdem Erfah-rungen, wie Sie dem Selbstverständnis des Sterbenden näher kommen können. Die Erforschung der eigenen Persönlichkeit eröffnet einen Weg zum anderen Menschen. Versuchen Sie einmal selbst, Ihr Selbstverständnis, also die Art, wie Sie sich selbst beschreiben und interpretieren, zu erforschen.

Fragen Sie sich:

* Was für ein Grundtyp bin ich (mehr aktiv oder passiv), was ist mir wichtig?

* Welche Prägungen und Identifikationsmuster habe ich?

* Welche Grund- und Nachholbedürfnisse habe ich?

* Was möchte ich noch erleben?

* Welche Reaktionsmuster (Copings) habe ich, wenn mir etwas nicht gefällt, sehr gefällt oder wenn ich mich schäme?

* Welche Ideale, Normen und Werte (Über-Ich-Normen) habe ich?

* Wie möchte ich sein?

* Was ist in meinen Augen richtig und was ist falsch?

* Was erregt mich positiv, was negativ?

* Was ist für mich normal (Wirklichkeitsfixierung)?

* Welchen Sinn hat mein Leben?

* Will ich eher ruhig für mich dahinleben oder muss sich immer etwas bewegen, weil es sonst zu langweilig wird?

* Bin ich eher ein Mensch, der selbst entscheiden will oder fühle ich mich wohler, wenn es ein Anderer für mich tut (Alpha- oder Omega-Rollentypus)?

* Was ist in den ersten 25 Jahren in meinem Leben geschehen? (Die ersten 25 Jahre bilden häufig die Grundlage, auf der sich das gesamte weitere Leben aufbaut.)

Beispiele in der Anwendung des Böhm'schen Modells auf sterbende Menschen

Die folgenden und alle weiteren Beispiele dieses Buchs verdanke ich meiner Erfahrung in der Begleitung sterbender Menschen – in dankbarer Erinnerung an die einzelnen Menschen, die dazu beigetragen haben, dass ich ein tieferes Verständnis für den Sterbeprozess entwickeln konnte. Die Namen sind selbstverständlich geändert.

Frau Walter | Der Hund bleibt

Frau Walter liegt seit drei Tagen mit geschlossenen Augen und bewegungslos im Bett. Die Pflegekräfte wissen nicht, ob sie sterben will oder ob es sich um einen Rückzug aus Mangel an Impulsen handelt. Wir erinnern uns aber, dass Frau Walter früher einen Hund besaß. Die Pflegeleiterin hat ebenfalls einen kleinen Hund. Sie legt ihn zu Frau Walter ins Bett, und wir warten gespannt, was passiert. Das Hündchen krabbelt zum Gesicht und schleckt Frau Walter an den Wangen ab. Sie öffnet die Augen, sieht alle an und befiehlt: „Ihr geht – der Hund bleibt!" Frau Walter lebt durch den täglichen Besuch des Hundes sichtlich auf und genießt noch einige Wochen ihr Leben.

Frau Schnapp | Gut informiert

Frau Schnapp hatte früher den einzigen Tante-Emma-Laden in einem Stadtviertel und war immer bestens über alle und alles informiert. Nach der Amputation ihrer beiden Beine liegt sie schwerfällig und deprimiert in ihrem Bett. Sie will sterben und reagiert kaum noch. Als therapeutische Maßnahme halten wir die Türe immer offen und stellen das Bett so, dass sie alle Bewegungen auf dem Gang verfolgen kann. Jeden Tag erzählen wir ihr den neuesten Klatsch aus der Bildzeitung. Das versetzt sie in ihre frühere Situation als Geschäftsfrau, die über alles und alle Bescheid weiß. Sie lebt sichtlich auf und will nicht mehr sterben.

Frau Weiss | Die Musik spielt schon

Frau Weiss war früher Kellnerin in einem bayrischen Dorf. Jedes Mal, wenn wir sie waschen und umkleiden wollen, schreit sie voller Angst aus Leibeskräften. Dabei macht sie sich steif. Wir setzen einen erfolgreichen Impuls anhand ihrer Biografie: fünf Minuten vor dem Waschen stecken wir eine Kassette mit Blasmusik ins Radio. Während die Musik lautstark spielt, legen wir die Waschsachen und die Kleidung griffbereit zurecht. Dann sagen wir zu Frau Weiss: „Hören Sie die Blasmusik? Und Sie liegen ja immer noch im Bett! Schnell, schnell, wir helfen ihnen beim Waschen und Umkleiden." Frau Weiss streckt die Arme aus und hilft mit beim Anziehen. Nach 20 Minuten ist sie gewaschen, angekleidet und sitzt am Tisch beim Frühstück mit den Anderen. Ihr wieder lebendig gewordenes Gefühl, die Kellnerin im Wirtshaus zu sein, hat allen geholfen.

Herr Frank | Der Berater

Herr Frank war früher Chef einer großen Firma. Er hat ein Nierenversagen und döst oft vor sich hin. Er ist sehr unglücklich, weil er nichts mehr zu sagen hat. Deshalb konfrontieren wir ihn nun jeden Tag mit Entscheidungen: „Wann sollen wir Sie waschen, um acht Uhr, um neun Uhr oder erst um halb elf?" „Was möchten Sie heute essen?" Ab und zu fragte die Pflegeleiterin ihn, was er ihr in schwierigen Situationen raten könne, zum Beispiel wenn das Personal zu viel Rauchpausen macht oder dauernd Kaffee trinkt. Dreimal täglich erhalten wir so für 3–5 Minuten eine Beratung bei Herrn Frank. In dieser Zeit ist er lebendig und wach. Den Rest des Tages schläft er vor sich hin. Seine Lebensqualität hat sich durch das Gebraucht-Werden verbessert. Als er zu schwach wird, bedauert er sehr, dass er uns nicht länger mit seinem Rat zur Seite stehen kann. Nach drei Wochen ist er verstorben.

Gewaltfreie Kommunikation nach Marshall Rosenberg

Eine weitere Hilfe für die Begleitung und Kommunikation mit Schwerkranken und Sterbenden ist der Kommunikationsansatz von Marshall Rosenberg, den er in seinem Buch: Gewaltfreie Kommunikation[4] entwickelt hat. Im Kontext der Gewalt-freien Kommunikation bezeichnet Rosenberg das Lebendig-Sein unseres Strebens mit dem Begriff Bedürfnisse. Das Bedürfnis hat im Deutschen leicht einen Beige-schmack von Mangel; Rosenberg erkennt dagegen im Bedürfnis die Kraft, die unser Leben erhält. Bedürfnisse entstammen unserer natürlichen, lebenserhaltenden Energie. Sie sind allen Menschen gemeinsam. Wenn wir uns mit ihnen verbinden, sind wir in einem lebendigen Austausch mit uns und Anderen, weil jeder Mensch den gleichen Antrieb und die gleichen Bedürfnisse hat, sich am Leben zu erhalten.

Aber erst wenn das Bedürfnis klar zutage tritt, kann sich daraus ein Wunsch oder eine sinnvolle Handlung ergeben. Marshall Rosenberg ist der Meinung, dass das Erkennen der echten Bedürfnisse der Dreh- und Angelpunkt ist, um mit sich selbst und mit Anderen in einer wirklichen Verbindung zu sein. Ein echtes Bedürfnis ist das Bedürfnis nach Nahrung, nach Flüssigkeit, nach Schlaf, nach körperlichem Wohlbe-finden, Sicherheit und Verständnis, nach Intimität, Spiel, Erholung, Autonomie, nach Sinn und Spiritualität. Durch das Erkennen des momentan im Menschen lebendigen Bedürfnisses helfen Sie dem Sterbenden, mit seiner Lebenskraft – und damit mit sich selbst – in Verbindung zu treten und in Übereinstimmung zu sein.

Durch normative Vorstellungen und Urteile wie sollte, müsste, könnte entfremden wir uns leicht von unseren Bedürfnissen. Das wirkliche Verlangen bleibt dann uner-kannt und steht mit der dazugehörenden Handlung nicht mehr in Verbindung. Im Kommunikationstraining nach Rosenberg lernt man, sich weniger am abstrakt-nor-mativen Über-Ich von könnte, sollte, müsste zu orientieren und stattdessen konkret zu erforschen, was man als Mangel erlebt und was das Leben bereichert. Wird ein Bedürfnis nicht richtig erkannt und stattdessen nur aus einem Gefühl von Mangel heraus gehandelt, ist die Lösung vom Ansatz her fehlgeleitet und oft nur ein Konzept, das nicht wirklich hilft, weil der Mensch dann nicht mehr mit sich und seiner lebens-spendenden Kraft verbunden ist. Zur Verdeutlichung ein Beispiel:

> In der Mitgliederversammlung bringt Frau Hold Verbesserungsvorschläge ein, um den Informationsfluss im Hospizverein zu verbessern. Ihr Vorschlag geht in der allgemeinen Diskussion völlig unter. Wütend und frustriert geht sie nach Hause und nimmt sich vor, nie mehr etwas zu sagen. Wäre Frau Hold mehr mit sich selbst verbunden, hätte sie gespürt, dass ihr Beschluss, nichts mehr zu sagen, ihr nur selbst das Leben schwer macht und dass ihr Bedürfnis, etwas beizutragen, gehört zu werden und mit Anderen in Verbindung zu sein, damit nicht zu erfüllen ist. Ihr Rückzug verschlimmert sogar noch die Situation. Denn durch ihre Entschei-dung, nichts mehr zu sagen, wird sie nicht mehr gehört und trägt nichts mehr bei – wo es ihr doch gerade darum ging, mehr gehört zu werden.

---

[4] Rosenberg, Marshall B.: *Gewaltfreie Kommunikation. Aufrichtig und einfühlsam miteinander sprechen. Neue Wege in der Mediation und im Umgang mit Konflikten.* Junfermann Verlag, Paderborn 2002.

Viele Menschen sind fixiert darauf, immerzu etwas ganz Bestimmtes zu verlangen, von dem sie denken, dass es ihnen hilft. Dadurch berauben sie sich anderer Möglichkeiten der Erfüllung ihrer Wünsche, die durchaus in ihrer Reichweite wären. Sich von vornherein zu begrenzen und nicht wahrzunehmen, dass wir aus der Fülle leben können, bezeichne ich als Armutsmentalität. Doch verfügen wir Menschen über so viel inneren Reichtum, dass es uns immer möglich ist, diesen Schmerz zu verringern. Wenn ich mit meiner Lebenskraft verbunden bin und das Bedürfnis klar in mir spüre, bin ich in der Fülle. Merke ich zum Beispiel, dass mir die Geborgenheit durch meinen verstorbenen Mann fehlt, dann weist mir das Gefühl des Mangels zugleich auch einen Weg zu dem, was ich ersehne. Spüre ich tief in die ersehnte Geborgenheit hinein, ist das Gefühl gegenwärtig. Verweilen Sie in dieser Gegenwärtigkeit, lassen Sie sich davon erfüllen. Zusätzlich können Sie natürlich noch weiteres unternehmen, das Ihnen zu Geborgenheit verhilft.

Auch als Sterbender ist es noch möglich, die Armutsmentalität zu verwandeln, um in der Gegenwart die Fülle in sich selbst zu erfahren. Entscheidend ist, dass der Mensch im Sterbeprozess mit seinen Bedürfnissen im engen Kontakt ist. Die Bandbreite der Bedürfnisse – nach Sicherheit, Freude, Liebe, Schönheit, Glück – ist bei allen Menschen mehr oder weniger gleich, wenn auch unterschiedlich ausgeprägt. Über Bedürfnisse und Gefühle sind wir mit allen Menschen verbunden. Gefühle haben ihren Ursprung in Bedürfnissen und zeigen an, ob eines unserer Bedürfnisse erfüllt oder unerfüllt ist. Gefühle entstehen als Folge einer Wahrnehmung oder eines Urteils. Mit unseren Sinnen nehmen wir die Welt wahr und bewerten Ereignisse in Bezug auf unsere Vorannahmen. Da wir diese Vorannahmen selten erneut prüfen, verstricken wir uns leicht in positive und negative Urteile, die mit dem wirklichen Ereignis nicht mehr viel zu tun haben. Wenn Sie aus dem allzu schnellen Urteil einen Schritt zurückgehen in die reine Wahrnehmung, verschaffen Sie sich mehr Freiraum und Gestaltungsmöglichkeiten. Bei der direkten und unverfälschten Wahrnehmung über die fünf Sinne sind wir mehr mit uns selbst im Kontakt. Im Urteil verändert sich unsere Wahrnehmung durch abstrakte Vorstellungen, wie etwas zu sein hat, und wir sind dann eher mit einer Idee verbunden als mit der Wirklichkeit. Erst wenn Wahrnehmung, Gefühl und Bedürfnis freier von Vorstellungen sind, können wir der Gesamtsituation entsprechend angemessen handeln.

In der Ausbildung zur gewaltfreien Kommunikation wurde mir bewusst, dass wir Gedanken häufig irrtümlich als Gefühle bezeichnen. „Ich habe das Gefühl, dass Herr Dr. Mann unehrlich ist", statt genauer zu sagen: „Ich denke, dass Herr Dr. Mann mir nicht die Wahrheit sagt." Gefühle drücken aus, ob ein Bedürfnis erfüllt oder nicht erfüllt ist. Um das wirkliche Bedürfnis herauszufinden, müssen wir unterscheiden zwischen dem, was wir fühlen und dem, was wir darüber denken. So sage ich vielleicht: „Ich fühle mich als Hospizhelfer unzulänglich." Tatsächlich denke ich, meine Fähigkeiten als Hospizhelfer seien unzureichend -- das wirkliche Gefühl könnte zum Beispiel Enttäuschung sein.

Ebenso sollten wir unterscheiden zwischen dem, wie wir uns fühlen, und dem, was wir denken, wie Andere reagieren oder sich uns gegenüber verhalten. „Ich habe das Gefühl, ich bin von dem Sterbenden nicht angenommen." Das ist kein Gefühl, sondern ein Gedanke. Das tatsächliche Gefühl ist vielleicht Traurigkeit, Unsicherheit oder Entmutigung.

Oder wir sagen: „Ich fühle mich als Patient von den Schwestern vernachlässigt." Vernachlässigung ist eine Interpretation des Verhaltens der Schwestern und kein Ausdruck des Gefühls. Vielleicht hat die Schwester vergessen, den Nachtisch zu bringen, und ich bin enttäuscht oder verärgert, weil ich mich darauf gefreut habe.

Diese Unterscheidungen sind wichtig, weil wir nur über echte Gefühlsäußerungen auf darunter liegende Bedürfnisse stoßen, die der Schlüssel sind, um unser Leben lebenswert zu gestalten. Erst wenn wir die Bedürfnisse kennen, können wir sie erfüllen. Da es uns oft schwer fällt, Gefühle adäquat zu benennen, finden Sie im folgenden Abschnitt einige Beispiele für Gefühls-Wörter:

Gefühle, die Ausdruck von erfüllten Bedürfnissen sind:

* Angenehm, aufgedreht, aufgeregt, ausgeglichen, befreit, begeistert, behaglich, belebt, berauscht, beruhigt, berührt, beschwingt, bewegt, eifrig, ekstatisch...

* Energiebeladen, energisch, engagiert, enthusiastisch, entlastet, entschlossen, entspannt, entzückt, erfreut, erfrischt, erfüllt, ergriffen, erleichtert, erstaunt, fasziniert, freundlich, friedlich, froh, fröhlich, gebannt, gefasst, gefesselt, gelassen, geschützt, gespannt, glücklich, gutgelaunt, heiter...

* Hellwach, hocherfreut, hoffnungsvoll, inspiriert, jubelnd, klar, kraftvoll, lebendig, leicht, liebevoll, locker, Lust haben, lustig, motiviert, munter, mutig...

* Neugierig, optimistisch, ruhig, satt, schwungvoll, selbstsicher, selbstzufrieden, selig, sich freuen, sicher, spritzig, still, strahlend, überglücklich, überrascht, unbekümmert, unbeschwert, zuversichtlich, vergnügt, verliebt, wach, weit, wissbegierig, wohl...

Gefühle, die Ausdruck von unerfüllten Bedürfnissen sind:

* Aufgeregt, ängstlich, ärgerlich, bedrückt, besorgt, einsam, enttäuscht, erschrocken, frustriert, gelangweilt, genervt, gestresst, hilflos, irritiert, müde, nervös, traurig, überrascht, ungeduldig, unglücklich, unwohl, verstört, verzweifelt, widerwillig...

Handlungen, die fälschlicherweise als Gefühl interpretiert werden:

* Kein Gefühl ist: akzeptiert, ausgenutzt, schlecht behandelt, missachtet, wertgeschätzt (werden)!

Wie findet man heraus, ob es sich wirklich um ein Gefühl handelt?

Ein einfacher Tipp: Formulieren Sie einen Satz, der mit „Ich bin" (Gefühl) beginnt. Ergibt der Satz einen Sinn (Ich bin verstört), dann haben Sie ein Gefühl ausgedrückt. Ein Satz dagegen wie „Ich bin" ausgenutzt ergibt keinen Sinn. Es ist vielmehr eine Interpretation des Verhaltens Anderer.

Wollen Sie in Verbindung gehen mit dem Sterbenden, müssen Sie seine Sprache sprechen, seine Gefühle und Bedürfnisse erfassen. Durch diese Verbundenheit fließt der Strom, der zur Heilung führt. Ein Ausdrucksrepertoire von positiven wie negativen Gefühlen ist hilfreich, denn Gefühle verweisen auf das, was wir im und zum Leben brauchen. Vielleicht fragen Sie sich: Kann ein Sterbender glücklich und zufrieden sein? Dass es möglich ist, bezeugen immer wieder sterbende Menschen, die auf die Frage, wie es ihnen geht, sagen: „Es ist alles in Ordnung. Es geht mir gut." Trotz schwieriger Umstände sind sie im inneren Gleichgewicht, erleben inneren Frieden.

In unserem Denk- und Sprachgebrauch vermischen wir oft Bedürfnis und Handlung, was zur Folge hat, dass wir dem Wichtigsten in uns, unseren Bedürfnissen, nicht mehr wirklich begegnen. Ein Beispiel: „Mach mir doch bitte eine Kartoffelsuppe!" (Handlung) statt „Ich brauche dringend etwas zu essen." (Bedürfnis). Ebenso leicht verwechseln wir Bedürfnisse mit Gefühlen. Ein Beispiel: „Ich bin traurig (Gefühl), weil ich in meinem Leben nichts für mich getan habe (Handlung)." Das unerkannte und unerfüllte Bedürfnis kann in diesem Fall Lebensfreude sein. Vielleicht denken Sie, dass das Bedürfnis wäre, etwas für sich zu tun. In diesem Fall verwechseln Sie eine nicht stattgefundene Handlung mit dem eigentlichen Bedürfnis, das der Handlung zugrunde liegt.

Um mehr Sicherheit in der Unterscheidung von Bedürfnis und Handlung zu bekommen, achten Sie auf drei zentrale Kriterien:[5]

* Ein Bedürfnis hat unzählige Erfüllungsmöglichkeiten.

* Ein Bedürfnis ist frei von mitwirkenden Handlungen anderer Menschen und frei von genauen Zeit- oder Ortsangaben.

* Ein Bedürfnis ist positiv formuliert.

Beispiele zur besseren Unterscheidung von Bedürfnis und Handlung:

* Statt: „Ich will jetzt mit dir spazieren gehen" (und dem darunter möglicherweise verborgenen: „Du musst jetzt mit mir spazieren gehen"), besser: „Ich brauche Bewegung." (Verschiedene Erfüllungsmöglichkeiten, frei von mitwirkenden Handlungen anderer Menschen und frei von genauen Zeit- oder Ortsangaben)

* Statt: „Ich möchte nicht alleine gelassen werden" (negativ formuliert), besser: „Ich brauche Unterstützung" (Bedürfnis wird ausgedrückt).

---

[5] Siehe dazu auch: Ingrid Holler, Vera Heim: *Konfliktkiste*, Junfermann-Verlag 2009

* Statt: „Ich bin böse auf dich, weil du mich nicht zum Arzt begleitest", besser: „Ich habe Angst, alleine zum Arzt zu gehen, weil ich befürchte, dass er mir eine Krebsdiagnose mitteilt und ich dann Unterstützung brauche" (veränderte Aussage, Bedürfnis wird ausgedrückt).

Stellen Sie sich die folgenden Fragen:

* Was ist es, was wir brauchen, um glücklich zu sein?

* Was ist es, was der Andere braucht, um glücklich zu sein?

* Was ist es, was ich tun kann, um mein und des Anderen Leben zu bereichern?

Allein schon das Wissen darum, was wir brauchen, wirkt erleichternd und eröffnet neue Möglichkeiten. Da wir im alltäglichen Sprachgebrauch unsere Bedürfnisse selten benennen und deshalb oft Schwierigkeiten haben, sie überhaupt zu erkennen, liste ich beispielhaft einige Bedürfnisse auf wie

* Abwechslung, Aktivität, Akzeptanz, Aufmerksamkeit, Austausch, Ausgewogenheit, Authentizität, Autonomie...

* Bewegung, Beständigkeit, Bildung...

* Effektivität, Ehrlichkeit, Einfühlung, Entspannung, Entwicklung...

* Feiern, Freiheit, Freude, Friede...

* Geborgenheit, Gesundheit, Gemeinschaft, Glück...

* Harmonie, Identität, Initiative, Integrität, Inspiration, Intensität...

* Kultur, Kongruenz, Kontakt, Kraft, Kreativität...

* Lebensfreude, Liebe...

* Menschlichkeit, Mitgefühl...

* Nähe, Natur...

* Offenheit, Originalität, Ordnung...

* Respekt, Ruhe...

* Selbstbestimmung, Selbstverantwortung, Selbstverwirklichung, Sicherheit, Sinn...

* Verbundenheit, Vergnügen, Vertrauen, Verständigung...

* Wahrgenommen werden, Wärme, Wertschätzung...

* Zentriertheit, Zugehörigkeit...[6]

An der Antwort auf die Frage, wie sich der sterbende Mensch fühlt, können wir erkennen, ob sein Bedürfnis erfüllt ist oder nicht. Falls sein Bedürfnis nicht deutlich wird, kann es eine Hilfe sein, Klagen und Verurteilungen, die auf unerkanntes Leiden verweisen, ins Gegenteil umzuwandeln.

---

[6] Susann Pásztor, Klaus-Dieter Gens: *Ich höre was, das du nicht sagst.* Junfermann-Verlag 2008, S. 92

Ein Beispiel: Sie hören die Klage: „Ich wurde von allen immer nur ausgenutzt." Wenn Sie den Satz umdrehen und in sein Gegenteil wenden: „Ich wurde von allen wertgeschätzt", erkennen Sie in der Umkehr das nicht erfüllte Bedürfnis Wertschätzung.

Oft verwechseln wir eine bestimmte Art der Erfüllung oder eine bestimmte Handlung mit dem ursprünglichen Bedürfnis. Verwechselt man aber das Bedürfnis nach Nahrung mit der Vorliebe nach bestimmten Gerichten, dann müssten – zumindest in den Augen der Deutschen – Italiener oder Inder täglich Kartoffeln statt Nudeln oder Reis essen. Wir können bei anderen Menschen nicht mit Sicherheit wissen, welches Bedürfnis ihren Handlungen zugrunde liegt. Das kann nur der betreffende Mensch selbst in sich erforschen. So kann der Wunsch Nudeln zu essen außer dem Bedürfnis, Nahrung aufzunehmen, auch eine Erinnerung an schöne Stunden mit der Großmutter oder an einen Italien-Urlaub mit Freunden bedeuten – und damit ein Bedürfnis nach Geborgenheit, Erholung oder Gemeinschaft anzeigen.

In diesem Abschnitt habe ich zwei unterschiedliche Modelle beschrieben, wie der Mensch zu seinem Selbstverständnis kommt und wie Sie als Begleitung dazu beitragen können, dass sterbende Menschen darin verbleiben können. Beim Psychobiografischen Pflegemodell nach Böhm bestimmt sich der Mensch mehr über äußere Begebenheiten. Er hat ein festes Bild von sich und davon, wie die Außenwelt ihn sieht. Dieses zusammengefügte Selbstbild wirkt stabilisierend, selbst dann, wenn es in seinen eigenen oder in den Augen Anderer negativ ausfällt. Wie eine russische Matroschka (ineinander verschachtelte Holzpuppen) tragen wir unterschiedliche psychobiografisch verankerte Selbstbilder in uns und leben daraus. In der Begleitung ist es wichtig zu erforschen, welches Selbstbild gerade im Sterbenden lebendig ist und wirkt.

In der Gewaltfreien Kommunikation nach Rosenberg ist der Mensch in seinem Selbstverständnis weniger abhängig von der Umwelt. Er erkennt seine Bedürfnisse als Ausdruck einer universellen Lebenskraft, die nach Erfüllung und Verwirklichung strebt und verbindet sich damit. Das bleibt auch im Sterbeprozess so, denn bis zum letzten Atemzug steht der Mensch in unmittelbarer Verbindung mit der Lebensfülle.

Beispiele für Selbstbilder

Menschen, die dem Tod entgegen gehen, wissen, dass damit ihre menschliche Existenz und ihr Selbstbild bedingungslos zu Ende ist und nur noch die Hinterbliebenen entscheiden, was für sie erinnerungswürdig und bedeutsam ist. Das ist eine schwer aushaltbare Kränkung.

> Herr Heinz hat im Schützengraben als einziger seiner Kompanie überlebt. Jetzt ist sein Leben wegen eines Sarkoms gefährdet. Er kann es einfach nicht fassen, schlägt immer wieder mit den Fäusten auf die Bettkante und sagt: „Dem Schützengraben bin ich lebendig entkommen – und jetzt das!" Sein Selbstbild als Überlebender ist plötzlich in Frage gestellt.

Herr Buch ist sehr gebrechlich geworden und fühlt sich auch entsprechend. Wenn er jedoch Besuch bekommt und als Herr Architekt angesprochen wird, strafft sich sein ganzer Körper und seine Augen schauen den anderen Menschen interessiert an. Er ist durch die Umwelt mit seiner Vorstellung von sich „Ich bin der Herr Architekt" verbunden. Das gibt ihm Kraft.

Ich erinnere mich an eine zu Tode erkrankte Mutter, die alles dafür tat, um ihren noch halbwüchsigen Kindern als gute Mutter im Gedächtnis zu bleiben. Leider gingen ihr aufgrund ihrer Krankheit schnell die Nerven durch und sie schrie ihre Kinder dann an, obwohl das das letzte war, was sie wollte. Darüber war sie oft sehr traurig.

In seinem Buch In die Sonne schauen, in dem es um Sterben geht, benennt Irvin D. Yalom unseren Wunsch nach Fortdauer als Welleneffekt: „Der Welleneffekt ist verwandt mit vielen Strategien, die das herzzerreißende Verlangen gemeinsam haben, sich selbst in die Zukunft zu projizieren".[7] Dieses Verlangen nach Weiterleben fließt in die Zeugung und das Aufziehen von Kindern ein, auch in politische, künstlerische oder finanzielle Errungenschaften, durch die man bekannt wird oder indem man Geld und den eigenen Namen für Gebäude, Institute, Stiftungen und Stipendien hinterlässt. Manche deuten das eigene Weiterleben, die Wellenbewegung, auch so, dass sie als verstreute Moleküle zur Natur zurückkehren und so als Bausteine künftigen Lebens weiterwirken.

Validation nach Naomi Feil

Die Validation nach Naomi Feil (Wertschätzung des Menschen durch Kommunikation) wurde ursprünglich für als dement bezeichnete Menschen entwickelt. Diese Menschen sind häufig in ihrer eigenen Welt gefangen. BegleiterInnen erhalten mit der Validation eine Möglichkeit, sich in diese unbekannte Welt einzufühlen, Erfahrungen und Ausdrucksformen der Betroffenen wertschätzend anzunehmen und mit dieser Haltung auf eine dem Menschen angemessene Weise zu kommunizieren. Meine eigene Validationsausbildung hat viel dazu beigetragen, schwierige Situationen bei Sterbenden genauer beobachten und verstehen zu können. Durch die Anwendung der empfohlenen Gesprächsformen konnte ich auf Sterbende besser reagieren und einfühlsamer eingehen.

Naomi Feil wuchs als Kind in einem – von ihren Eltern geleiteten – Altenheim auf. Sie schloss schon früh Freundschaft mit den Heimbewohnern und nahm teil an ihrem Leben. Sie erfuhr, wie sich Menschen durch den Alterungsprozess verändern, und lernte durch ihre natürliche Anteilnahme, wie es trotzdem möglich ist, eine gute Kommunikation zu erhalten. Diese Erfahrung motivierte sie, als Erwachsene ein Modell für die Begleitung zu entwickeln, das auf der Annahme und Wertschätzung alter Menschen beruht. In ihrem Ansatz der Validation teilt sie den Abbauprozess bei alten, verwirrten Menschen mit seinen körperlichen, emotionalen und geistigen Veränderungen in vier Phasen ein. Sie benennt diese Phasen als Aufarbeitungsphasen des Lebens und ordnet ihnen folgende Grundmerkmale zu:

---

[7] Irvin D. Yalom: *In die Sonne schauen*. btb Verlag München, 2008, S. 90.

1. Unglückliche Orientierung,

2. Zeitverwirrtheit,

3. sich wiederholende Bewegungen/Worte,

4. totaler Rückzug.

Naomi Feil orientierte sich unter anderem an der Gesprächstherapie von Carl Rogers und übernahm viele seiner Gesprächstechniken. Den Aufarbeitungsphasen ordnete sie jeweils bestimmte verbale und nonverbale Kommunikationstechniken zu, die jeweils in einer (und nur in dieser) Aufarbeitungsphase hilfreich sind.

Durch meine Erfahrung im Umgang mit als dement bezeichneten und ebenso mit sterbenden Menschen fielen mir Parallelen auf. Auf der Basis meiner langjährigen praktischen Erfahrungen habe ich den Sterbeprozess ebenfalls in vier Phasen eingeteilt, die (eingeschränkt und etwas verändert) den jeweiligen Aufarbeitungsphasen der Validation entsprechen. In der Beschreibung der Phasen erkannte ich viele Gemeinsamkeiten mit den körperlichen und psychischen Symptomen im Sterbeprozess (s. Kapitel 1.3). Ich nutzte Feils Empfehlungen gezielter auch bei der Begleitung sterbender Menschen und fand heraus, dass sich damit sehr gute Erfolge auch für die Kommunikation mit sterbenden Menschen erzielen lassen. So kam ich auf praktischem Weg zu der Erkenntnis, dass der Abbauprozess im hohen Alter viele Gemeinsamkeiten mit dem Sterbeprozess hat. Man kann den Sterbeprozess tatsächlich auch als einen sehr schnellen Alterungsprozess sehen.

Die im Folgenden vorgestellten 14 verschiedenen Kommunikationstechniken von Naomi Feil sind sorgsam und auf keinen Fall mechanisch, sondern je nach Aufarbeitungsphase unterschiedlich einzusetzen, denn manche Techniken sind in bestimmten Phasen eher kontraproduktiv. Ich werde im weiteren Verlauf des Buches die je nach Phase anzuwendenden Techniken noch einmal aufgreifen und genauer vorstellen.

Hier alle 14 Kommunikationstechniken im Überblick:

1. **Zentrieren**: Die Übung des Zentrierens mithilfe des Atems, um ganz bei sich und gleichzeitig offen für den Anderen zu sein.

2. **Eindeutige, nicht wertende Worte**: Die Verwendung von eindeutigen, beschreibenden, nicht-wertenden Worten stellt Vertrauen her. Sagen Sie statt: „Es ist so unordentlich hier" besser: „Es liegen viele Sachen hier."

3. **Wiederholen**: Wiederholen des Gehörten mit anderen Worten (Umformulieren bzw. Spiegeln) gibt Ihnen die Gewissheit, dass das Gesagte richtig gehört und verstanden wurde. Auch Ihr Gesprächspartner erhält darüber die Möglichkeit, seine Mitteilung zu überdenken. Das schafft Sicherheit für die betreuten Menschen. Beispiel: „Ich habe immer wieder gesagt, dass ich kein Fleisch esse, aber jeden Tag bekomme ich Fleisch." Umformuliert: „Obwohl Sie sagten, dass Sie fleischloses Essen wollen, richtet sich niemand danach."

4. **Extreme einsetzen:** Durch Überspitzung (Reaktion in extremer Weise) wird die Aussage des Sterbenden verstärkt und er fühlt sich eher verstanden. Klagt er: „Das Essen ist schlecht", fragen Sie nach: „Ist es das schlechteste Essen, dass Sie jemals gegessen haben?".

5. **Sich das Gegenteil vorstellen (Antonym):** Die Vorstellung des Gegenteils kann bewirken, dass ein Gespräch sich öffnet, wenn es sich in einer stereotypen Klage **(Platte mit Sprung)** festgefressen hat. Erweitern Sie das Gespräch mit einem anderen, dazu passenden Gedanken: „Haben Sie auch einmal etwas zu essen bekommen, das Ihnen schmeckt?"

6. **Erinnern:** Erinnerungen an eine bedrückende Situation rufen häufig die entsprechenden Gefühle hervor. Sie können dabei aber auch Ressourcen wecken. Ein Beispiel: Frau Müller weint, „weil alles so aussichtslos ist". Fragen Sie nach: „Haben Sie schon mal eine so aussichtslose Situation in ihrem Leben erlebt? Was haben Sie denn damals gemacht?"

7. **Ehrlichen engen Augenkontakt halten:** Gerade bei Menschen mit eingeschränkter Konzentrationsfähigkeit hilft ein ehrlicher enger Augenkontakt, das Vertrauen zu stärken und die Kommunikationsfähigkeit zu verbessern.

8. **Mehrdeutigkeit:** Wenn sich die oder der Sterbende nicht mehr präzise ausdrücken kann oder verwirrt ist, hilft die Anwendung unbestimmter Fürwörter. Personen oder Gruppen werden mit Wörtern wie jemand, niemand, einer, man usw. benannt. „Jemand war unfreundlich zu Ihnen?" „Man hat Sie nicht ins Zimmer gelassen?" Eine andere Möglichkeit wäre, einen Aspekt des Gesprächs wie zum Beispiel ein starkes Gefühl aufzugreifen. Sagt der Sterbende: „Das geht auf keinen Fall!", aber Sie können nicht herausfinden, was nicht geht, bestätigen Sie seine Ablehnung: „Das wollen Sie absolut nicht." Dann bleiben Sie weiterhin mit dem Menschen verbunden.

9. **Klar, sanft und liebevoll sprechen:** Wenn wir klar, sanft und liebevoll sprechen, kann sich der Sterbende geborgen fühlen.

10. **Beobachten und die Bewegungen und Gefühle der Person spiegeln:** Das Spiegeln (Wiedergeben) der beobachteten Bewegungen und Gefühle der Person zeigt, dass Sie sich in den Sterbenden einfühlen (Empathie).

11. **Verhalten in Beziehung zum menschlichen Grundbedürfnis setzen:** Das Erkennen unerfüllter menschlicher Grundbedürfnisse hilft uns, mehr Einfühlung und Verständnis für die Reaktionen der Menschen im Sterbeprozess aufzubringen.

12. **Bevorzugtes Sinnesorgan erkennen und einsetzen:** Jeder Mensch hat ein bevorzugtes Sinnesorgan (sehen, hören, schmecken, riechen, berühren). Wenn wir diese Vorliebe erkennen, können wir sie in der Kommunikation durch unsere Wortwahl berücksichtigen. Ein Anhaltspunkt ist, wie die oder der Sterbende eine Situation beschreibt: „Das Essen hat schlecht gerochen" (riechen) oder „Das Essen sah komisch aus" (sehen).

13. **Berühren:** Durch Berühren kommunizieren wir auf eine unmittelbare Weise, die auch dann noch verstanden wird, wenn die verbale Kommunikation nicht mehr möglich ist oder die Sinne eingeschränkt sind.

14. **Musik einsetzen:** Falls wir eine besondere Atmosphäre schaffen möchten, kann Musik eine wunderbare Hilfe sein, die sie bis zum Tod einsetzen können. Je nach Situation können das heitere Musik, aber auch Trauermusik oder eine beschwingte, belebende Musik sein.

Diese Kommunikationsformen entstammen der aufmerksamen Beobachtung von Alltagssituationen. Mehr oder weniger unbewusst benutzen wir auch in einem guten Gespräch solche Techniken. Naomi Feil hat sie zusammengetragen und sorgfältig daraufhin analysiert, inwieweit Menschen sich damit erreichen lassen, die auf eine unpassende Ansprache mit Rückzug reagieren würden. In allen weiteren Kapiteln werde ich mich immer wieder auf diese Gesprächsformen beziehen.

Wenn Sie testweise bei sich selbst erforscht haben, wie Sie Ihr Leben interpretieren, werden Sie in der Begleitung aufmerksamer sein und leichter verstehen, wie der sterbende Mensch sich selbst einschätzt. Seine Einstellung werden Sie weniger in Form von Antworten auf Ihre Fragen erfahren, sondern eher durch beiläufige Bemerkungen, Reaktionen auf aktuelle Ereignisse oder auch durch ständig wiederholte Geschichten aus dem Leben, die Angehörige oft nicht mehr hören wollen, weil sie die Geschichten schon so oft hören mussten.

Allein schon durch den körperlichen, gefühlsmäßigen und verbalen Ausdruck der Begleitung, die wie ein Spiegel ihr Gegenüber reflektiert, nimmt der sterbende Mensch wahr, dass er gehört, verstanden, ernstgenommen und wertgeschätzt wird. Zugleich erkennen Sie, ob Sie den Sterbenden richtig verstanden haben. Jede Handlung im Leben ergibt einen Sinn, wenn ihre innere Logik deutlich wird, mag sie von außen gesehen noch so unlogisch oder sogar verwerflich sein. In jedem Leben gibt es einen roten Faden, den man verfolgen kann.

Fragen Sie sich in der Begleitung:

* Was hat dazu beigetragen, dass dieser Mensch sich in dieser Form bestimmt?

* Was ist ihm jetzt wichtig? Welche Werte verwirklicht er gerade?

* In welchen Situationen konnte er seine Wünsche in die Tat umsetzen?

* Was fehlt ihm noch? Was bewegt seine Seele?

* Ist dieser Mensch ausgerichtet an einer Vorstellung, wie etwas zu sein hat (Konzepte)?

* Oder orientiert er sich daran, was er zum erfüllten Leben braucht (Bedürfnisse)?

Angehörige tragen nur bedingt dazu bei, einen unmittelbaren Zugang zum Sterbenden zu bekommen, denn Kinder oder Partner wissen meist nicht alles über den jeweiligen Menschen oder sie interpretieren Begebenheiten aus ihrer eigenen Sicht.

Ihre Außensicht ist nicht immer mit der Selbstsicht der Sterbenden identisch. So kann es sein, dass, von außen gesehen, das Leben des Sterbenden erfolgreich war. Der Mensch selbst aber wertet es als Misserfolg: Er wollte etwas ganz anderes.

Oft hören wir von alten oder sterbenden Menschen: „Das haben wir schon immer so gemacht". Dahinter steht das Konzept, manchmal auch die Erfahrung: „Altbekanntes bewährt sich immer." Diese Einschätzung müssen Sie nicht teilen. Doch ein Mensch, der sein Leben nach müsste, sollte, könnte ausrichtet, wünscht sich, dass er in Verbindung mit seinen Konzepten wertgeschätzt wird, weil auf diese Weise das Leben und er selbst in Ordnung sind. Wert und Sinn eines Lebens hängen meist von einem Wertmaßstab ab, der von gesellschaftlichen Konzepten abgeleitet wird. Ein Beispiel ist die Vorstellung: „Wenn man Mutter ist, haben die Kinder immer Vorrang". Dieser Grundsatz behält oft lebenslange Gültigkeit, selbst wenn die Kinder erwachsen sind und eine eigene Familie haben. Die Mutter hält weiterhin an diesem Konzept fest, auch wenn die Kinder ihre mütterliche Aufopferung nicht mehr brauchen oder sogar ablehnen. Wir handeln häufig aus dem Antrieb von Ideen heraus, wie etwas sein sollte oder müsste. Dabei vergessen wir, dass jede neue Lebenssituation neu erfasst und gestaltet werden will. Wenn Sie Ihr Leben stärker an der Verbindung mit sich selbst und den Anderen ausrichten wollen, achten Sie mehr auf das, was im Augenblick lebendig ist. Das verschafft Ihnen einen größeren Freiraum und mehr Handlungsmöglichkeiten.

Begegnungen mit sterbenden Menschen

Herr Karl | Nahe bleiben

Herr Karl, Vater eines dreijährigen Sohnes und todkrank, dreht Videos, um seinem Sohn beim Erwachsenwerden später wenigstens mithilfe eines Films nahe zu sein. Im Film erzählt der Vater seinem Sohn Begebenheiten aus seinem Leben, teilt seine Erfahrungen mit ihm und spricht über viele andere Dinge, von denen er annimmt, dass sie später für den Sohn interessant sein könnten. Er versucht auf diese anrührende Weise, in Zukunft seinem Sohn als Vater nahe zu bleiben.

Herr Theise | Wie es früher war

Herr Theise war Bürgermeister und ist der einzige Überlebende in seiner Familie. Er vererbt der Gemeinde sein Haus mit Garten und Geld, damit das Dorf in Zukunft ein Begegnungszentrum hat. In seiner Familie fühlten sich die Menschen des Dorfs geborgen, verstanden und immer willkommen. Selbst wenn alle, die die Familie kannten, gestorben sind, wird die Familie durch das Theise-Haus nicht in Vergessenheit geraten und das, was sie Anderen gegeben hat, auch weiterhin zur Verfügung stellen: einen Ort, wo sich Menschen treffen, austauschen und wohlfühlen können, wie es auch früher war.

Frau Holler | Picobello

Frau Holler sitzt den ganzen Tag nur da und döst. Sie war früher als Laborantin tätig. Früher sagte sie immer: „Bei mir war alles picobello." Jetzt ist sie verstummt, weil niemand mehr ihre Sauberkeit wertschätzt. Um sie aus diesem Zustand herauszuholen, lassen sich die Pflegepersonen einen Impuls zum Aufleben einfallen. Vor jedem Essen, fünf Mal täglich, erinnert das Pflegepersonal sie daran, dass früher bei ihr im Labor alles picobello war. Danach führen sie die Hand von Frau Holler, um den Tisch abzuwischen, damit die gleiche Sauberkeit wie früher im Labor nun auch hier herrscht. Hinterher begutachten sie den Tisch auf seine Sauberkeit hin. Er ist wieder picobello. Frau Holler lebt nach zwei Wochen zusehends auf und summt ab und zu Lieder vor sich hin. Ihr Selbstwertgefühl aus früheren Zeiten ist wieder präsent.

Frau Reis | Immer die Dumme

Weinend liegt die 80-Jährige im Bett. „Ich Dumme, ich war immer die Dumme, musste für alle die Dreckarbeit von der ganzen Familie machen, Schuhe putzen, niemand hat mir dabei geholfen. Immer wurde ich ausgenutzt, mein ganzes Leben lang."

Der Tatbestand von außen gesehen: Jede Woche musste früher eines der vier Geschwister alle Schuhe der Familie alleine putzen. Ausgenutzt wurde Frau Reis als Kind aus Sicht der anderen Geschwister wohl nicht, auch wenn sie ihre Erfahrungen so deutet. Frau Reis deutete bis zu ihrem Tod alles unter dem Gesichtspunkt, ob sie ausgenutzt wird oder nicht. Die kleinste Begebenheit, hinter der sie eine Ausnutzung vermutete, bestärkte ihr Selbstbild: „Ich bin eben immer die Dumme". Weil sie aus ihrer Sicht immer wieder hereinfiel und sich von Anderen ausnützen ließ, war sie enttäuscht und verbittert. Indem ich ihr Leid wahrnehme, es mit ihren Augen sehe und mit ihren Worten beschreibe und damit ihren Wunsch aufnehme, von Anderen unterstützt und wertgeschätzt zu werden, wirkt Frau Reis zunehmend entspannter und fühlte sich als Person gestärkt.

Wichtig ist, dass ich in der Begleitung nicht meine eigene Meinung kundtue, sondern die Meinung von Frau Reis bestätige: „Sie mussten immer alleine die Schuhe putzen." Was ja auch stimmt, denn ihre Geschwister halfen ihr nicht, weil sie nicht an der Reihe waren. Eine Bemerkung wie, dass die Geschwister ja im Wechsel Schuhe putzten und es doch eigentlich völlig gerecht war, ginge an der subjektiven Wirklichkeit von Frau Reis völlig vorbei.

2 Das festgehaltene Leben

Doppelt lebt, wer auch Vergangenheit genießt

Leben können wir nur, wenn wir vorwärts schauen. Wirklich verstehen können wir unser Leben aber erst in der Rückschau. Die spezifische Interpretation von Zeit und Raum, von Geburt und Tod, von Vergangenheit, Gegenwart und Zukunft bestimmt unsere persönliche Biografie, ebenso wie die Abgrenzung unseres Selbst vom Anderen, Urteile wie gut oder schlecht, Haben oder Nicht-Haben. Unser Leben gewinnt seine Individualität und Farbe durch eine besondere Mischung aus Zeitgeschichte und selbst gewählten Fixpunkten. Von Zeit zu Zeit schauen wir zurück und bestimmen neu, was zu unserem Leben gehören soll und was wir vielleicht noch daraus machen wollen. Unsere heutige Schnelllebigkeit verschärft in gewisser Hinsicht den Reaktionsdruck auf Ereignisse des Lebens. Viele schnell aufeinanderfolgende Eindrücke zwingen uns dazu, (vor)schnelle Schlüsse zu ziehen, die unser Wahrnehmungsfeld und unsere Handlungsspielräume einschränken.

Das Leben ist ein Spiegel dessen, worauf wir uns beziehen, was wir in Erinnerung behalten und womit wir uns identifizieren. Wichtig für die Bilanz des Lebens ist die Frage, was der Grundtenor in unserem Leben ist oder war, welches Schicksal wir uns selbst zuschreiben. Fühlen wir uns für unser Schicksal verantwortlich, oder halten wir uns für das Opfer schicksalhafter Umstände, für deren Folgen Andere verantwortlich sind? Sind wir mit unserem Leben zufrieden, oder fehlt etwas Entscheidendes? Kann das Fehlende noch hinzugewonnen werden? Sterben ist in gewisser Weise eine Inventur des Lebens.

2.1 Die Psychobiografie

In seinem psychobiografischen Pflegemodell beschreibt Erwin Böhm, wie wir aus den Prägungen unserer Biografie heraus unser Leben durch entsprechende Gewohnheitsmuster (Copings) gestalten.[8] Unsere Psychobiografie ist das Ergebnis bedeutsamer Begebenheiten, die uns einst innerlich bewegten. Wir haben sie verinnerlicht und leben daraus. Jeder Augenblick ist unsere alte und neue Geschichte. Automatische Denk-, Gefühls- und Handlungsmuster sind die verborgenen Leitlinien unseres Lebens. Böhm ist der Auffassung, dass die ersten 25 Lebensjahre die Psyche entscheidend prägen. Diese Prägungen (Copings) tauchen immer wieder auf und bestimmen oft unbewusst das ganze Leben.

Wenn wir mehr darüber wissen, wie die sterbenden Menschen ihre ersten 25 Lebensjahre verbracht haben, wie sie von ihrer Zeit und Kultur, ihrer Familie und ihrem sozialen Umfeld geprägt wurden, können wir besser nachvollziehen, auf welche Weise sich diese Prägungen in der Gegenwart konkret auswirken. Dann verstehen wir plötzlich, warum eine alte Frau ihr Essen im Schrank versteckt (Essensrationierung im Krieg), nur mit dem Koffer neben dem Bett schlafen kann (Fliegeralarm und Bombenangriffe im Krieg), immer das Geld zählt (Inflation und Wirtschaftskrise) oder nachts umherwandert (weil sie wegen der Wohnungsnot mit den Geschwistern in einem Bett schlafen musste).

Um die Psychobiografie einer sterbenden Person besser einschätzen zu können, sind folgende Elemente hilfreich:

Die Einzel- und Familienbiografie im Kontext der Zeitgeschichte

Beispiel: Sterbende, die ihre prägenden Jahre im Deutschland zwischen 1940–1965 (Geburtsjahr + 25 Jahre) verbracht haben, sind oft durch Krieg, Nachkriegszeit oder das sogenannte Wirtschaftswunder geprägt. Viele in dieser Generation wuchsen vaterlos auf, weil der Vater an der Front oder gefallen war. Welches Vaterbild hat eine solche Person?

Die Sozialgeschichte auf der Ebene der Emotionen

Beispiel: Als Flüchtlingskind hatte Frau Maut es schwer, weil niemand mit ihr sprach. Sie wohnten nicht in einem Haus, sondern in einer Baracke. Ihre Eltern nahmen jede Hilfsarbeit an. Deswegen hatten sie im Dorf keine fest umrissene Rolle und wurden nicht ins Dorfleben integriert. Die Dorfkinder verstanden ihre Sprache nicht, und sie verstand den Dialekt der Kinder nicht. Welche Gefühlsmuster haben sich bei Frau Maut daraus entwickelt?

---

[8] Erwin Böhm: *Seelenlifting statt Gesichtsstraffung. Älterwerden akzeptieren, Lebensantriebe aktivieren.* Psychiatrie Verlag, Bonn 2005.

Geschichten aus dem Leben, häufig benutzte Sprichwörter oder Redewendungen

Man hat sich etwas hart erarbeitet, durch die harte Arbeit wird etwas besonders wertvoll. Oder man hat sich das Brot sauer verdient. Beispiel: Ein Mann ist arbeitslos und wird von seinen Mitmenschen daher als arbeitsscheu bezeichnet („Wer nicht arbeitet, braucht auch nicht zu essen").

Situationserfassung und deren Interpretation

Beispiel: Eine Frau wird von einem Pfleger im Intimbereich gewaschen. Sie kann das nicht einordnen und hat das Gefühl, sexuell missbraucht zu werden.

Stellen Sie sich diese Fragen auch selbst: Was ist der rote Faden in meinem Leben? Erkennen Sie eine gewisse Logik oder ein Grundmuster? Falls diese Muster bewirken, dass Sie ständig in unglückliche Lebenssituationen geraten, kann die Bewusstmachung eine Veränderung der Situation bewirken. Manche Menschen jedoch fühlen sich in unglücklichen Situationen wohler als in glücklichen, weil sie Leid insgeheim wertvoller finden als Glück.

Der Tod beeinflusst die Antwort auf die Frage nach dem Sinn des eigenen Lebens. In der modernen Zeit beziehen wir den Tod kaum noch in unser Leben ein, auch wenn die Angst vor dem Tod bei jedem Menschen latent vorhanden ist. Angst bedeutet, einen Mangel in der Zukunft zu befürchten. Viele Menschen vermischen, nach Irvin D. Yalom, „die Furcht vor dem Tod mit der Angst vor dem Bösen, vor dem Verlassen-Werden oder der Auslöschung."[9] Bestimmte Lebenssituationen wie beispielsweise die Diagnose einer zum Tod führenden Erkrankung können bei Angehörigen und Betroffenen starke Ängste auslösen. Die latente Todesangst wird dann zur offenen Todesfurcht. Das Wissen und die Trauer um die Vergänglichkeit des Lebens kann sich in Form einer tödlichen Lethargie im ihrem Leben ausbreiten.

Bei manchen Menschen, die dem Tod ins Auge sehen, offenbart sich dagegen die Schönheit und Kostbarkeit des Lebens auf bisher unerkannte Weise. Sie sind erfüllt vom Leben selbst und können sich immer wieder aufs Neue daran ausrichten. So erzählen Menschen nach einer sogenannten Nahtod-Erfahrung von einem tiefen Gefühl von Geborgenheit, Liebe und der völligen Abwesenheit von Angst. Sie berichten, dass ihr Leben noch einmal vor ihnen ablief. Sie konnten alle Konsequenzen ihres Handelns erkennen, ohne Schuldgefühl und Verurteilung. Im neu geschenkten Leben hatten fast alle den Wunsch, ihr Leben mit mehr Mitgefühl zu gestalten und Anderen zu helfen, sich von der Angst vor dem drohenden Tod zu befreien.

---

[9] Irvin D. Yalom: *In die Sonne schauen. Wie man die Angst vor dem Tod überwindet*, München 2008, S. 20.

2.2 Das Leben umschreiben

Was ein Mensch in seinem Leben festhält und wie er sich damit fühlt, bestimmt sein Glück oder Leid im Leben. Versuchen Sie dem Sterbenden zu ermöglichen, so zu leben, wie es für ihn normal ist. Das Wichtigste in der Begleitung ist, dem Sterbenden, aber auch sich selbst genug Raum zu geben. Erwin Böhm hat Kriterien zusammengestellt, die hilfreich zur Erforschung des Lebens des sterbenden Menschen sein können:

* **Grundtypen-Zuordnung in aktiv/passiv:**
  Falls der Sterbende am liebsten etwas selber machen will, ist es wichtig, ein Umfeld zu schaffen, in dem er seine Entscheidungen selbst treffen kann. Wenn sich der Sterbende geborgener fühlt, falls Sie Entscheidungen für ihn treffen, übernehmen Sie diese Aufgabe.

* **Identifikationsmuster:**
  Wenn der Sterbende mehr vaterorientiert ist, verhalten Sie sich väterlich. Ist er mehr auf die Mutter fixiert, verhalten Sie sich wie eine Mutter.

* **Nachholbedürfnis:**
  Falls der Sterbende ein Nachholbedürfnis im Leben hat, können Sie und die Angehörigen versuchen, zur späten Erfüllung beizutragen. Fragen Sie sich: „Welches Verlangen hat er/sie?"

* **Ressourcen:**
  Welche Konfliktbewältigungsgewohnheiten helfen dem Sterbenden in seiner Situation? Sie können den Sterbenden daran erinnern.

* **Über-Ich-Stärke:**
  Welche ethisch moralischen Werte bestimmen sein Leben und helfen ihm in seiner Situation?

Besonders bei sehr belastenden Lebenserinnerungen kann es hilfreich sein, das Leben mit anderen Augen zu betrachten. Nachträglich können wir zwar die Umstände des Lebens nicht mehr verändern, wohl aber die Art und Weise ihrer Deutung. Die Begleitung kann sterbenden Menschen eine Chance geben, ihr Leben in verschiedenen Perspektiven und Zusammenhängen zu sehen. Der Sterbende kann durch einfühlsame Begleitung sein Leben neu ordnen. Ich nenne diesen Prozess das Leben umschreiben. Wie sich das eigene Leben umschreiben lässt, möchte ich anhand eines Beispiels erklären:

Als Säugling und Kleinkind wuchs Frau Meister bei fünf verschiedenen Familien auf, später war sie im Kinderheim und Internat. Erst als sie 14 Jahre alt war, wohnte sie bei ihrer Mutter. Mit 17 Jahren machte sie sich selbständig und zog in eine weit entfernte Stadt. Für ihre Mutter war das schwer zu verkraften. Sie wäre sehr gerne länger mit ihrer Tochter zusammen gewesen.

Frau Meister interpretierte bis zum 60. Lebensjahr ihr Leben folgendermaßen: Ihre Mutter konnte sie nicht bei sich behalten. Andere Leute hatten auch nicht viel Zeit für sie, nahmen sie aber in ihrem Haushalt auf. Immer wenn es für die jeweilige Pflegefamilie knapp wurde, kam sie zu anderen Menschen. Sie fühlte sich als Kind hin- und hergeschoben und nicht geliebt, sondern nur geduldet. Als Auswirkung dieser Lebensdeutung glaubt sie auch als erwachsene Frau nicht, dass sie um ihrer selbst willen geliebt wird. Immer fühlt sie sich als Fremde, auf Besuch, selbst wenn sie zu Hause ist.

Dann änderte Frau Meister plötzlich ihre gesamte Sicht. Sie schaute die Bilder ihres Lebens erneut an, blieb diesmal aber nur in der Wahrnehmung. Sie ging nicht in die Beurteilung und in die damit verbundenen Gefühle von Wertlosigkeit hinein. Dann fügte sie alle Bilder als Lebensgeschichte zusammen und betrachtete sie längere Zeit, suchte nach Möglichkeiten der Interpretation. Plötzlich strahlte sie und erzählte mir ihre Entdeckung. Hier ihre neue Interpretation: „Ich wurde im Krieg in Hamburg geboren. Da meine Mutter sich Sorgen machte, dass sich die Kriegswirren negativ auf mich auswirken, gab sie mich zu ihrer Schwester aufs Land. Die Tante hatte einen zwei Jahre alten Sohn, der von seiner neuen kleinen Schwester ganz begeistert war. Dort konnte ich sechs Monate bleiben, bis meine Mutter jemanden fand, der näher bei Hamburg wohnte, wo sie mich öfter sehen konnte. Nach kurzer Zeit zog meine Mutter aufs Land und stellte eine Kinderfrau an, weil sie immer wieder für mehrere Tage nach Hamburg musste, um dort nach dem Rechten zu sehen. Als es Zeit zur Einschulung war, nahmen meine Großeltern mich zu sich. Im Haus war genug Platz und sie wohnten gegenüber der Schule. Für mich war es eine gute Zeit, bis meine Großmutter krank wurde und ich ins Kinderheim und anschließend ins Internat musste. Es war für mich sehr schwer, mich dort wohl zu fühlen. Als ich 14 Jahre alt war, gelang es meiner Mutter, nahe der Schule eine Arbeit und eine Wohnung zu finden, und wir waren dann zusammen."

Frau Meister war tief berührt und mit großer Dankbarkeit erfüllt, als sie erkannte, wie viele Menschen um ihr Wohlergehen besorgt waren. Wie sich die Mutter mühte, die besten Bedingungen für sie zu schaffen. Sie war überwältigt von dem Gedanken, dass sie von so vielen Menschen geliebt und umsorgt wurde. Dankbar erinnerte sie sich an alle. Ihr Leben veränderte sich nach dieser neuen Interpretation total, weil sie die Liebe und Fürsorge der Menschen für sie entdeckte. Sie fühlte sich nun nicht mehr als Fremde. Es dauerte mehrere Jahre, in denen sie ab und zu, mehr aus Gewohnheit, in die ursprüngliche Interpretation ihres Lebens zurückfiel. Sie wurde traurig und ein Gefühl der Verlassenheit machte sich in ihr breit. Dann machte sie sich klar, dass sie zwischen den Sichtweisen wählen konnte und entschied sich für eine neue Möglichkeit, ihre Situation zu deuten. Sie erreichte eine zunehmende innere Beweglichkeit und Unabhängigkeit durch ihr Wissen, dass Erinnerungen nur Interpretationen des Lebens sind, keine unverrückbaren Wahrheiten.

Ich habe öfter erlebt, dass durch die unverfälschte Wahrnehmung von Tatsachen mit den damit verbundenen Gefühlen eine Neuinterpretation möglich wurde, die das Lebensgefühl der Menschen stark veränderte. Erinnerungen und Lebenseinstellungen sind oft nicht die Realität, sondern eine interpretierte Realität. Eine Deutung ist nur eine Möglichkeit, ein Ereignis zu sehen. Doch wir können Ereignisse aus verschiedenen Sichtweisen betrachten und darüber auch verändern. Wir gestalten unser Glück und unser Unglück im Leben in gewisser Hinsicht selbst.

Begegnungen mit sterbenden Menschen

Herr Meister | Die Pflicht

Herr Meister hat von seinem Vater das Baugeschäft übernommen. Er ist stolz darauf, dass jeder seiner beiden Söhne dank seiner Hilfe inzwischen auch eine eigene Firma besitzt. Seine ganze Sorge im Leben galt immer dem Geschäft und der Familie. Vor lauter Pflichterfüllung hat er sich selbst darüber vergessen und leidet jetzt darunter. Er wollte eigentlich die Welt kennenlernen und befürchtet, dass er jetzt dazu keine Zeit mehr hat.

Frau Klein | Eine glückliche Ehe

Frau Klein wollte immer eine gute, glückliche Ehe führen: „So wie es sich im Leben gehört." Ihr Mann hat sie, solange er lebte, geschlagen. Sie erzählt mir dagegen, wie sehr sie von ihrem Mann geliebt wurde. „Er hat mir immer wieder Blumen geschenkt, mich bei allen schweren Hausarbeiten unterstützt, sich liebevoll um die Kinder gekümmert." Ich höre mit Erstaunen zu, da ich ja eine ganz andere Geschichte kenne. Ich sage dann: „Das ist wunderbar, wenn sich ein Mann so um seine Frau kümmert, ihr Blumen schenkt, sie im Haushalt unterstützt, sich um die Kinder kümmert." „Ja, ja", antwortet sie nachdenklich. Und nach einer Weile sagt sie: „Und geschlagen hat er mich auch." „Geschlagen hat er Sie auch?" Frau Klein nickt. „War er dann gut und schlecht zu Ihnen?" „Meistens schlecht", sagt sie. Ich frage nach: „Meistens schlecht?" Sie nickt und blickt still vor sich hin. Ich nehme Anteil: „Sie haben sich so danach gesehnt, dass er einmal mit Blumen für sie heimkommt, ihnen bei der schweren Hausarbeit hilft, sich um die Kinder kümmert." Sie nickt zustimmend und wir sitzen eine Weile schweigend nebeneinander. Dann sagt sie: „Ja, das wäre schön gewesen". Sie fühlt sich verstanden und wertgeschätzt und strahlt Ruhe und Frieden aus.

Frau Kusch | „Mutter"

Frau Kusch wollte Kinder haben, ihr Mann nicht. Als er starb, unterstützte sie alleinstehende berufstätige Mütter bei der Betreuung ihrer Kinder. Durch diese ehrenamtliche Tätigkeit wurde ihr Kinderwunsch auf vielfache Weise erfüllt. Vielen Menschen ist sie in gewisser Weise Mutter und Großmutter. Ihr Bedürfnis, ihrem Leben einen Sinn zu geben, hat sie sich damit erfüllt. Sie ist glücklich.

③ Versöhnung mit dem Leben

Jenseits von Gut und Böse gibt es einen Ort (Rumi).

3.1 Zum Umgang mit Schuldgefühlen

Immer wieder gibt es schwierige Situationen in der Begleitung, wenn sterbende Menschen sich schuldig fühlen und sehr darunter leiden oder im Nachhinein einer getroffenen Entscheidung hin und her gerissen sind von hätte, sollte, müsste. Oft ist es für die Begleiter nicht leicht, mit diesen Schuldgefühlen angemessen umzugehen. Schuld ist ein mächtiges Lebensthema. Äußere oder verinnerlichte Autoritäten, Gesetze und Vorschriften sagen uns, was wir hätten tun müssen, aber vielleicht nicht befolgt haben. Wir schämen uns oder beschämen Andere, wir fühlen uns schuldig oder beschuldigen Andere. Wir machen Fehler, die wir hätten vermeiden sollen. Wenn etwas nicht so läuft, wie wir es wollen, versuchen wir Anderen die Schuld an unserem Missgeschick zuzuschieben. Wir leben mit der Schuld, leiden an ihr oder schieben sie mit dem Verstand so lange zur Seite, bis wir uns nicht mehr an sie erinnern. Unbewusst aber nagt sie an uns und kommt oft zum unpassenden Zeitpunkt – zum Beispiel am Ende des Lebens – mit verstärkter Intensität zurück. Durch Schuldgefühle verlieren wir die Verbindung zu uns selbst und zu Anderen, verlieren unsere eigene Wertschätzung und die Anderer. Schuldgefühle sind ein Ausdruck der Geringschätzung und Missachtung unserer selbst und Anderer.

3.2 Wie kommen wir aus der Verurteilung zur Wertschätzung?

Zunächst ist es wichtig, dass wir mit uns selbst liebevoll verbunden sind. Das bedeutet, dass wir erkennen, was wir getan haben. Es ist wichtig, die Intention genau zu erkennen. Wollten wir Schaden zufügen, bestrafen, unseren Ärger abreagieren, jemandem etwas heimzahlen? Oder ist etwas geschehen, das wir nicht einkalkuliert haben? Was wollten wir bewirken? Erst wenn Sie sich darüber im Klaren sind, können Sie erkennen, ob Ihre Handlung angemessen war.

Auch ein Urteil über Andere wie: „Du bist ein schlechter Mensch" oder auch über sich selbst (Ich bin schlecht) sollte man genauer ergründen. Worauf führen Sie dieses Urteil zurück? Wie war die Situation? Welche Gefühle haben ihre Wurzeln in welchen Bedürfnissen? Haben Sie sich durch eine Handlung ein Bedürfnis erfüllt, oder haben Sie durch eine strategische Handlung auf ein Gefühl reagiert? Manchmal hat auch unser Handeln eine Auswirkung, die wir gar nicht beabsichtigt haben.

Wenn Sie zu dem Ergebnis kommen, dass Sie mit Ihrer Handlung nicht mehr einverstanden sind, können Sie die Verantwortung für Ihre Tat übernehmen, sie bereuen und, so gut es geht, nachträglich korrigieren. Es gehört viel Demut dazu, zu einer Handlung zu stehen, für die wir uns schämen. Erst nach diesem Prozess können wir bereuen und uns selbst vergeben, denn wir wissen, dass wir als Menschen immer dem Sich-Schuldig-Machen ausgesetzt sind. Hier zwei unterschiedliche Möglichkeiten des Umgangs mit Schuld und Reue:

> Es ist Heiliger Abend und ich weiß, dass Herr Prinz keine Angehörigen mehr hat. So besuche ich ihn. Wir trinken ein Glas Punsch miteinander und essen Weihnachtsplätzchen. Er erzählt mir vom Krieg und wie er damals Weihnachten feierte. Gewöhnlich wurde den Soldaten am Heiligen Abend für eine Stunde eine Feuerpause gewährt. Herr Prinz setzte sich mit einem russischen Soldaten zusammen, der genau gegenüber von ihm kämpfte. Sie teilten ihr Essen und sangen zusammen Weihnachtslieder. Nach der Feuerpause trennten sie sich und der russische Soldat ging wieder zurück auf die Feindseite. Da fiel plötzlich ein Schuss. Herr Prinz schoss sofort zurück und traf dabei seinen russischen Kameraden tödlich. Er weinte bitterlich, dass er ausgerechnet den Menschen getroffen hatte, mit dem er noch vor wenigen Minuten Weihnachtslieder gesungen hatte. Ihm war, als ob er seinen Freund erschossen hätte. Ich bin von der Geschichte so bestürzt, dass auch mir die Tränen kommen. So weinen und schluchzen wir zusammen, nehmen uns fest in die Arme, und jeder von uns sagt immer wieder: „Es tut mir so leid, es tut mir so leid!" Er bereut seine Handlung aus tiefstem Herzen und ich weine, weil ich seinen Schmerz über die von ihm begangene Tat mitfühle. So teilen wir den tiefen Schmerz, und das hilft uns beiden.

Eine andere Möglichkeit, mit Schuldgefühlen produktiv umzugehen, hat Ingrid Holler beschrieben.

„Innerer Lehrer" – „Innerer Entscheider":
Wie können wir uns neu orientieren und verhalten?

Ingrid Holler,[10] eine Trainerin der Gewaltfreien Kommunikation, hat eine Vorgehensweise entwickelt, die Menschen in einer durch Selbstvorwürfe belasteten Situation weiterhelfen kann. Holler geht davon aus, dass Schuldgefühle aus dem inneren Konflikt resultieren zwischen dem, was wir tun sollten, und dem, was wir getan (oder was wir unterlassen) haben. Im Fall von Schuldgefühlen haben wir uns zu einer Handlung entschieden, die sich später als falsch erwiesen hat und die wir im Nachhinein bereuen. Diesen nachträglichen Impuls – „Das war verkehrt, anders wäre es besser gewesen" – bezeichnet Holler als Inneren Lehrer.

Den Handlungsaspekt (also das, was wir getan haben) bezeichnet Holler als Inneren Entscheider. Wir haben einen Fehler gemacht, wenn wir uns für eine Handlung entschieden haben, die der Stimme des Inneren Lehrers widerspricht. Dadurch geraten wir in einen Konflikt zwischen dem, was wir hätten tun sollen (Lehrer), und dem, wie wir tatsächlich gehandelt haben (Entscheider). Mit Hilfe von Hollers Modell können Sie die Schuldgefühle und Konflikte der sterbenden Person differenzierter betrachten und zu einer Lösung beitragen. Im Folgenden möchte ich Ihnen die einzelnen Fragen und Schritte des Modells vorstellen. Dazu vorab eine Geschichte:

> Frau Zott, Krankenschwester von Beruf, freut sich sehr, endlich einmal aus der etwas angespannten Ehesituation herauszukommen und mit ihren Kolleginnen einen schönen Abend zu verbringen. Es ist ein netter Abend geworden, so viel gelacht hat sie schon lange nicht mehr. Als sie merkt, dass es später werden wird, bis sie nach Hause kommt, ruft sie ihren Mann an, um Bescheid zu sagen. Er ist sehr unwillig am Telefon und sagt: „Komm sofort nach Hause!". Sie legt ärgerlich den Hörer auf und feiert weiter.

> Als sie sehr spät nach Hause kommt, findet sie ihren Mann mit starken Schmerzen und schweißgebadet auf der Couch. Er hat einen schweren Herzinfarkt und sagt vorwurfsvoll zu ihr: „Immer wenn ich dich brauche, bist du nicht da." Zwei Stunden später stirbt ihr Mann im Krankenhaus. Viele Jahre danach macht Frau Zott sich immer noch schwere Vorwürfe und verurteilt sich selbst.

Das nachstehende Modell von Ingrid Holler zeigt die beiden Instanzen, die zum Konflikt führen, und es gibt Fragen an die Hand, deren Beantwortung zu einer Lösung beitragen.

---

[10]   Ingrid Holler: *Trainingsbuch Gewaltfreie Kommunikation,* Junfermann Verlag 2010.

Innere Lehrer-Instanz	Innere Entscheider-Instanz
Auslöser: Was ist geschehen? Was aktiviert die Innere-Lehrer-Instanz?	Auslöser: Wie wurde tatsächlich gehandelt?
Welche Vorwürfe macht Frau Zott sich selbst, welche machen Andere ihr?	
Welche Bedürfnisse wurden nicht berücksichtigt?	Welche Bedürfnisse wollte sich Frau Zott durch ihre Handlung erfüllen?
Wie fühlt sich Frau Zott, wenn diese Bedürfnisse zu kurz kommen?	Wie fühlt sie sich, wenn sie feststellt, dass durch ihr Handeln andere Bedürfnisse zu kurz gekommen sind?
Wie lautet ihr Fazit, nachdem auch der Entscheider gehört wurde?	Wie lautet ihr Fazit, nachdem auch der Lehrer gehört wurde?
Frage nach Korrektur und zukünftigem Verhalten: Welche Handlungsmöglichkeiten können welche Bedürfnisse erfüllen?	

Und so verlief das Gespräch mit Frau Zott, das ich nach diesem Modell mit ihr führte:

Innere Lehrer-Instanz	Innere Entscheider-Instanz
Auslöser: Was ist geschehen? Was aktiviert die Innere-Lehrer-Instanz? Frau Zott kommt trotz der dringenden Bitte des Ehemanns spät nach Hause und findet den Ehemann in einem lebensbedrohlichen Zustand vor.	Auslöser: Wie wurde gehandelt? Frau Zott hat sich für das Feiern mit den andern entschieden und geht spät nach Hause.
Welche Vorwürfe werden ihr gemacht? „Ich feiere lustig weiter und lasse meinen Mann in einer lebensbedrohlichen Situation alleine." - „Wäre ich gleich nach Hause gegangen, würde er vielleicht noch leben." - „Ich bin nicht da, wenn man mich braucht."	
Auf welche nicht berücksichtigten Bedürfnisse wollte sie aufmerksam machen? - Fürsorge - Leben erhalten - Verlässlichkeit	Welche Bedürfnisse wollte sie sich durch ihre Handlung erfüllen? - Gemeinschaft - Freundschaft - Freude
Wie fühlt sie sich, wenn diese Bedürfnisse zu kurz kommen? - Egoistisch - Unzuverlässig	Wie fühlt sie sich, wenn sie feststellt, dass dadurch (andere) Bedürfnisse zu kurz gekommen sind? - Egoistisch - Traurig - Bedauern
Was ist ihr Fazit, nachdem der Entscheider gehört wurde: Wenn Frau Zott gewusst hätte, dass es ihrem Mann schlecht geht, hätte sie anders gehandelt.	Was ist ihr Fazit, nachdem der Lehrer gehört wurde: Tiefes Bedauern, aber auch Verständnis für ihre damalige Entscheidung

Welche Handlungsmöglichkeiten können welche Bedürfnisse erfüllen?
Frau Zott will mehr auf die Äußerungen von Anderen hören und nachfragen, um eine Aussage oder Situation besser einschätzen zu können.

Fazit 1: Nachdem der Innere Lehrer gehört wurde, kommt es zu Verständnis und tiefer Trauer bei Frau Zott.

Fazit 2: Nachdem auch der Innere Entscheider gehört wurde, kann Frau Zott mehr Verständnis für ihre damalige Handlungsweise aufbringen, will in Zukunft aber anders handeln.

Als ich mit Frau Zott das damalige Erlebnis Schritt für Schritt durchgehe, weint sie bitterlich. Sie erkennt, dass sie natürlich sofort nach Hause gegangen wäre, hätte sie die Situation in ihrem Ausmaß erkannt. Ob ihr Mann noch leben würde, wäre sie früher zuhause gewesen, kann man nicht wissen. Frau Zott ist tieftraurig, weil ihr Mann in dieser schweren Situation alleine war. Mit ihrem Verständnis für ihre damalige Entscheidung hören aber die Selbstvorwürfe auf. Sie fängt an, den Tod ihres Mannes zu beklagen, statt sich selbst anzuklagen, und sie empfindet ihren Schmerz nicht mehr als vernichtend, sondern als heilsam.

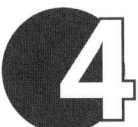

Die losen Enden zusammenbinden
Die Umgestaltung des Lebens im Sterbeprozess

Im Sterbeprozess geht es darum, die Lebenserfahrung zu bündeln, Schlüsse zu ziehen, Ereignisse und menschliche Bindungen mit Blick auf den endgültigen Abschied und das eigene Ende zu betrachten. Wie Sterbende und ihre Begleitpersonen diesen Rückblick und den Sterbeprozess erleben, deuten und gestalten, ist individuell verschieden. In aller Regel sterben Menschen so, wie sie gelebt haben. Sie reagieren auf ihre Umwelt und auf die Ereignisse des nahenden Endes mit gewohnten Wahrnehmungs-, Denk-, Gefühls- und Handlungsmustern. Allerdings verdichten sich diese Prozesse und treten augenscheinlicher ans Tageslicht.

In der Art der Bewältigung gibt es gewisse Ähnlichkeiten zwischen kritischen Lebenssituationen und dem Sterbeprozess. Während wir in Krisensituationen allerdings noch auf eine Lösung hoffen, verbinden wir mit dem Sterbeprozess das physische Ende. Ob es dem sterbenden Menschen aus eigener Kraft gelingt, in dieser letzten Krise sein inneres Gleichgewicht zu finden und sein Leben selbst im Sterben noch weiterzuentwickeln, ist individuell verschieden. Falls die Sterbenden dazu nicht mehr selbst in der Lage sind, können Begleiterinnen sie durch ihr Verhalten und durch die Gestaltung des Umfeldes unterstützen, indem sie an Ressourcen anknüpfen, die die Menschen auch in bisherigen Krisen gestützt haben.

Im Sterbeprozess verändert sich die gesamte Lebensstruktur. Der Körper wird hinfällig und die essenziellen Bedürfnisse des Menschen treten in den Vordergrund. Unterdrücktes taucht an die Oberfläche auf, Emotionen werden stärker oder schwächer, nicht gelebte Gefühle möchten gelebt werden, altbewährte Verhaltensmuster weichen auf oder verhärten sich. Das bisherige Leben wird durcheinandergewirbelt, und alles wird nun auf die prüfende Waagschale gelegt. Vieles wird in neuem Licht gesehen und anders als vorher beurteilt. Die Selbst-Identität der Person mit ihren Gefühlen, ihrer Denkweise und Handlungsstruktur gerät ins Wanken. Sie erscheint wie eine flackernde Kerzenflamme im offenen Durchgang, allen Umständen hilflos ausgeliefert.

Der nahende Tod fordert rasches Handeln. Es bleibt nicht mehr viel Zeit, Ungelebtes nachzuholen, Unerledigtes in Ordnung zu bringen, begangene Fehler zu bereuen und sich mit dem gelebten Leben zu versöhnen. Sterbende wie auch Begleiter sind mit dringlichen Fragen konfrontiert wie: Wer bin ich? Was wird aus mir? Wie wird ES geschehen? Was bleibt? Gibt es etwas, woran ich mich halten kann? Oft fällt es schwer, das Chaos zu ordnen und Verwirrung kann sich breit machen.

Wissen wir um die Dynamik im Sterbeprozess, dann gelingt es uns besser, mit Sterbenden eine gemeinsame Ebene zu finden und ihnen in diesem Prozess beizustehen. Zwar lassen sich einige Merkmale mehr oder weniger deutlich bei allen Sterbenden erkennen, dennoch ist die Begleitung im Sterbeprozess sehr vielschichtig. Es erfordert großes Einfühlungsvermögen, fachliches Wissen und Erfahrung, um zum Beispiel zu unterscheiden, ob der Sterbende sich unfreiwillig zurückzieht, weil er an einem Mangel an angemessenen Handlungsweisen, stimulierenden Elementen oder Kommunikationsformen leidet, oder ob es sich um einen Rückzug von der Welt handelt, um im tiefen Inneren den Tod erleben zu können.

Bei der Begleitung Sterbender habe ich die Ergebnisse und Erfahrungen der Validation nach Feil, des Psychobiografischen Pflegemodells nach Böhm, der Gewaltfreien Kommunikation nach Marshall Rosenberg und der Prozessorientierten Psychologie von Amy Mindell einbezogen. Im Verlauf von Jahrzehnten habe ich alle diese Modelle auf ihre Wirksamkeit hin überprüfen können und oft erstaunliche Erfahrungen gesammelt, die ich mit Ihnen im Folgenden teilen möchte.

Gelingt es uns, uns auf die scheinbar ungeordnete Vielfalt im Sterbeprozess einzulassen und in diesem Chaos eine Gesetzmäßigkeit zu erkennen, dann können wir die darin enthaltenen Ressourcen für das Leben einsetzen. Die Zeit im Sterbeprozess kann genutzt werden, um Ungelebtes und Unerfülltes noch zu leben und Neues zu entdecken, zugleich aber auch alles langsam hinter sich zu lassen und sich vertrauend auf Unbekanntes einzulassen. Im Verlauf von vielen Jahren und in zahlreichen Begleitungen entdeckte ich bestimmte Regelmäßigkeiten im Sterbeprozess, die den Phasen, die Naomi Feil in der Validation beschrieben hat, entsprechen. Jede Phase unterscheidet sich durch die Art der körperlichen, psychischen und geistigen Anzeichen und erfordert eine andere Form der Begleitung. Um den Sterbenden ihrer jeweiligen Lebensphase angemessen zu begegnen, habe ich den vier Phasen des Sterbeprozesses die jeweilig dazu passenden Kommunikationsformen zugeordnet, die Feil beschreibt. Durch diese gezielte Anwendung der Gesprächsformen gelang es mir, schneller und besser mit den Menschen ins Gespräch zu kommen.

Die Gesprächsformen der Validation und ihre Übertragung auf die Kommunikation mit Menschen im Sterbeprozess

	Gesprächsformen	Phase 1	Phase 2	Phase 3	Phase 4
1.	Zentrieren	❖	❖	❖	❖
2.	Eindeutige, nicht wertende Worte	❖	❖		
3.	Wiederholen	❖	❖		
4.	Extreme einsetzen	❖	❖		
5.	Sich das Gegenteil vorstellen	❖	❖		
6.	Erinnern	❖	❖		
7.	Ehrlichen engen Augenkontakt halten		❖	❖	
8.	Mehrdeutigkeit		❖		
9.	Klar, sanft und liebevoll sprechen		❖	❖	❖
10.	Beobachten und dann die Bewegungen und Gefühle der Person spiegeln		❖	❖	
11.	Verhalten in Beziehung zum menschlichen Grundbedürfnis setzen	❖	❖	❖	
12.	Bevorzugtes Sinnesorgan erkennen und einsetzen	❖	❖		
13.	Berühren		❖	❖	❖
14.	Musik einsetzen	❖	❖	❖	❖

4.1 Die erste Phase im Umgestaltungsprozess: Gewohnte Strukturen tragen nicht mehr

Jeder Mensch hat seine eigenen Lebensumstände, aus denen sich sein Weltbild, seine Lebensinsel bildet. Im Sterbeprozess ist entscheidend, an welchen Erfahrungen der Mensch sich bis dahin in besonderen, mit starken Eindrücken verbundenen Stresssituationen orientiert hat. Sterben ist ein enormer Stress: Die gewohnte Sicherheit des Menschen gerät ins Wanken, seine Gesundheit, seine Rolle im Leben, seine ganze menschliche Existenz wird bedroht. Alles was ihn im Leben bisher getragen hat, gerät ins Schwanken oder ist nicht mehr gültig. Seine großen Fragen sind: „Worauf kann ich jetzt noch sicher stehen? Woran kann ich mich festhalten? Wie finde ich Schutz und Sicherheit?"

Zentrales Merkmal der ersten Phase ist das Nachlassen der körperlichen, psychischen oder geistigen Kraft. Im Alltag nehmen das die Betroffenen als Erste wahr, später auch Außenstehende, die es jedoch oft dahingehend interpretieren, dass der Kranke unangemessen oder auch willentlich falsch handelt.

In der ersten Phase ist die sterbende Person in ihrer Wahrnehmung meist eingeschränkt und unglücklich. Alte Konflikte tauchen erneut auf, weil sie Menschen und Situationen der Gegenwart mit früheren Erfahrungen assoziiert und die aktuelle

Situation deshalb verändert wahrnimmt und interpretiert. Um Sicherheit zu gewinnen, orientieren sich Sterbende in der ersten Phase oft an den gesellschaftlich vorgeschriebenen Verhaltensformen und an den eigenen Normen.

Menschen, die in schwierigen Lebensumständen die Angewohnheit hatten, Schuldige oder Verursacher im Außen zu suchen, übernehmen auch jetzt für die Situation keine Verantwortung, sondern klagen an und beschuldigen Andere. Sie beschweren sich zum Beispiel sofort bei der obersten Stelle in der Krankenhaushierarchie, beschuldigen Ärzte, Pflegepersonal oder Angehörige, dass sie ihnen Leid zufügen oder nicht genügend helfen. Oft stellen sie Fragen wie: „Warum ausgerechnet ich und nicht der Andere? Was habe ich getan? Wofür werde ich bestraft?"

Alte Ängste, Enttäuschungen und Konflikte der Vergangenheit kommen in dieser verhängnisvollen Lage wieder zum Vorschein. Frühere und gegenwärtige Situationen werden in einen Topf geworfen und lassen sich kaum mehr voneinander trennen. Personen der Gegenwart verschmelzen mit Menschen der Vergangenheit, hervorgerufen durch ein gemeinsames Merkmal wie blonde Haare, eine ähnliche Frisur, ein bestimmter Geruch usw.

Für Außenstehende, die nur die gegenwärtige Situation wahrnehmen und die alten Verknüpfungen des Sterbenden nicht kennen, sind diese Gedankenverbindungen kaum nachvollziehbar. Für Begleiter und Angehörige ist das eine schmerzliche und belastende Erfahrung, vor allem dann, wenn sie nicht als typisches Zeichen der ersten Phase im Sterbeprozess erkannt, sondern als Boshaftigkeit oder Schikane gedeutet wird.

So fordert ein sterbender Mann seine Angehörigen auf, einen Rechtsanwalt ans Krankenbett zu holen, um seine letzten Dinge zu regeln. Als der Jurist kommt, bittet er ihn um Hilfe: Er werde von seinen Angehörigen vergiftet. Er hat Angst, seine Angehörigen könnten ihn vielleicht loswerden wollen, weil er zu viel Pflege braucht.

Wenn Sterbende Andere beschuldigen, weil ihre Verluste zu groß werden, wenn sie sich an falsche Realitäten klammern, brauchen Begleiter vor allem die Erkenntnis, dass der Sterbende momentan auf seiner Insel sehr unglücklich ist und sein Unglück in einer für sie nur schwer nachvollziehbaren Form ausdrückt. Klagen Sterbende nicht Andere, sondern sich an, wenden sie diese Mechanismen gegen sich selbst. Sie jammern, weinen, können und wollen nicht getröstet werden. Unbewusste, lange unterdrückte Konflikte tauchen auf und werden oft heftig artikuliert.

Für Begleitpersonen gilt in beiden Fällen, gemeinsam mit der oder dem Sterbenden herauszufinden, was sie oder er jetzt braucht. Auch wenn Sie sich selbst angegriffen fühlen sollten, denken Sie bitte daran: In jeder Beschuldigung steckt eine unentdeckte verborgene Hoffnung, ein unerfülltes Bedürfnis, ein Mangel im Leben. Geben Sie sich Selbstempathie. Alles, was wir Menschen im Leben tun, hat letztlich seinen Ursprung darin, dass wir glücklich sein wollen und nach Möglichkeiten suchen, dieses Glück zu erreichen.

Beobachtbare Veränderungen in der ersten Phase

Der Körper verliert sichtbar und fühlbar an Kraft. Der sterbende Mensch kann schwer aufstehen oder sich erheben. Falls er noch gehen kann, sind die Füße bleischwer und lassen sich nur mit Anstrengung vom Boden heben. Manchmal empfindet der Sterbende einen großen Druck auf dem Körper, die Bettdecke hat zehn Zentner, auf dem Brustkorb lastet ein schweres Gewicht. Selbst die Augenlider können so schwer werden, dass sie nur mit hohem Kraftaufwand offen gehalten werden können. Dinge fallen schneller aus der Hand, weil sie nicht mehr gehalten werden können. Weil der sterbende Mensch den Kraftverlust intensiv wahrnimmt, versucht er, durch erhöhte Willenskraft das Leben noch zu bewältigen. Deswegen sind seine Gesichts- und Körpermuskeln ebenso angespannt wie die Mimik. Der Kiefer steht oft vor, die Lippen sind straff gespannt. Durch die starke Muskelanspannung ist der Klang der Stimme eher klar, scharf, schrill, der Blick forschend und zielgerichtet. Die Körperbewegungen sind nicht mehr spontan, sondern stockend, verkrampft aufgrund der inneren Anspannung. Der Mensch nimmt eine steife Körperhaltung ein oder sucht Halt, indem er die Arme verschränkt, sich am Bettbügel, Bettgitter oder am Stock, an der Tasche, dem Taschentuch oder an der Bettdecke festhält. Finger und Hände sind oft in der Geste des Zeigens.

Das Denkvermögen des Sterbenden ist meist klar, er versteht und benützt Wörter und Begriffe korrekt. Er kann kategorisieren, und seine Erinnerungsfähigkeit ist ungebrochen. Falls er in seinem Leben die Gewohnheit hatte, in schwierigen Situationen nach Schuldigen zu suchen, wird er es jetzt verstärkt tun. Er verurteilt, klagt an, verklagt sich selbst oder Andere. Schwierig für Außenstehende ist, dass in der Anklage immer ein Körnchen Wahrheit steckt. Angehörige und Begleiter verfallen daher leicht dem Trugschluss, dass sie persönlich attackiert werden. Sie fühlen sich verletzt, gedemütigt und verkannt und glauben, sich rechtfertigen oder verteidigen zu müssen.

Der Sterbende versucht die Struktur und die Kontrolle über das Leben zu behalten, indem er Forderungen an Andere stellt. So schaut er zum Beispiel vorwurfsvoll auf die Uhr, wenn Sie zehn Minuten zu spät kommen und sagt: „Du sagtest doch, dass du um 15 Uhr kommst. Jetzt ist es aber 15:10 Uhr." Oder er sagt spitz: „Das ist aber nett, dass du für deinen alten Vater auch mal Zeit hast", obwohl Sie vier Mal in der Woche kommen. Aber Erklärungen und Versuche, sich zu entschuldigen oder zu verteidigen, führen eher zum Streit, verstärken den Stress und verschlimmern die schon angespannte Situation. Bevor Sie in solchen Situationen reagieren, gilt es vorab zu entscheiden, was im Augenblick notwendig ist. Die Frage, ob es sich um fünf, zehn oder 60 Minuten Verspätung handelt, ist nicht wirklich wichtig, sondern es geht um die Erfahrung der Veränderung: Die Struktur ist abhandengekommen. Zum besseren Verständnis überlegen Sie bitte, wie es Ihnen selbst gehen würde: Auch wir sind, wenn uns ein Plan durcheinandergerät, zunächst leicht verwirrt oder ratlos, wie wir die neue Situation gestalten wollen.

Manfred Max-Neef, ein chilenischer Wirtschaftstheoretiker, hat zehn menschliche Grundbedürfnisse identifiziert: das Bedürfnis nach Nahrung, nach Flüssigkeit, nach Schlaf, nach körperlichem Wohlbefinden, Sicherheit und Verständnis, nach Intimität, Spiel, Erholung, Autonomie, nach Sinn und Spiritualität.

Fragen Sie sich selbst, welches der genannten Bedürfnisse gerade in Ihnen lebendig ist. Sobald Sie dieses Bedürfnis spüren, erkennen und benennen können, tritt meist eine gewisse Erleichterung ein. Das müssen Sie selbst erleben, damit Sie es aus eigener Erfahrung bestätigen und nachvollziehen können. Haben Sie Ihr Bedürfnis klar vor Augen, dann sind Sie mit sich selbst verbunden und können authentisch und offen auf den Anderen reagieren. Verbergen wir aber unser Unbehagen durch gespielte Freundlichkeit, verlieren wir den Kontakt mit uns und dem anderen Menschen. Für die meisten Menschen ist es ungewohnt, sich selbst zu fragen, welches Bedürfnis die Basis des momentanen Gefühls ist. Es bedarf einer gewissen Übung zu entdecken, was sich auf unbewusste Weise in uns rührt und Grundlage unseres gegenwärtigen Fühlens und Handelns ist.

Was in der Begleitung der ersten Phase wichtig ist

Selbst- und Fremd-Empathie geben

In der Begleitung ist sehr wichtig, dass Sie mit sich selbst in Verbindung und im inneren Gleichgewicht sind. Halten Sie in unangenehmen Situationen inne, um zu entscheiden, was im Augenblick notwendig ist. Wann immer Sie sich vom Anderen bedroht oder verletzt fühlen, spüren Sie kurz nach, was sich in Ihnen regt. Dann entscheiden Sie, ob Sie Zeit für sich selbst brauchen, um wieder ins Lot zu kommen, oder ob Sie Ihr Gefühl einfach zur Kenntnis nehmen, die Beziehung zum Anderen aufrecht erhalten und erst nach der Begegnung über die Betroffenheit und ihre Zusammenhänge nachdenken.

Verwendet jemand eine Sprache, die nach Kritik oder Schuldzuweisung klingt, deuten wir dies oft als Angriff. Wir sind dann angespannt, gereizt und aufgebracht und reagieren aus Verletzung, Furcht oder Zorn heraus. Fühlen Sie sich als Begleitperson durch eine Anschuldigung der Sterbenden verletzt, sollten Sie sich zunächst selbst ausreichend Mitgefühl geben, damit Sie Empathie für die Sterbende entwickeln können, die vielleicht schon seit 24 Stunden auf den Zeitpunkt 15 Uhr wartet und es schon vor 15 Uhr kaum noch erwarten kann, bis Sie endlich da sind. Geben Sie sich Selbst-Empathie mit der Frage: „Was fühle ich, wenn ich das höre? Welche Reaktion hätte ich gerne gehabt? Welches Bedürfnis wird gerade bei mir nicht erfüllt? Wonach sehne ich mich?"

Der Weg zur Selbst-Empathie

Werden wir mit Vorwürfen oder Kritik konfrontiert, neigen wir dazu, uns zu verteidigen, den Verursacher anzugreifen, uns selbst Vorwürfe zu machen oder hin- und herzuschwanken zwischen Sie ist schuld oder Ich bin schuld. Um aus dieser Verstrickung herauszukommen, sollten Sie Kontakt aufnehmen mit ihren Gefühlen und den darunter liegenden Bedürfnissen. Verweilen Sie darin, das Bedürfnis zu spüren. Werden Bedürfnisse klar erkannt und berücksichtigt, ist ein großer Schritt getan. Erst wenn Sie mit sich selbst im Reinen sind, können Sie sich im Gespräch auf die anklagende Person einlassen.

Der Weg zur Fremd-Empathie

Zentrieren Sie sich. Beobachten Sie genau, was Sie hören und wie es ausgedrückt wurde. Drücken Sie aus, was Sie beobachten und hören. Spüren Sie in sich nach, was Ihr Gegenüber brauchen könnte. Fragen Sie den Menschen, ob Sie mit Ihren Vermutungen richtig liegen. Erst wenn die konkrete Situation ganz klar vor ihren Augen ist, ohne Beimengung von Urteil oder verdrängtem Ärger, können Sie den Mangel des Kranken spüren und fragend benennen. Es muss noch nicht einmal sein, dass der Wunsch auch erfüllt wird: Schon das Benennen eines Wunsches kann dazu beitragen, den Mangel in uns mit dem Leben zu verbinden und aus dieser Qualität heraus zu leben.

Bei Fremd-Empathie, in diesem Beispiel Empathie für die sterbende Person, fragen Sie sie, wie sie ihre Situation erfährt. Was ihr wichtig ist, was sie braucht. Eigene und fremde Bedürfnisse zu erkennen erfordert ein genaues Hineinhören und Spüren. Gerade wenn man nicht viel Übung und Erfahrung mit dem Erkennen der eigenen Bedürfnisse hat, ist es gut, später zu Hause in aller Ruhe die Situation mit ihren inneren Verknüpfungen und widersprüchlichen Gefühlen erneut zu betrachten.

Struktur geben

In Phase 1 haben sterbende Menschen ein großes Bedürfnis nach Stabilität, Verlässlichkeit, Sicherheit und Ordnung: Alles soll so bleiben wie es ist. Die Erfahrung, dass wir nichts festhalten können, dass alles sich unwiderruflich verändert, löst große Angst und Unsicherheit aus. Ein Mittel gegen die Angst sind verlässliche Strukturen. Regelungen und Ordnungssysteme kommen dem Bedürfnis nach Orientierung, Stabilität, Sicherheit, nach Schutz und Klarheit angesichts des drohenden Verlusts des Lebens entgegen. „Auf dem sinkenden Schiff retten, was zu retten ist", sagte einmal ein Patient zu mir. Aus ihrem Bedürfnis nach Stabilität heraus vermeiden viele Sterbende auch die Äußerung von Gefühlen, denn Gefühle gefährden die Aufrechterhaltung von Struktur und Ordnung. Sie sind unzuverlässig, kommen und gehen, bringen vieles durcheinander und drohen uns zu überwältigen.

Verwenden Sie daher keine Wörter, die Gefühle oder Deutungen einer Situation beschreiben. Fragen nach klaren Fakten wie Wer, Was, Wie, Wo, Wann sind eine bessere Gesprächsform, um auf die Insel des sterbenden Menschen zu gelangen. Versuchen Sie, die Logik des Sterbenden nachzuvollziehen, seine Sicht einzunehmen, die gleiche Szene zu sehen, die er vor Augen hat, als ob Sie ein Bühnenbild betrachten. Lernen Sie zu sehen, zu hören, zu begreifen, zu riechen, zu tasten wie der Sterbende. Spricht er von sich aus über seine Gefühle, ist dies ein Zeichen, dass er im Verlauf des Gespräches großes Vertrauen und Sicherheit gewonnen hat.

Die Körperhaltung sowie die Art und Weise des Sprechens geben Hinweise darauf, ob der sterbende Mensch sich in einer angespannten Situation befindet. Versuchen Sie über die Wer, Was, Wie, Wo, Wann-Fragen einen Eindruck zu bekommen, was der sterbende Mensch sieht, hört, riecht, fühlt und schmeckt und welche Urteile er damit verbindet. Fragen Sie nie Warum?, weil Sie damit eher Vorstellungen und kausale Gedankenketten abfragen, die den Menschen von sich entfremden. Formulieren Sie um; sagen Sie dem Menschen, was Sie verstanden haben, damit Sie und der Sterbende wissen, dass sie vom Gleichen sprechen. Hören, Erkennen und Benennen von Bedürfnissen hilft der Begleiterin, mit dem Sterbenden in Einklang zu kommen und auf dieser Grundlage zu handeln. Sie brauchen eine Spürnase, um Bedürfnisse herauszufinden.

Bewährt hat sich dabei die Gegenteil-Methode. Beispiel: Sie hören ein aggressives Urteil wie „Sie beuten mich aus". Wandeln Sie den Satz zunächst in Ihrem Kopf in sein Gegenteil um: „Sie achten meinen Besitz", „Sie beschützen mich" oder „Sie respektieren mich". Fragen Sie sich dann: Welches Bedürfnis würde sich erfüllen, wenn diese Sätze wahr wären? Durch den Weg der Umkehrung erkennen Sie das wirkliche Bedürfnis der Sterbenden: nach Achtung, Schutz und Respekt.

Ein weiteres Beispiel: Die Sterbende vermisst ein erhofftes Verhalten und klagt: „Er hilft mir nicht". Wandeln Sie den Satz in sein Gegenteil um: „Er hilft mir". Welches Bedürfnis würde sich dadurch erfüllen? Das Bedürfnis nach Hilfe und Unterstützung. Fragen Sie die Person dann: „Brauchen Sie Unterstützung?"

Falls der Sterbende wiederholt und ständig dieselben Aussagen macht, hat er sich in einer Gedankenroutine verfangen. Sie können eine solche Situation wieder in Fluss bringen, wenn Sie die Aussage des Sterbenden verstärken. Sagt er: „Das Essen ist schlecht", fragen Sie nach: „Ist es das schlechteste Essen, das Ihnen jemals vorgesetzt wurde?", oder: „Haben Sie hier schon einmal etwas bekommen, das ihnen geschmeckt hat?". Welche der klärenden Fragen Sie anwenden, hängt davon ab, in welche Richtung sich der Sterbende bewegen will. Will er noch mehr Dampf ablassen oder ist er bereit, umzuschwenken? Sie können auch fragen, welche Erfahrungen der Sterbende früher gemacht hat, zum Beispiel im Krieg, als Kind usw.

Zeichen, dass Sie sich begegnet sind

Nach fünf bis zehn Minuten können körperliche Veränderungen auftreten als Zeichen dafür, dass die Angst nicht mehr so groß ist. Eine angespannte Unterlippe mit vorgeschobenem Kinn entspannt sich. Die Stimme wird fester, die Augen ruhiger, der Atem gleichmäßiger. Das Beschuldigen oder Anklagen ist nicht mehr so heftig, es wird weniger oder hört ganz auf. Der sterbende Mensch lässt nun auch körperliche Nähe in Verbindung mit normalen sozialen Umgangsformen zu.

Begegnungen mit sterbenden Menschen

Frau Karl | Verwechslung

Die Tochter von Frau Karl, die immer eine gute Beziehung zu ihrer Mutter hatte, besucht Frau Karl im Krankenhaus und wird von ihr grundlos beschimpft und hinausgeworfen. Ab jetzt wolle sie nichts mehr mit ihr zu tun haben. Sie lasse sich nicht von ihr tyrannisieren. Die Tochter weiß nicht, wie ihr geschieht.

In der Supervision stellten wir fest, dass die Tochter große Ähnlichkeit mit der verstorbenen Schwiegermutter hat. Solange diese lebte, hatte Frau Karl immer alles getan, was die Schwiegermutter wollte, um ihren Mann nicht in Schwierig-keiten zu bringen. Große Wut hat sich im Laufe der Jahre in ihr aufgestaut. Die Ähnlichkeit der Tochter belebt das innere Bild der Schwiegermutter und bringt die aufgestaute Wut in Wallung. Die Vergangenheit hat Frau Karl total überwältigt.

Doch jetzt nimmt sie sich die Freiheit, endlich zu tun, was sie schon immer tun wollte: Ihrer Schwiegermutter den Laufpass zu geben. Ihre Tochter kann sie in diesem Moment nicht mehr wahrnehmen. Es würde auch nichts helfen, Frau Karl darauf hinzuweisen, dass die Tochter nicht die Schwiegermutter ist. Dazu ist ihre innere Orientierung zu stark eingeschränkt, die gutgemeinte Korrektur würde den Konflikt eher verstärken.

Frau Koch | Anklage

Frau Koch weiß um ihren nahenden Tod. Angstvoll klammert sie sich an das Bett-gitter, sitzt im Bett und beobachtet scharf und mit angespanntem Gesichtsaus-druck alle und alles im Zimmer. Da klopft es. Eine junge, freundliche Assistentin der Klinikseelsorge kommt herein und bietet ein Gespräch an. „Mit solchen Leuten wie Ihnen will ich nichts zu tun haben!" schreit Frau Koch aufgebracht. „Verschwinden Sie sofort, Sie sind ja nur auf mein Geld aus. Sie können nicht mal abwarten, bis ich tot bin. Da haben Sie sich aber getäuscht! Mein Geld habe ich schon dem Tierschutzverein vermacht, keinen Pfennig werden Sie bekommen!". Die junge Assistentin ist sehr betroffen und will die Situation im Gespräch klären. Doch auf jeden ihrer Versuche folgt eine heftigere Anklagewelle, bis die Assisten-tin verstört den Raum verlässt.

Frau Koch hat vermutlich schlechte Erfahrungen mit der Kirche gemacht. Bei dem Wort Klinikseelsorge flammt alles wieder in ihr auf. Sie macht sich Luft und sagt der Klinikseelsorgerin ordentlich Bescheid. Es ist wichtig zu erkennen, dass die Beschuldigung nichts mit der Assistentin selbst zu tun hat, sondern dass Frau Koch auf diese Weise ihre Not mitteilt. In diesem Fall: „Ich sterbe, ich kann nichts mitnehmen, ich muss alles hergeben." Und: „Ich bin von der Kirche enttäuscht."

Frau Baldauf | Kritik

Frau Baldauf hat die letzten neun Monate ihres Lebens eine ehrenamtliche Begleiterin, Frau Mitter. Bei jedem Besuch schimpft Frau Baldauf eine halbe Stunde lang über die herrschenden Missstände. Diese ständige Kritik ist eine große

Herausforderung für die Begleiterin. Nach neun Monaten aber ruft Frau Mitter mich freudig an und erzählt, dass Frau Baldauf sich heute zum ersten Mal für all die Besuche bedankt und sie gestreichelt hat.

Ein schöner Moment für die Begleiterin, aber meine Vermutung, dass das Befinden von Frau Baldauf sich verschlechtert hat, bestätigt sich: Sie ist in die Phase 2 übergewechselt und hat einfach keine Kraft mehr, ihre gewohnte Struktur (die sie durch Schimpfen einforderte) aufrechtzuerhalten. Die Hospizhelferin hat ihr neun Monate lang in Phase 1 aufmerksam zugehört. Dies war ein großes Geschenk und hat der schwerkranken Person ein längeres Verbleiben in Phase 1 ermöglicht. Ein Abgleiten in weitere Phasen bedeutet, dass der Mensch seine bisherigen Kommunikationsfähigkeiten nur noch eingeschränkt nutzen kann. Frau Baldauf verliert ab jetzt ihre Fähigkeit zu strukturieren, sich an etwas zu halten und ist starken Gefühlsschwankungen ausgesetzt.

4.2 Die zweite Phase im Umgestaltungsprozess: Die Übermacht der Gefühle

Sterbende Menschen in Phase 2 verlieren langsam ihre kognitiven Fähigkeiten. Die Gegenwart entgleitet langsam ihren Augen, grundlegende und gefühlsbetonte Erinnerungen aus der Vergangenheit kehren zurück. Gefühle bestimmen nun den Ablauf des Tages, ein Gefühl löst das nächste aus. Fakten und Strukturen sind nicht mehr so wichtig. Der Sterbende ist weise genug, seine Gefühle direkt auszudrücken, um Konflikte zu lösen. Scham, Schuldgefühle, sexuelle Wünsche oder Wut waren ein Leben lang unterdrückt, versteckt, streng unter Kontrolle. Nun brechen lebenslang eingesperrte Gefühle heraus, der Stöpsel der sozialen Konvention ist weg wie z. B. Wut über starre Regeln, Scham, weil man während der Reinlichkeitsdressur in die Hose gemacht hat, Schuldgefühle, weil man sich nicht im jeweiligen Moment richtig verhalten hat. Manchmal entwickeln Menschen in dieser Phase eine Symbolsprache, die konkrete Anknüpfungspunkte in der Realität hat. Oft aber ist der symbolische Zusammenhang nicht unmittelbar zu erkennen.

Beobachtbare Veränderungen in der zweiten Phase

In körperlicher Hinsicht ist häufig ein Kontrollverlust über die Körperflüssigkeiten zu beobachten: die Nase läuft, die Augen fühlen sich trocken an, eventuell lassen die Menschen Urin und Stuhl unter sich. Die Nasenflügel verlieren die Spannkraft und fallen ein, wodurch die Nase größer und spitzer erscheint. Die Lippen sind blutleer und ziehen sich nach innen zusammen. Anders als bei Menschen in der Phase 1 sind die Muskeln entspannt. Die Bewegungen sind graziös und fließend. Manchmal läuft ein Zittern und Zucken durch den Körper. Oft bewegen die Sterbenden Hände und Arme ohne erkennbaren Grund; Es wirkt wie eine fragende Bewegung, wie ein Wohin? Der Blick ist sehr klar, aber oft ziellos in die Ferne gerichtet. Der Atem ist langsam und hechelnd. Der Mund fühlt sich klebrig an, und der Hals ist ausgetrocknet.

Die Kranken haben ein großes Durstgefühl, dabei aber oft Schwierigkeiten beim Schlucken. Geschmacksrichtungen können sie nicht mehr zuordnen. Die Zunge wird als schwer empfunden, deshalb sprechen sie auch langsamer. Die Stimme ist flach, tief, selten weinerlich oder schrill. Die Schultern sind oft nach vorne gebeugt, der Hals eingezogen und falls sie noch gehen können, schlurfen sie beim Laufen. Die Schmerzempfindung verändert sich. Mal klagen die Sterbenden über Schmerzen, mal spüren sie gar nichts oder fühlen sich sogar wohl und verstehen nicht, dass wir sie nach Schmerzen fragen. Mal ist alles zu warm, dann plötzlich frieren sie. Sie sind in jeder Hinsicht großen Schwankungen unterworfen.

In der zweiten Phase wird sterbenden Menschen die Selbstkontrolle über ihre Gefühle und die soziale Anpassung zunehmend unwichtig. Sie nehmen vor Besuchern das Gebiss heraus, wenn es drückt, oder sie äußern, dass ihnen alles zu viel wird und dass sie jetzt gehen, obwohl sie in der eigenen Wohnung sind und die Besucher allein sitzen lassen. Sie drücken unmittelbar aus, was sie denken und fühlen. An soziale Konventionen oder Regeln fühlen sie sich nicht mehr gebunden, sie tun das, wonach ihnen im Moment ist. Lachen und Weinen können sich schnell ablösen.

Geistig neigen sie dazu, verschwommen, reizbar und nervös zu sein. Ihre Konzentrationsfähigkeit ist eingeschränkt. Oft können sie noch lesen, aber nicht mehr schreiben. Durch die zunehmende Verschlechterung des rationalen Denkens verschwimmt die Realität. Die Sterbenden kehren zu intuitivem Wissen zurück und haben oft ein sehr klares Unterscheidungsvermögen, was beim Gegenüber echt oder vorgetäuscht ist. Sie erschaffen manchmal eigene Begriffe und sind dabei oft poetisch und kreativ. Eine Frau rief um Hilfe. Auf meine Frage, was los sei, antwortete sie: „Ein Dieb!" „Was stiehlt er?" fragte ich. „Meine geistige Figur", entgegnete sie. Sie spürte, dass ihr zunehmend die Worte abhandenkamen.

Die Zeitangabe entspricht persönlichen Gefühlen und nicht der Uhrzeit. So glaubt der Sterbende, dass es Abend sei, weil er müde ist und bittet darum, die Rollladen herunterzulassen, damit er schlafen kann. Ein Hinweis auf die aktuelle Uhrzeit wäre hier bedeutungslos. Oft verwendet er persönliche Fürwörter ohne spezifische Angaben wie er, es, dies, der, das, das Ding, du weißt schon. Sterbende in Phase 2 denken mehr in Bildern als in Worten.

An Vergangenes erinnern sie sich ausgezeichnet, vor allem wenn das Ereignis mit starken Emotionen verbunden war. Jüngste Ereignisse werden dagegen vergessen. Ihre Energien richten die Sterbenden auf Nützliches und Angenehmes sowie auf die Verarbeitung ungelöster Konflikte. Sie verlangen nach der Befriedigung ihrer Triebe wie Nahrung oder Sex, egal ob es passt oder nicht. So bietet ein Mann plötzlich einer Besucherin Sex an, weil er sie attraktiv findet. Auf Berührungen oder Blickkontakt reagieren sie mit Stressverminderung.

Wenn Sterbende auf Fragen antworten, werden sie nicht mehr auf Hier-und-Jetzt-Fragen reagieren, sondern über das frühere Zuhause, über Eltern und Geschwister oder über den Beruf sprechen. Besucher werden oft nicht mehr erkannt als die

Personen, die sie sind. Entweder werden sie eingefügt in passende Rollen aus Phasen der Vergangenheit, die gerade im Sterbenden lebendig sind, oder sie werden als Fremde gesehen. Die Tochter rückt an die Stelle der eigenen Mutter, weil sie sich um die Kranke kümmert. Diese Erfahrung kann für Angehörige sehr schmerzhaft sein, weil die ursprüngliche Rollenbeziehung nicht mehr zu gelten scheint. Das Beziehungsgeflecht mit dem Sterbenden verändert sich. Das kann uns als Begleiter irritieren und verwirren.

Was in der Begleitung der zweiten Phase wichtig ist

Ziel der Begleitung von Sterbenden in dieser Phase ist, all das Lachen mitzulachen und all die Tränen mitzuweinen, die jetzt lebendig sind. Das erfordert Empathie und Einfühlvermögen. Mitgefühl ist erst möglich, wenn es um die Gefühle des Anderen geht, nicht um die eigenen. In dieser Phase geht es nicht mehr darum, eine Lösung für ein Problem zu finden, sondern um die Verbindung mit dem Sterbenden, mit ihm zu sein, genau an der Stelle, an der er gerade ist und mit dem, was er gerade fühlt. Im Prozess der Begegnung, in der Verbindung mit dem Leben des Anderen, im Erkennen und vor allem im Spüren des Bedürfnisses liegt Trost, die Versöhnung mit alten Konflikten, die Fülle. Es ist möglich, an diesem geheimnisvollen Prozess uneingeschränkt teilzuhaben.

Jedes Mal, wenn Sie mit Sterbenden kommunizieren, müssen Sie sich frei machen von eigenen Vorstellungen und damit verbundenen Gefühlen. Erst dann bewegen Sie sich in einer Offenheit, die dem anderen Menschen Raum gibt, sich mitzuteilen. Gehen Sie vor Ihrem Besuch ein paar Minuten in die Stille. Befreien Sie sich von Ihren Gedanken und belastenden Emotionen. Versuchen Sie möglichst offen zu sein für alles, was Ihnen entgegenkommt. Erst dann können Sie dem Sterbenden in Ruhe und innerem Frieden begegnen. Stellen Sie sich auf den Sterbenden ein und verweilen Sie in der Ruhe. Etwas aus Freude zu tun hat eine ganz andere Qualität, als sich zu zwingen. Achten Sie auf sich selbst, falls Sie zum Beispiel müde sind und den vereinbarten Besuch nur machen, weil Sie sich verpflichtet fühlen oder weil Ihnen Verlässlichkeit wichtig ist. Wenn Sie Ruhe brauchen, suchen Sie nach Wegen, beide Bedürfnisse – nach Verlässlichkeit und nach Entspannung – zu erfüllen. Vielleicht hilft eine kleine Pause, auf dem Weg schöne Musik zu hören oder aber auch, den Besuch zu verschieben. Erst wenn Sie selbst Freude und Frieden in sich spüren, wenn Sie gesammelt, weit und offen für den andern sind, können Sie dem sterbenden Menschen wirklich begegnen.

In der zweiten Phase brauchen Personen fürsorglichen und intensiven Körperkontakt sowie Anregungen durch Andere. Um im Dialog zu bleiben, braucht der Sterbende eine Kombination von Stimulationen aus Berührung, Blickkontakt und Stimme. Halten Sie echten, direkten, längeren Blickkontakt, berühren Sie Ihr Gegenüber mit Augen und Händen. Wenden Sie sich frontal an die Person – eine Berührung von der Seite könnte sie erschrecken, da das Gesichtsfeld von Menschen in Stadium zwei meist eingeschränkt ist und sie nicht mehr aus dem Augenwinkel sehen können. Sprechen Sie mit klarer, tiefer, warmer und liebevoller Stimme, setzen Sie Ihr Zwerchfell beim Sprechen ein. Scharfe Klänge können Rückzug oder Ärger hervorrufen, hohe, schwache und sanfte Töne werden weniger wahrgenommen.

Personen in der Phase zwei drücken ihre Gefühle frei aus, die Worte brechen aus ihnen hervor. Passen Sie Ihren Gesichtsausdruck, Ihren Körper, den Atem und die Stimme den Gefühlen des Sterbenden an. Es kann passieren, dass Ihre eigenen Emotionen angesprochen werden, mit der Gefahr, dass Sie von Ihren Gefühlen überwältigt werden und plötzlich nicht mehr beim Sterbenden, sondern mit sich beschäftigt sind. Halten Sie dann inne, um festzustellen, welches Gefühl und welches Bedürfnis in Ihnen wach geworden sind. Prägen Sie es sich ein, damit Sie nach dem Gespräch darüber nachdenken können. Dann gehen Sie wieder zurück in die Welt des Sterbenden. Ihre eigene Welt können Sie sich nach dem Besuch anschauen. Erleben Sie Situationen, die für Sie stark belastend sind, kann es sein, dass Sie sich mit dem Sterbenden identifiziert haben. Das bedeutet, dass Sie nicht beim Anderen waren, sondern in Ihre eigene Problemwelt gerutscht sind. Wenn mir das passiert, mache ich oft die folgende innere Übung:

> Stellen Sie sich eine Weide vor. Der Stamm ist knorrig und stark, die Zweige wiegen sich im Rhythmus des Windes. Bei Weiden ist es sehr ungewöhnlich, dass sie durch einen Sturm beschädigt werden. Wenn Sie so in sich ruhen, sind Sie zugleich mit dem Anderen verbunden, werden von seinem Rhythmus bewegt, fühlen mit ihm, ohne von seinem Gefühlsstrom mitgerissen zu werden. Kultivieren Sie während der Begleitung die Qualitäten einer vom Wind bewegten Weide.

Durch Wer-Was-Wie-Wo-Wann-Fragen lassen Sie sich vom Sterbenden durch die Lebenssituation führen, die er gerade vor Augen hat, die er spürt oder hört, und versuchen Sie, auf seine Weise wahrzunehmen. Dabei hilft es sehr, wenn wir dem Sterbenden beschreiben, was wir hören und sehen. Um die Intensität herauszufinden, können wir nach der stärksten oder nach der gegenteiligen Ausdrucksform fragen. Sagt er zum Beispiel: „Alles ist hier so schrecklich!", fragen Sie nach: „Was ist das Schlimmste daran?" Oder: „Ist es immer schrecklich, oder gibt es dabei auch etwas, das nicht so schrecklich ist?"

Verwendet ein Sterbender unbestimmte oder gar keine Worte mehr, und Sie verstehen nicht genau, was er sagen möchte, benutzen Sie unbestimmte Fürwörter: er, sie, es, man, etwas oder jemand. Der Sterbende kann zum Beispiel sagen: „Er ist nicht nach Hause gekommen." Ihre Reaktion darauf könnte lauten: „Glauben Sie, ihm ist etwas passiert?". Sie müssen nicht die exakte Bedeutung jedes Wortes verstehen („Wer ist nicht nach Hause gekommen?"), sondern es geht mehr um das gefühlsmäßige Erfassen der Situation.

An eine frühere Situation zu erinnern, die für den Sterbenden schwierig war, die er aber überstanden hat, kann Kraft zum Durchhalten in der Gegenwart geben.

> Frau Feld hat alle Hoffnung verloren, weil sie im Krankenhaus sein muss. Zur Klärung des Befundes und der nachfolgenden Therapiemöglichkeit sind noch ein paar Tage Aufenthalt nötig. Da sage ich zu ihr, um ihre Zuversicht und Stärke

wachzurütteln: „Frau Feld, Sie haben schon zwei Weltkriege überlebt." (Pause – ich schaue sie fest an). Das hier schaffen Sie auch noch." Sie richtet sich daraufhin auf, sieht mir fest in die Augen und sagt: „Ja, das hier werde ich auch überleben, das hier ist der dritte, das schaffe ich auch noch." Ich erkundige mich bei ihr, was sie in schwierigen Situationen unternommen hat, um sie zu überwinden. Beim Erzählen wird sie immer kräftiger, zuversichtlicher, und wir lachen viel miteinander, weil manche Situationen im Nachhinein auch eine gewisse Komik haben.

Manchmal hilft es auch, einen Zusammenhang zwischen dem Verhalten und dem Bedürfnis zu finden. Eine Frau reißt sich ständig das Hemd vom Leib. Sie will die innere Einengung loswerden und endlich frei sein. Sie können fragen: „Engt Sie das Hemd ein?", „Wollen Sie ungebunden und frei sein?"

Gespräche über die Wünsche und Träume der Sterbenden können klärend sein, weil sie Gefühle und Bedürfnisse ausdrücken und die Handlungsmöglichkeiten in der aktuell empfundenen Lebenssituation erschließen. So kann der Wunsch, ein neues Motorrad zu kaufen, eine Aussage sein, dass die Kraft im jetzigen Leben nicht mehr ausreicht und der Sterbende deshalb eine schwere Maschine braucht. Der Wunsch, umzuziehen, weist oft auf den bevorstehenden Tod hin. Diese Situationen können für Angehörige schwierig sein, denn sie wissen ja, dass der Sterbende niemals mehr mit der ‚schweren Maschine' fahren oder es noch erleben wird, in die neue Wohnung umzuziehen. Ich habe dazu leider auch kein Patentrezept, sondern suche jedes Mal neu nach einer Möglichkeit, produktiv damit umzugehen.

Miteinander Musik zu hören oder zu singen kann eine tiefe Wirkung auf Sterbende haben. Gefühle lassen sich besonders gut durch Musik ausdrücken, und nicht nur Sterbende, auch die Begleiter können mitschwingen, sich ausdrücken und Mut, Freude und Kraft daraus schöpfen.

Zeichen, dass Sie sich begegnet sind

Fühlen sich Sterbende verstanden, sind sie vermindert zornig, schimpfen weniger und weinen seltener. Sie halten mehr Augenkontakt, lächeln, um ihr Wohlbefinden auszudrücken oder singen. Unruhezustände werden seltener. Falls sie Beruhigungsmittel erhalten haben, können diese nun reduziert werden.

Begegnungen mit sterbenden Menschen

Frau Keil | Die „Fremde"

Frau Keil, eine Kursteilnehmerin, erzählte mir eine Begebenheit mit ihrer Mutter. Die Mutter weint und klagt, dass sie von ihrer Tochter nicht mehr besucht wird. Die Tochter weiß, dass sich ihre Mutter in der zweiten Sterbephase befindet und korrigiert ihre Mutter daher nicht. Im weiteren Gespräch kommt heraus, dass die Mutter sich Vorwürfe wegen der Erziehung ihrer Tochter macht. Sie hat die Vorstellung, ihre Tochter wolle nichts mehr mit ihr zu tun haben und besuche sie auch deswegen nicht mehr. Sie macht sich immer noch Vorwürfe, weil sie die Tochter auf einem Marktfest nicht Kettenkarussell fahren ließ. Sie sagt dazu erklärend, dass damals das Geld knapp gewesen sei und sie der Auffassung war, dass Kinder lernen müssten, auf etwas verzichten zu können. Während des Gesprächs streichelt sie immer wieder die Hand der Tochter und sagt: „Sie sind so gut zu mir." Die „Fremde" (Tochter) verspricht ihr beim Abschied, sie so oft wie möglich zu besuchen. Ihre Mutter dankt ihr von Herzen dafür.

Es ist nicht möglich, das innere Erleben der Mutter: „Ich war zu streng mit meiner Tochter, deswegen besucht sie mich nicht mehr", aufzulösen und die Realität zu erkennen. Erst wenn das innere Bild mitsamt den Selbstvorwürfen seine Kraft verliert, wird sie vielleicht die Tochter wieder als Tochter erkennen. Für Begleiter kann diese Situation verwirrend sein und den Wunsch auslösen, das Missverständnis aufzuklären, aber darum geht es hier nicht.

Frau Kaiser | Das Leben bereinigen

Frau Kaiser nimmt alle ihre gebündelten Briefe, schaut sie an und sortiert aus, was sie wegwerfen will. Sie reicht die aussortieren Briefe dann ihrer Hospizhelferin und sagt: Vernichten. Es handelt sich vor allem um den Briefwechsel mit einem Mann, den sie, obwohl sie verheiratet war, geliebt hat. Sie nimmt alle Kraft zusammen, um das noch erledigen zu können. Erschöpft bittet sie danach, das Bett neu zu beziehen und ihr frische weiße Wäsche anzuziehen, weil alles sauber und ordentlich sein muss, wenn die Haushaltshilfe kommt. (Vier Stunden vorher war das Bett bezogen und ihr frische Wäsche angezogen worden.)

Mit dem Vernichten der Briefe hat Frau Kaiser ihr Leben bereinigt. Alles ist nun frisch und sauber. Vier Stunden vorher allerdings waren die Briefe und das beschmutzte Leben noch nicht bereinigt. Ein Hinweis, dass ihr Bett bereits frisch bezogen ist, wäre hier kontraproduktiv. Widerspruch könnte zu heftigen Reaktionen und Beschimpfungen führen, eine tiefe Verwirrung und einen Rückzug auslösen. Ein Rückzug in dieser Situation bedeutet, dass Sterbende in die nächste Stufe fallen, hier wäre es Stufe 3. Dann könnte es z. B. sein, dass sie nur noch Putzbewegungen macht, um ihr Leben zu bereinigen.

Herr Bahr | Nach Hause gehen

Herr Bahr will unbedingt nach Hause. Die Ehefrau organisiert unter großem Aufwand alles Notwendige, um ihm das Sterben zu Hause zu ermöglichen. Als er dann im Schlafzimmer in seinem eigenen Bett liegt, sagt er zu seiner Frau: „Bitte, bring mich doch nach Hause. Ich möchte jetzt heim."

Herr Bahr hat eine andere Vorstellung von seiner Wohnung. Es kann sein, dass ihm eine frühere Wohnung vor Augen steht, oder er spricht in Symbolsprache und meint das innere Zuhause. Ich habe viele Menschen erlebt, die kurz vor ihrem Tod nach Hause wollten, unabhängig davon, ob sie an eine Fortexistenz nach dem Tod glaubten oder nicht. Sie wollten dahin, wo sie herkamen. Sie sehnten sich nach Frieden, Geborgenheit und Sicherheit. Dieses Gefühl ist erst dann präsent, wenn man sich zu Hause fühlt.

Frau Kessel | Alles ist weg

Frau Kessel, die unbedingt nach Hause will, wird entlassen. Kaum in den eigenen vier Wänden, ruft sie mich ganz entsetzt und aufgeregt an und bittet mich dringend um einen sofortigen Besuch. Am Telefon könne sie mir das nicht sagen. Es dauert nur 15 Minuten, bis ich bei ihr bin. Ich bin noch nicht im Zimmer, da ruft sie schon: „Sehen Sie sich das an! Sehen Sie sich das an! Alles hat man mir gestohlen! Alles ist weg!" Die Wohnung kenne ich von früheren Besuchen, ich sehe mich um, kann jedoch nicht feststellen, dass etwas fehlt, die Möbel stehen wie immer dicht gedrängt. Was ist also weg? Auf meine Frage antwortete sie: „Schauen Sie doch, es ist nichts mehr da!" Um nachzuvollziehen, was weg ist, frage ich: „Was fehlt Ihnen?" „Ja alles, es ist doch nichts mehr da!" Nun fange ich an aufzuzählen: „Fehlt Ihnen der Schrank?" Als sie bejaht, bitte ich sie, mir zu beschreiben, wie der Schrank ausgesehen hat. Welche Farbe, Größe, was sie alles im Schrank gelagert, wann sie den Schrank gekauft hat. Auf diese Weise gehe ich verschiedene Möbelstücke mit ihr durch und mir wird schließlich klar: Frau Kessel hat eine ganz andere Wohnung im Kopf! Unser Gespräch dauert ungefähr eine Viertelstunde, dann bricht Frau Kessel das Gespräch plötzlich ab und fängt mit einem neuen Thema an.

Dass Frau Kessel abrupt das Gesprächsthema fallen lässt, zeigt, dass das Thema an ein Ende gekommen ist. Die Erinnerung ist durchlebt. Oft hat dann der Begleiter Probleme, falls er noch im alten Thema verfangen ist und sich nicht so schnell auf den neuen Gesprächsstoff umstellen kann. Wenn Sie sich durch solche Situationen verwirrt fühlen: Atmen Sie tief durch, lassen das alte Thema fallen und orientieren sich neu.

Wird von Kranken oder Sterbenden etwas als gestohlen gemeldet, ist es nicht immer tatsächlich gestohlen, sondern häufig ein Hinweis darauf, dass der Mensch spürt, dass ihm etwas weggenommen wird: sein Leben. Im Tod müssen wir alles hergeben, was wir besitzen und was uns ausmacht.

Aufzeichnung eines Gesprächs, das für die zweite Phase typisch ist

Ein Klinikseelsorger hat mir freundlicherweise ein Gesprächsprotokoll zur Verfügung gestellt, damit Sie die Kommunikation mit Sterbenden einmal im Detail verfolgen können. Achten Sie bitte besonders auf die Verbindung von Realität und Symbol und das Gesprächsverhalten des Seelsorgers.

Frau Moll ist 38 Jahre und verwitwet. Sie hat einen kleinen Sohn von fünf Jahren und einen 60-jährigen Vater. Wegen eines fortschreitenden Krebsleidens lag sie im vergangenen Jahr mehrmals wochenlang in der Frauenklinik. Nun liegt sie nach Entfernung einer Niere bereits drei Monate in der Urologie. Ich (Seelsorger) habe sie in dieser Zeit öfter besucht. Dabei kam es fast jedes Mal nur zu einem kurzen Gespräch. In jedem dieser Gespräche drückt Frau Moll die Hoffnung auf Wiedergenesung in irgendeiner Weise aus. Mir selbst und auch dem Klinikpersonal ist es unerklärlich, dass sie immer noch lebt.

Die Pflegepersonen haben Frau Moll zum Zigarettenrauchen in ihrem Bett auf den Gang geschoben. Ich erschrecke, als ich sie sehe: das ungeheuer eingefallene, gelbbleiche Gesicht, die tiefen, dunklen Augenhöhlen und der Mund mit den teilweise ausgefallenen Zähnen lässt mich unmittelbar das Bild des Todes auf alten Darstellungen assoziieren. Frau Moll begrüßt mich auffallend freundlich und ist offensichtlich mehr als bisher zu einem Gespräch bereit. Nach einigen anfänglichen allgemeinen Sätzen fängt sie sehr bald an, von Friedenweiler zu reden, einem Kurort im Schwarzwald, wohin sie nach ihrer Entlassung aus der Klinik zur Erholung gehen möchte, und zwar, wie sie sagt, zusammen mit ihrem Kind und ihrem Vater (sie war schon früher einmal dort). Sie erzählt mir, sie habe mit Herrn Gern, unserem Sozialarbeiter, schon darüber gesprochen und mit ihm zusammen das Hotel ausgesucht. Sie schickt mich ins Zimmer, um dort auf dem Nachttisch den betreffenden Prospekt und die Preisliste zu holen. Als ich ihr das Gewünschte bringe, zeigt sie mir auf der Vorderseite des Prospekts das Farbfoto eines landschaftlich wunderbar gelegenen, von Wäldern und Wiesen umrahmten Kurortes. Sie weist mich auf das „Haus am Platz Nummer eins" hin, wo sie wohnen würden. Zum nahegelegenen See und Naturbad, so zeigt sie mir auf dem Bild, ist es nicht weit, „da kann man leicht hinkommen." Dann lässt sie mich auf der beiliegenden Preisliste den Namen des Hauses lesen – es steht tatsächlich an erster Stelle aller aufgeführten Hotels und Pensionen und ist das teuerste Haus am Platz – und macht mich auf die Preise aufmerksam. Ein Einzelzimmer für den Vater und ein Doppelzimmer für sich und ihren Sohn möchte sie dort buchen. Der Vater hätte gesagt, sie könnten doch ein Zimmer zu dritt nehmen; aber, so äußert sie, das sei nicht gut für das Kind, das schlafe dann nur im Gräbele (im Zwischenraum von zwei zusammengestellten Betten) und sei dann so unruhig während der Nacht. „Es weiß dann nicht, wo es hingehört," sage ich, und sie sagt mit Nachdruck: „Ja, genau so ist es. Mein Vater wollte dann den Kleinen zu sich selbst ins Zimmer nehmen, aber da bin ich dagegen; der Kleine war nämlich noch nie allein. Und der Opa geht dann abends in ein Weinlokal, und dann kommt das Thema eins, der Krieg, und dann nimmt es kein Ende, und der Bub gähnt und schläft im Lokal ein." „Er wird dann ganz vergessen", sage ich, was sie wiederum nachdrücklich bestätigt. „Wenn er bei mir ist, kann ich mich irgendwo im Haus aufhalten und hinterlassen, wo ich bin oder mich auf den Balkon setzen, dann bin ich immer bei ihm, wenn er mich braucht."

Frau Moll erzählt dann vom Tagesablauf am Erholungsort: Vormittags könnten der Vater und der Kleine an den See gehen und dort die Schwäne füttern; sie könne dann die „Hose vom Opa" reinigen oder „einen Pulli vom Kleinen waschen." Vor dem Essen würde sie eine Stunde ausruhen, und nach dem Essen würden alle schlafen. „Da ist dann Ruhe", sagt sie sehr energisch. „Und nachmittags kommt dann die Kur, da kann man Kneippkur machen, wissen Sie. Das Wasser ist wunderbar. Am Anfang, beim ersten Mal, ist es ja ein richtiger Schrecken, dieses kalte Wasser, aber nachher möchte man gar nicht mehr raussteigen. Beim letzten Mal war ja mein Bub noch zu klein, aber diesmal nehme ich ihn mit, da soll er mit mir ins Wasser gehen, natürlich nicht so lange wie ich, aber wenigstens einmal rum, das kann er jetzt schon ganz gut. Und schwimmen lernen kann er jetzt auch; als wir letztes Mal in Tirol waren, da durften die Kinder ab drei Jahren einen Schwimmkurs machen. Es ist gut, wenn er schwimmen lernt, das kann er immer brauchen." „Für sein ganzes späteres Leben", sage ich, und wieder bestätigt sie das kräftig.

„Es kostet ja alles viel Geld", fährt sie dann fort, „aber was macht's, wenn jetzt die Würmer an mir nagen würden, hätte ich auch nichts mehr davon." „Wenn Sie einmal nicht mehr leben, können Sie mit Ihrem Geld auch nichts anfangen", sage ich. „Ja, das meine ich auch."

Dann wechselt sie plötzlich und für mich völlig überraschend das Thema. „Wissen Sie, im Juni, da gehe ich mit meiner Großmutter immer auf die Erdbeerplantagen, wo man selber pflücken kann, und wir dünsten die Erdbeeren dann ein, ganze Gläser voll. Und Anfang Juli gehen wir an den Bodensee, da gibt es die Herzkirschen, nicht wahr, das ist doch Anfang Juli, wenn die reif werden." (Ich nicke.) „Und die kochen wir dann auch selbs ein. Und vom Rest machen wir dann Saft und Gelee, und die Johannisbeeren, die Johannisbeeren dünste ich nicht ein, von denen mache ich nur Saft und Sirup, so einen ganz dicken, den trinkt der Kleine immer so gern. Zum Frühstück trinken wir beide immer ein Stamperl voll. Er trinkt dann noch zwei Tassen Kakao, und dann geht er in den Kindergarten, und ich gebe ihm ein Vesperbrot und einen Apfel mit, das reicht ihm dann gut."

Wieder wechselt sie nun das Thema. „Ich bin froh, wenn ich mal hier rauskomme, ich brauche dringend die Erholung. Ich will einmal die Sorgen loshaben und an gar nichts denken müssen." „Sie wollen einmal von allem weg sein", sage ich und sie bekräftigt es wieder deutlich. „Ich habe Herrn Gern gebeten, er soll an das Hotel schreiben, dass sie mir ein Bild schicken von den Zimmern oder vom Speisesaal; ich will genau wissen, wo ich da hinkomme. Herr Gern hat gemeint, das habe noch Zeit, aber ich habe gesagt, er soll es gleich tun, ich will wissen, wie ich dran bin, und ich will sicher sein." „Sie wollen kein Risiko eingehen, nicht wahr?" sage ich, und sie erwidert: „Ja, eben, ich will alle Risiken ausschließen. Ich möchte nicht erst hinkommen, womöglich am Abend, und dann sagen die: ‚Wir haben Ihr Zimmer vergeben, weil wir nicht sicher waren, ob Sie kommen', und ich muss dann schauen, wo ich unterkomme. Und dann noch mit einem kleinen Kind, da ist das alles ja noch viel schwieriger. Da kann ich mich auf keine Ungewissheiten einlassen. Und dann bin ich ja auch noch sehr schwach und angeschlagen, da ist das anders als ..." – „als wenn ein gesunder Mensch sich ein Zimmer sucht", sage ich. „Ja eben", fährt sie mit fast erregtem Ton fort und sagt, geradezu aggressiv werdend, während sie mir den Zeigefinger entgegenschleudert, „zum Beispiel Sie – oder die Schwestern, die da so rumsausen." Nach einer Pause fährt Frau Moll fort: „Die sollen mir auch in dem Brief schreiben, dass das wirklich die Preise sind, die da in der Liste stehen, und dass sie sich daran halten. Da muss ich mich drauf verlassen können."

Ich spüre, dass sie das lange Gespräch allmählich anstrengt, und sage: „Vielleicht ist es genug für heute, Frau Moll, sonst wird es vielleicht zu viel für Sie." „Ja", sagt sie, „meine Kräfte werden immer weniger, ich habe gar keine Reserven mehr, ich spüre es." Sie hat vorher Ähnliches noch nie zu mir gesagt, obwohl dieser ganze

Prozess schon sehr lange dauert. Dann, wieder nach einer Pause: „Aber es ist wie mit der Katze, die fällt immer wieder auf die Füße." (Sie versucht zu lächeln.) „Aber lang kann ich es nicht mehr aushalten, ich muss jetzt hier raus, lang kann ich nicht mehr warten. Sagen Sie jetzt doch bitte der Schwester, dass sie mich wieder reinschieben soll." Beim Abschied sagt sie noch einmal, dass sie heute Nachmittag Herrn Gern erwarte und die Sache mit dem Erholungsaufenthalt mit ihm weiter besprechen wolle.

Nachüberlegungen des Klinikseelsorgers

Die Schilderungen von Frau Moll sind, wie mir scheint, von ausgesprochen mehrschichtigem Charakter. Als besondere Schwerpunkte erschienen mir: der Erholungsaufenthalt („weg von allem") in „Friedenweiler", wo sie „früher schon einmal war", das Wasser. Sie zeigte mir besonders ausführlich den See, das Wasser, „das zuerst erschreckt und aus dem man dann gar nicht mehr raus möchte"; das Schicksal des Kindes zwischen ihr, der Mutter und dem Großvater und die Befürchtung, dass er es vergessen könnte; das Kind, das jetzt schwimmen lernen soll, weil es das für später brauchen wird; die Bilder von der Ernte, von den eingemachten Früchten und dem Sirup, von den Lebensmitteln, die sie ihrem Kind mitgibt; die Sorge um Aufnahme am Erholungsort und um die Verlässlichkeit der Unterkunft; das Geld, das ihr „nachher ja doch nichts mehr nützt" und die Eile, mit der alles in die Wege geleitet werden soll.

Und hier fällt mir noch ein weiterer Passus des Gesprächs ein. Als Frau Moll von der gebotenen Eile sprach, sagte sie noch: „Ich möchte nicht nachher alles in zwei Tagen vorbereiten müssen. Das möchte ich alles vorher in Ruhe machen. Da lege ich drei Koffer in mein Schlafzimmer, einen für mich, einen für meinen Kleinen und einen für meinen Vater und immer, wenn mir etwas einfällt, lege ich es hinein. Dann muss ich nachher nichts überstürzen und kann alles in Ruhe vorbereiten." Ein Bild für das Nützen der noch verbleibenden Zeit? (Ende des Berichts)

Ich habe dieses Gespräch aufgenommen, weil es zeigt, wie wichtig es ist, Sterbende sich ausdrücken zu lassen. Die gängige Frage: „Soll man Sterbenden die Wahrheit sagen?" ist möglicherweise falsch gestellt. Sterbende wissen vielleicht mehr von der Wahrheit als wir Begleiter. Wir dagegen sollten lernen, sie in der Weise reden zu lassen, in der sie es tun wollen und können. Nicht nur das Vorenthalten der Wahrheit, sondern auch die Diagnose-Mitteilung könnten unserem eigenen Wunsch entsprechen, die Dinge in unserem Griff zu behalten bzw. sie in unseren Griff zu bekommen.

Sowohl das Verschweigen als auch das Sich-sprachlich-der-Dinge-bemächtigen könnten ein Versuch sein, dem Sterbenden unsere eigenen Vorstellungen von Hilfe oder Aufklärung aufzunötigen – möglicherweise gegen die Bedürfnisse des Sterbenden und gegen seine Selbstbestimmung.

Begleitung unter dem Aspekt des Gesprächs würde demnach bedeuten: den Sterbenden selbst zu Wort und Ausdruck kommen lassen und ihn in seinem verbalen und nonverbalen Ausdruck verstehen lernen. Wozu es keineswegs, wie ich meine, in jedem Fall einer ausgesprochenen Deutung bedarf: Die Dinge werden im Reden und im verstehenden Zuhören von selbst transparent. Sterbende sprechen oft von einer Reise, die sie machen und klügeln alles ganz genau aus. Zugleich sprechen sie aber davon, dass sie nicht mehr viel Zeit haben und dass es wohl nicht mehr lange dauern wird.

4.3 Die dritte Phase im Umgestaltungsprozess: Verdichtung von Handlung und Sprache

In der Phase 3 des Sterbeprozesses ziehen die Menschen sich zunehmend in ihr Innerstes zurück. Die Wahrnehmung ihrer Umwelt tritt mehr und mehr in den Hintergrund, sie leben nun ganz in ihrer eigenen Welt. In der dritten Sterbephase entgleiten dem Menschen die Sprache und die Worte. Manchmal werden nur einzelne Wörter erinnert und ausgedrückt. Die Form und Mitteilung ihrer uns verborgenen Gefühle und Gedanken beschränken sich auf Wortfragmente, auf den Rhythmus und Klang eines Wortes oder einer sich wiederholenden Bewegung, die die Sprache ersetzt.

Beobachtbare Veränderungen in der dritten Phase

In dieser Phase sind Mund und Nase ausgetrocknet. Durch Infusion zugeführte Flüssigkeit kann vom Körper nicht mehr aufgenommen und verarbeitet werden. Die Flüssigkeit lagert sich häufig im Körpergewebe ein und ist durch Ödeme sichtbar, fühlbar oder bei der Atmung hörbar. Die Verdauung versagt, so dass auch keine Nahrung mehr verarbeitet werden kann. Die Menschen werden inkontinent. Die Körperwärme beginnt, sich von den Füßen und Händen her in Richtung Herz zurückzuziehen. Über dem Scheitel können Sie eine schwüle Hitze fühlen. Die Augen sind häufig geschlossen oder, falls geöffnet, nicht zielgerichtet. Der Atem ist gleichmäßig, rhythmisch, ruhig und fährt kalt durch Mund und Nase. Die Muskeln sind meist entspannt.

Permanente Bewegungen halten die Person am Leben, stimulieren, beruhigen und helfen, Gefühle zu verarbeiten. Die immer gleichen Bewegungen schaffen Vergnügen, kontrollieren die Angst, mildern Langeweile und sichern die Existenz. Die Sterbenden trommeln mit Fingern und Händen, schlagen auf die Bettdecke, knöpfen auf und zu, drehen mit den Händen am Bettbezug oder streichen immer wieder darüber. Mit beiden Händen sind sie gleichermaßen geschickt, wenn sie sich von den äußeren Zwängen befreien. Bestimmte Bewegungen sind eine Wiederbelebung der Vergangenheit. Manche Menschen transportieren sich mit Körperbewegungen in die Vergangenheit zurück. Eine sterbende Frau wiegt sich, weil das eine Erinnerung an das Gewiegt-Werden durch die Großmutter auslöst. Die Pflegeperson, die die sterbende Frau sanft berührt, erinnert an die Mutter, die Berührung wird zur mütterlichen Berührung. Angst verringert sich, und Sicherheit kehrt zurück. Mit lebendigen Bildern wird das Bett in einen produktiven Arbeitsplatz verwandelt und eine Reise in die Vergangenheit angetreten. Ein Sessel, der sich stark anfühlt wie ein Vater, wird zum Vater; die Hand einer alten Frau wird zu ihrem Baby. Der Verlust des räumlichen Körperbewusstseins und die lebendigen inneren Bilder lassen Menschen im Bett gehen oder sogar tanzen, ohne dass sie ihre Füße bewegen. Das Bewusstsein der schmerzlichen Außenwelt bewirkt einen weiteren Rückzug in das Innere.

Die sterbenden Menschen können keine Sätze mehr bilden. Die Sprache wird unverständlicher. Sie dient nun weniger der Kommunikation als dem sinnlichen Vergnügen, das durch Zunge, Zähne und Lippen erzeugte Klänge bereiten. Sie geben summende, schnalzende oder stöhnende Geräusche von sich, können weder schreiben noch lesen, verblüffender Weise manchmal jedoch alte Lieder singen. Wenn die logische, sekundär erlernte Sprache schwindet, kehrt der Mensch zu frühen Sprachformen zurück: „Ma ma ma ma" – die Bewegung der schmatzenden Lippen wird zur imaginären Mutter. Der Mensch ist nicht mehr allein: Durch die Bewegungen eines Säuglings hat er die Mutter imaginär wieder zu sich geholt.

Mental wechseln die sterbenden Menschen zwischen Klarheit und Verwirrung. Namen entfallen, die Familie wird nicht mehr erkannt. Die Unterscheidung zwischen außen und innen verwischt sich. Das Bedürfnis zu sprechen schwindet, je mehr das Denkvermögen nachlässt. Es entsteht ein zunehmender Verlust des Bewusstseins dessen, wer und was man ist. Wegen der kurzen Konzentrationsspanne ist es ihnen nicht mehr möglich, sich auf mehr als ein Ding oder eine Person gleichzeitig zu konzentrieren oder zu antworten, außer bei Stimulation durch Körpernähe, eine fürsorgliche Berührung oder einer sanften Stimme.

Die Sterbenden verschließen sich vor äußeren Stimuli und ziehen sich in Isolation und Eigenstimulans zurück. Durch den Zugang zu ihrer inneren Weisheit sind sie in der Lage, ihre Lebensgefühle und Antriebe in Bewegungen auszudrücken. Manchmal möchten sie plötzlich das alltägliche Leben wieder herstellen, erinnern sich an frühere Erfahrungen, können Sprache und rationales Denken in beschränktem Maße wieder herstellen, jedoch nur in einer liebevollen, wertschätzenden, ehrlichen Begegnung.

Was in der Begleitung der dritten Phase wichtig ist

In dieser Phase wirken sich die palliativmedizinischen Erkenntnisse besonders hilfreich aus. Es hat sich erwiesen, dass Infusionen und Sonden-Ernährung in dieser Lebensphase die Lebensqualität nicht mehr verbessern, im Gegenteil. Durch die Flüssigkeitszufuhr lagert sich die Flüssigkeit im Gewebe und in den Lungen ein. Durch die Sonden-Ernährung entsteht häufig eine starke Verschleimung, die die Nachtruhe durch ständiges Husten stört. Zudem wird durch das Absaugen des Schleims die Schleimhaut gereizt. Falls sich Wasser in den Lungen ablagert, können Sie das Bett in eine Schräglage bringen und die Beine so tief lagern, dass das Wasser in die Beine abfließt und die Lunge dadurch freier wird. Über solche kleinen, lebensverbessernden Tipps verfügen Ärzte und Pflegepersonal, die palliativmedizinisch tätig sind. Ich rate Betreuenden dringend, sich dieses spezielle Fachwissen anzueignen oder aber Fachpersonen einzubeziehen, die darüber verfügen.

Die oft rastlosen Bewegungen der Sterbenden sind für die Pflege oft ein Problem, weil die Sicherheit des Menschen gefährdet ist. Damit sie Kanülen nicht selbst herausziehen oder aus dem Bett herausfallen, werden unruhige Sterbende oft fixiert und sediert. Das führt aber nur zu einem verzweifelten Bemühen, sich von den äußeren Zwängen zu befreien und kann in totalem Rückzug enden. Derartige Maßnahmen bewirken eine erhebliche Einschränkung der Lebensqualität des Sterbenden, die letztlich keiner will. Es gilt hier also erfinderisch zu sein. Wenn der Sterbende ständig aufstehen will, können Sie seine Bewegungen begleiten und etwas weiter führen. Wenn er zum Beispiel aufstehen möchte, hindern sie ihn nicht daran, sondern helfen Sie ihm. Damit folgen wir dem Bewegungsdrang des Menschen und verhindern Verletzungen. Seine überschüssige Energie wird sich schnell erschöpfen. Für Begleiter ist das eine sehr aufreibende Phase, die viel Geduld abverlangt. Wenn Sie mit einem Sterbenden in dieser Phase kommunizieren wollen, können Sie mit ihm über seine Bewegungen Kontakt aufnehmen. Wenn der Sterbende immer an seiner Bettdecke entlangstreicht, beobachten Sie die Bewegung genau und spüren ihr nach, indem sie die Bewegung mitmachen, ohne die Hand des Sterbenden zu berühren. Da die Bewegungen immer einen bestimmten Rhythmus haben, geht es ganz gut. Wenn Sie im gleichen Bewegungsmuster und – Rhythmus sind, legen Sie ihre Hand mit einem leichten Druck auf die des Sterbenden. Die Körperhaltung bzw. Kopfhaltung sollte so sein, dass der Sterbende, wenn er erkennt, dass da noch jemand ist und er die Augen öffnet, unmittelbar auf Ihre Augen trifft. Das ist ein besonderer Augenblick, wo sich Sterbender und BegleiterIn unmittelbar im Herzen berühren.

Falls ein Sterbender sich mit Wortfragmenten ausdrückt, können sie versuchen, sich in seinen Wortklang einzupendeln und mitzusprechen. Versuchen Sie außerdem, die Stimmung des Sterbenden aufzunehmen und durch Berührung auszudrücken. Wenn jemand „Ma...ma....ma" sagt, stimmen Sie im gleichen Rhythmus ein und machen eine kreisende Bewegung auf der oberen Wange, um durch diese Berührung das Gefühl auszulösen, als ob eine Mutter da sei. Den Hinterkopf bei einem liegenden Patienten in die Hände zu nehmen und dabei ruhig zu atmen kann eine sehr entspannende und sich öffnende Auswirkung auf Sterbende haben. Verhaltensforscher wie Irenäus Eibl-Eibelsfeldt haben in Feldstudien Berührungsformen in verschiedenen Kulturen beobachtet und dabei festgestellt, dass es Berührungen gibt, die unabhängig von Herkunft und Kultur überall ähnlich durchgeführt werden und entsprechend ähnliche Gefühle bei dem Berührten stimulieren.

Ich erinnere mit immer noch an Frau Banner. Sie mochte niemanden in ihrer Nähe haben und schrie immer laut und voller Angst, wenn jemand an ihr Bett trat. Ich machte mit meinen Fingerkuppen mit mittlerem Druck auf den Hinterkopf kreisförmige Bewegungen. Nach drei bis fünf kreisförmigen Bewegungen am Hinterkopf hörte sie auf zu schreien und sagte „Papa ... Papa". Dabei entspannte sie sich zusehends.

Im Folgenden stelle ich Ihnen einige Berührungsformen vor, die Sie im Umgang mit Sterbenden einsetzen können, mit den dazugehörenden Gefühlen:

Die Art der Berührung	... stimuliert ein Gefühl wie:
Leichte kreisförmige Bewegung mit der Handfläche auf der oberen Wange	... von einer Mutter umhegt sein. Es ist ein vertrauter Reflex des **Wurzeln-habens**
Eine kreisförmige Berührung der Fingerkuppen mit mittlerem Druck auf den Hinterkopf	... vom Vater umhegt sein
Entlang der Wangen mit dem Handrücken streichen, mit dem kleinen Finger unter dem Ohrläppchen mit beiden Händen eine sanfte Streichbewegung den Kiefer entlang machen	... Berührung durch den Ehepartner oder Geliebten, innerhalb einer erotischen oder sexuellen Beziehung
Kleine kreisförmige Bewegungen mit gekrümmten Fingern auf dem Nacken ...	... wie wenn man **Vater oder Mutter** ist und das Kind einen berührt
Eine reibende kräftige Bewegung mit der ganzen Hand auf der Schulter und den Schulterblättern	... wie ein guter Freund, Bruder oder Schwester, innerhalb einer geschwisterlichen Beziehung
Mit den Fingerspitzen an der Innenseite der Waden streichen ...	... wie wenn Tiere um die Beine streichen

Zeichen, dass Sie sich begegnet sind

Sich wiederholende Bewegungen wie Klopfen, Aufstehen-Wollen, Schreien oder Weinen lassen nach. Ein kurzer Augenkontakt kann stattfinden und bei BetreuerIn und dem sterbenden Menschen Verbundenheit und Freude wie beim Wiedererkennen eines alten Freundes auslösen.

Begegnungen mit sterbenden Menschen

Herr Mut | Jetzt ist Schluss

Herr Mut schlägt ständig auf das Bett. Irgendetwas mag er wohl nicht. Ich lege meine Hand auf seine, passe mich der Bewegung und Intensität seiner Bewegung an. Dann sagt er plötzlich: „Nein, nein, nein!" Um sein Nein zu verstärken, sage ich: „Jetzt ist Schluss!" Er atmet erleichtert auf und schläft ein.

Frau Storch | Aaah

Frau Storch stöhnt die ganze Zeit. Sie stöhnt und stöhnt und stöhnt: „Aaahh, aaahh, aaahh." Ich stöhne mit ihr, ganz sanft, ganz ruhig. Ihr Gesicht wird entspannt und friedlich.

Frau Lang | Weg, weg

Frau Lang ist sehr unruhig, reißt immer an ihrem Nachthemd herum, manchmal so lange, bis es zerrissen ist. Das Pflegepersonal will sie deswegen fixieren. Durch Körpernähe, gemeinsames Atmen und Bewegen versuche ich, Frau Langs Situation zu erspüren. Ich fühle, dass sie sich von etwas befreien will. Ich versuche mit geringem Abstand von ihrer Hand, in ihren Bewegungsrhythmus hineinzuspüren, bis ich mich im Gleichklang fühle. Erst dann lege ich meine Hand auf ihre Hand, verstärke etwas den Druck und bewege mich mit ihr weiter. Dann sage ich bei jeder Körperbewegung: „Weg, weg, alles weg!", bis sich die Stärke der Bewegung verändert. Sie wird ruhiger. Ich spüre, dass ich ihr Empfinden richtig verstanden habe und sage: „Freiheit, Freiheit, große Freiheit." Frau Lang schaut mich an und lächelt dabei einige Sekunden. Sie fühlt sich verstanden und wir sind nah miteinander verbunden.

4.4 Die vierte Phase im Umgestaltungsprozess: Schweigen und Mysterium

In dieser Phase haben die Sterbenden sich innerlich so sehr in ihre Welt zurückgezogen, dass es ihnen schwerfällt, noch Beziehung nach außen aufzunehmen. Nur selten reagieren sie auf Reize mit einer kleinen Bewegung, Mimik oder Gestik, mit Anspannung oder Entspannung der Muskulatur. Der eigene Antrieb ist minimal, gerade noch genug, um weiter zu leben. Eine Aufarbeitung des Lebens ist nicht mehr erkennbar. Alles, was dem Sterbenden wichtig ist, bearbeitet er oder sie auf einer Ebene, die für Außenstehende schwer zugänglich ist. Oberflächlich gesehen sieht es so aus, als ob der Mensch keinen Kontakt mehr aufnehmen und nichts mehr tun könne. Es liegt ganz an unseren Kommunikationsfähigkeiten, ob es gelingt, sich einzufühlen und auf seine Lebensinsel zu begeben, um von dem Menschen tief im Inneren noch wahrgenommen zu werden.

Beobachtbare Veränderungen in der vierten Phase

Die Augen sind meist geschlossen oder sie haben einen vagen, leeren Blick, rollen auch oft nach oben zur Decke hin. Die Muskeln sind schlaff, nur manchmal ist eine Spastik zu spüren. Kaum wahrnehmbare Bewegungen weisen darauf hin, dass das Körperbewusstsein zurückgenommen ist. Die Luft scheint durch die Kehle zu entweichen. Die Atmung wird beschwerlicher, manchmal können Sie ein Rasseln oder Keuchen wahrnehmen. Dabei wird die Einatmung kürzer und mühsamer und die Ausatmung länger. Manchmal hört die Atmung für einen Augenblick ganz auf, danach folgt eine vertiefte Einatmung. Es fällt den Sterbenden sehr schwer, sich noch zu bewegen. Der Geist befindet sich in einer anderen Art der Wahrnehmung, Visionen entstehen. Immer mehr schwindet das Bewusstsein für die Außenwelt.

Was in der Begleitung der vierten Phase wichtig ist

Kommunikation mit Menschen im Koma

Prozessorientierte Sterbebegleitung in Stufe 4 bedeutet nicht, den Sterbenden aus seiner Welt herauszuholen. Ziel ist vielmehr, ihn dabei zu unterstützen, seiner inneren Erfahrung zu folgen und sie zu entfalten. Ich stütze mich im Folgenden vor allem auf Amy Mindell und auf meine eigenen Erfahrungen in der Begleitung Sterbender.

Amy Mindell hat viele Menschen im Koma begleitet und mit ihrer prozessorientierten Vorgehensweise bei Koma-Patienten interessante Erfahrungen gemacht, die uns in dieser Phase weiterhelfen können.[11]

Kurz vor ihrem Tod gehen die Menschen durch tiefgreifende Erfahrungen hindurch, die universelle oder mythische Menschheitsthemen ausdrücken. Sie besteigen zum Beispiel einen Berg, treffen mit einem geliebten Menschen zusammen oder werden in einen Kampf verwickelt. Manche Menschen müssen noch eine unerledigte Geschichte zu Ende bringen. Selbst in einem komatösen Bewusstseinszustand entwickelt der Mensch sich weiter, macht Erfahrungen und arbeitet an seiner Vollendung. Niemand von uns kann voraussagen, welche existenziellen Erfahrungen wir in unserer letzten Lebensphase vielleicht noch brauchen, um unser irdisches Leben abzurunden. Es ist sicher hilfreich, wenn wir uns vorher schon Gedanken machen, wie wir sterben wollen und das in einer Patientenverfügung schriftlich festhalten Wir wissen jedoch nicht, ob diese Überlegungen im Augenblick des nahen Todes noch gültig sind, weil der Sterbende sich erst jetzt wirklich in dieser Situation befindet und seine früheren Annahmen möglicherweise korrigiert.

Halten Sie mit dem Sterbenden auch in seiner jetzigen Situation weiterhin Kontakt, um zu fragen, was jetzt wichtig ist: ob er noch etwas in diesem Leben erfahren will, oder ob sein Leben abgerundet ist und er sterben will. Auch wenn wir uns über Leben und Tod bereits viele Gedanken gemacht haben, können wir zu anderen Entscheidungen kommen, wenn wir in einem veränderten Bewusstseinszustand wie zum Beispiel im Koma sind. Durch die Wahrnehmung im neuen Bewusstseinszustand verändert sich die Realität. Diese Erfahrungen sind neu, ebenso wie die Konsequenzen, die wir daraus ziehen. Im Entscheidungsprozess über Leben und Tod sind die Informationen aus beiden Bewusstseinszuständen notwendig. Mindell spricht von einer Ethik beider Zustände, die es bei einer Entscheidung über Leben und Tod zu berücksichtigen gilt.

Die beste Einstimmung, um mit komatösen Menschen in Kontakt zu kommen, ist immer, dem Atem des Kranken zu folgen. Allmählich werden Sie sich in der Atmung aneinander anpassen. Atmen Sie zusammen wie eine Person, finden Sie eine Grundlage, um dem Menschen auf seiner Insel zu begegnen. In der Regel kann der Sterbende eine Kommunikation höchstens noch drei Minuten halten. Stellt man einen Sterbenden medikamentös ruhig, wendet Zwangsmaßnahmen an oder konfrontiert ihn mit belanglosen Realitäten, zieht er sich oft ganz zurück. Eine Kommunikation ist dann nicht mehr möglich.

Die Körperposition, wie ein Mensch im Bett liegt, die Haltung der Hände und Füße sind Ausdruck des inneren Zustandes der Person. Um ein Gespür für sein Befinden zu bekommen, können Sie die gleiche Haltung einnehmen und nachspüren, was Sie gefühlsmäßig und geistig damit assoziieren. Vielleicht ist es beim Sterbenden ähnlich. Einige Hilfen, wie Sie besser auf die Insel des Sterbenden gelangen:

---

[11] Amy Mindell: *Koma. Ein Weg der Liebe*, Verlag Via Nova 2000.

Sprechen Sie in seinem Atemrhythmus und drücken Sie leicht die Hand oder eine andere Körperstelle wie den Oberarm des Sterbenden mit der flachen Hand. Sprechen Sie in kurzen Sequenzen, und machen Sie Sprechpausen: „Alles, … was … wichtig ist, … ist, … dem zu folgen, … was in Ihnen … geschieht … Das zeigt Ihnen … den Weg."

Gehen Sie darauf ein, welche Wahrnehmungsform für den Menschen in seiner Welt vorrangig ist, ob er eher sieht, hört oder fühlt. Sie können zum Beispiel sagen: „Vielleicht sehen Sie etwas …", „Vielleicht fühlen Sie etwas …". Beobachten Sie, ob eine Reaktion erfolgt. „Vielleicht hören Sie etwas …" – „Wenn Sie etwas sehen, … schauen Sie es genau an." – „Wenn Sie etwas hören, … hören Sie genau hin." – „Wenn Sie etwas fühlen, … fühlen Sie es ganz genau."

Wenn Menschen etwas fokussieren, ziehen sich kurz zuvor Oberlippe und Nase leicht nach unten. Die Muskeln zwischen den Augen ziehen sich zusammen und bilden eine leichte Spalte. Wenn die Person innerlich etwas betrachtet, kann man oft ein leichtes Zucken der Augenbrauen bemerken, die sich zusammenziehen. Schaut sie nach oben und neigt den Kopf leicht nach hinten, bedeutet es meistens, dass sie innerlich etwas sieht.

Menschen schlucken oft, wenn sie an etwas denken und wenn mit diesem Gedanken ein Gefühl verbunden ist. Das Zittern der Muskeln am Unterkiefer signalisiert oft eine Gefühlsreaktion. Sind die Augen glasig und bleiben offen, fühlt oder hört die Person trotzdem etwas. Sie können jeweils mitteilen, was Sie sehen, zum Beispiel „Ich sehe … dass Ihr Unterkiefer zittert." „Fühlen Sie etwas …?". Nun können Sie weiter fragen: „Ist es etwas … Angenehmes?" Falls es das ist, wird der Mensch irgendein Zeichen geben. Diese Wahrnehmung können Sie ihm dann wieder mitteilen:

Körperliche Anzeichen und Merkmale	… und was sie oft signalisieren
Oberlippe und Nase ziehen leicht nach unten, die Muskeln zwischen den Augen bilden eine leichte Spalte	… der Mensch fokussiert etwas
Ein leichtes Zucken der Augenbrauen, die sich zusammenziehen; nach oben schauen und den Kopf leicht nach hinten neigen	… die Person sieht und betrachtet innerlich etwas
Schlucken	… der Mensch denkt an etwas, vor allem wenn mit diesem Gedanken ein Gefühl verbunden ist
Zittern der Muskeln am Unterkiefer	… signalisiert oft eine Gefühlsreaktion
Augen glasig und offen	… die Person fühlt oder hört trotzdem

Anhand von Ja- und Nein-Fragen können Sie sich Schritt für Schritt in die Realität des Sterbenden hineintasten. Stellen Sie keine Fragen zur Außenwahrnehmung wie, ob er weiß, wer da ist oder ob er sich noch an eine Begegnung erinnert, sondern Fragen zu seiner inneren Realität: „Haben Sie Schmerzen?", „Brauchen Sie etwas?", „Möchten

Sie in diesem Zustand bleiben?", „Machen Sie gerade eine schöne Reise?". Kommt keine körperliche Reaktion, sagen Sie ihm, dass Sie nichts wahrnehmen und deshalb eine Verneinung annehmen. Kommt ein Signal, wie zum Beispiel die Augenbrauen hochzuziehen, sagen Sie, dass Sie dieses Signal wahrnehmen und welchen Schluss Sie daraus ziehen. Auf diese Weise wird die Ja-Nein-Kommunikation aufgebaut und erhalten.

Manche Sterbenden pendeln zwischen den Welten hin und her. Einmal sind sie in der anderen Welt, dann sind sie wieder hier. Ich habe mehrere Male erlebt, dass Menschen für kurze Zeit aus dem Koma kamen, nur um Anderen zu erzählen, dass sie keine Angst vor dem Sterben haben sollten, dass es ein guter, ein schöner Ort sei, wo sie hingehen, dass niemand traurig sein soll. Sie bedankten sich bei ihrer Familie und ihren Freunden, fielen wieder ins Koma und verstarben kurz darauf.

Falls diese Vorgehensweise für Sie zu schwierig ist, erinnern Sie sich daran, dass es dem Sterbenden sehr schwer fällt, das Außen wahrzunehmen. Gehen sie ganz nah, am besten in Hautkontakt zum Sterbenden, berühren Sie ihn. Manchmal tut den Menschen ein gleichmäßiges Streicheln sehr gut. Falls Sie das Gefühl haben, dass der Sterbende verspannt ist, können Sie, falls es ein Krankenbett ist, das Kopfteil wegnehmen, sich hinter den Sterbenden setzen und Ihre Hände unter seinen Hinterkopf schieben. Dann atmen sie zusammen mit dem Menschen. Achten Sie darauf, dass Sie selbst körperlich entspannt sind. Machen Sie es sich bequem. Diese Zeit zusammen wird Ihnen und dem Sterbenden gut tun.

Zeichen, dass Sie sich begegnet sind

Findet ein kurzer Blickkontakt oder ein Mienenspiel, eine emotionale Reaktion wie Lächeln oder Weinen statt, ist dies ein Zeichen, dass Sie sich auf der Insel, im Lebens- und Wahrnehmungsbereich des Sterbenden befinden und dass eine Verbindung da ist. Manchmal bewegen die Sterbenden zum Zeichen des Verständnisses ihre Beine, Finger oder Arme oder versuchen, Ihre Hand zu drücken. Manchmal gelingt es sogar, dass sie sich durch ein kurzes Wort ausdrücken, oder entspannen Sie sich einfach, und es entsteht eine sehr friedliche Atmosphäre.

Begegnungen mit sterbenden Menschen

Herr Mai | Das mache ich selbst

Herr Mai will keine lebensverlängernden Maßnahmen und hat dies auch schriftlich in einer Patientenverfügung festgelegt. Als er aus heiterem Himmel bewusstlos wird und man einen Hirntumor diagnostiziert, stellt sich die Frage: Operation ja oder nein? Bei einer Operation hätte er nur zehn Prozent Überlebenschance. Die Ehefrau ist sehr unschlüssig und bittet die Ärzte um die Möglichkeit, mit ihrem Mann zu sprechen. Trotz der Ansicht der Ärzte, dass dies nicht mehr möglich ist, will sie es dennoch versuchen. Zwei Ärzte begleiten sie.

Frau Mai fühlt sich in seine Atmung ein, atmet im gleichen Rhythmus, berührt ihn wie beim Puls-Fühlen. Bei jeder Atempause drückt sie sanft auf diese Stelle und spricht dabei: „Martin, (Sprechpause) hörst du mich?" Sie kann sehen, dass seine

Hand unruhig wird. Jetzt sagt sie: „Deine Hand bewegt sich, ich sehe, du hörst mich ... Du hast einen Hirntumor ... Willst du eine Operation? ... Wenn du eine Operation willst ... beweg deine Hand." Herr Mai bewegt mit großer Mühe und für alle sichtbar die Hand. Seine Frau sagt daraufhin: „Ich sehe, ... deine Hand bewegt sich ... du willst also operiert werden." Die Ärzte sind sehr erstaunt, fast schockiert. Nach einer Weile kommen sie und bitten die Ehefrau, die Operationseinwilligung zu unterschreiben. Sie erwidert, dass sie zuerst ihren Mann fragen möchte, ob sie das für ihn tun darf. Irritiert gehen die Ärzte wieder mit ihr zum Kranken.

Mit der gleichen Vorgehensweise stellt sie ihrem Mann die Frage, ob sie für ihn unterschreiben darf. Da wird er ganz unruhig und die Umstehenden haben das Gefühl, dass er sich aufrichten möchte. Sie versuchen, ihn abzustützen und aufzusetzen. Da macht er die Augen auf, sagt: „Das mache ich selbst", nimmt den Kugelschreiber aus der Hand seiner Frau und unterschreibt. Dann sinkt er wieder zurück und fällt ins Koma. Die Ärzte sind verblüfft, so etwas haben sie noch nie erlebt. Amy Mindell hat dank ihrer prozessorientierten Kommunikation allerdings öfter solche Verhaltensweisen beobachtet und beschrieben.

Herr Yörg | Hirnschaden?

Herr Yörg liegt im Krankenbett und nimmt keinerlei Verbindung mit uns auf. Deswegen hat der Arzt den Verdacht, dass zusätzlich zur ursprünglichen Erkrankung ein Hirnschaden dazugekommen ist. Ich selbst habe das Gefühl, dass er sehr wohl alles um sich herum wahrnimmt, aber in seiner eigenen Welt bleiben will. Ich sage zu Herrn Yörg: „Herr Yörg, das ist jetzt sehr wichtig." Er hebt seine linke Augenbraue, ein Zeichen, dass er sich konzentriert und mir zuhört. Seine geschlossenen Augen bewegen sich nach links. Ich erkläre ihm, dass ich mir Sorgen mache. Ich erzähle ihm, dass der Arzt einen Hirnschaden vermutet, weil Herr Yörg nicht spricht und er ihm deshalb neue Medikamente verschreiben will. Ich bitte ihn, für die Anderen ein Zeichen zu geben, damit klar wird, dass er normal reagieren kann. Er schiebt die Unterlippe nach oben, die Augenbrauen gehen zur Nasenspitze. Das ist für mich das Zeichen, dass er mich verstanden hat. Nach einer Stunde schaut der Arzt zur Visite ins Zimmer. Herr Yörg öffnet die Augen und macht einen Scherz, der genau zur Situation passt. Wir lachen Tränen, weil es so komisch ist. Und der Arzt sagt immer wieder: „Nein, nein, er hat keinen Hirnschaden, er nimmt alles wahr. Er hat keinen Hirnschaden." Ich bin sehr erleichtert.

Herr Mals | Verspannung

Als ich das Zimmer von Herrn Mals betrete, spüre ich Unruhe. Ich überprüfe zuerst, wie Herr Mals im Bett liegt, ob ihn etwas drückt. Dann sehe ich, dass er im Nacken etwas verspannt ist. Ich nehme am Kopfteil den Bettrand weg, rücke das Bett von der Wand ab und setze mich bequem auf einen Stuhl. Meine Hände lege ich unter den Kopf von Herrn Mals. Zu meiner Entspannung lege ich meinen Kopf auf die Matratze. Besonders bei der Ausatmung gebe ich mich ganz dem Atem hin und lasse mich tief fallen. Dieses Gefühl der Hingabe hilft auch Herrn Mals. Die Atmosphäre verändert sich langsam, und wir fühlen uns beide geborgen.

5 Sterben und Tod, unser aller Schicksal

„Durch die Angst zu sterben verhindert man nicht seinen Tod – sondern behindert sein Leben", schreibt die Dichterin Kristiane Allert-Wybranietz. Die meisten Menschen haben allerdings noch nie selbst erlebt, wie ein Mensch stirbt, denn obwohl viele sich wünschen, ihr Leben zu Hause zu beenden, sterben die meisten dann doch im Krankenhaus. Sehr engagiert helfen Mitglieder der Hospizbewegung, die Betreuung für die Sterbenden und ihre begleitenden Angehörigen zu verbessern. Es gibt inzwischen ambulante und stationäre Palliativbetreuung durch Ärzte, Pflegepersonal und ehrenamtliche Hospizhelfer sowie Palliativstationen in Krankenhäusern und Hospizen, deren Kosten von gesetzlichen Krankenversicherungen übernommen werden. In der Palliativtherapie und -Pflege liegt der Schwerpunkt der medizinischen Betreuung nicht mehr darin, durch medizinische Maßnahmen das Leben um jeden Preis zu verlängern, sondern in der Erhaltung und Verbesserung der Lebensqualität des Menschen. In der Palliativmedizin verzichtet man auf rein lebensverlängernde Maßnahmen, die mit einer verminderten Lebensqualität einhergehen.

5.1 Die letzten Tage und Stunden

Was wir als Realität erleben, hängt davon ab, auf welche Art und Weise wir fühlen, wie wir eine Situation interpretieren und was wir bewusst oder unbewusst damit verbinden. Im Wachbewusstsein machen wir Erfahrungen mit unserem physischen Körper. Mit ihm nehmen wir wahr, empfinden, fühlen Schmerzen, sind traurig oder glücklich, reagieren und handeln. Mit ihm identifizieren wir uns: „Das bin ich." Mit dem Tod wird dieses Körper-Ich vernichtet. Im Traum erleben wir uns anders. Wir befinden uns in einer anderen Welt, mit anderen Gesetzen von Ursache und

Wirkung. Mit dem Traumkörper[12] verwandeln wir alltägliche Begebenheiten unseres Lebens in sonderbare Figuren oder Situationen, die uns fördern, herausfordern oder bedrohen.

Eine alte Frau träumt kurz vor ihrem Ableben: „Ich hatte zwei Koffer gepackt; einen mit meiner Arbeitskleidung und einen Überseekoffer mit meinem Schmuck, meinen Tagebüchern, meinen Bildern. Der eine ist für das Festland, der andere für Amerika".[13] Amerika steht hier für das Jenseits, wohin sie ihre innerseelischen Schätze mitnehmen kann.

Arnold und Amy Mindell, die sich beide intensiv mit dem Thema Koma befassten, beschreiben neben dem physischen und dem Traumkörper noch einen weiteren, den mythischen Körper. Über den physischen Körper, den Traumkörper und den mythischen Körper nehmen wir wahr, fühlen und gestalten unser Sein, die Hier-und-Jetzt-Situation. Der mythische Körper besteht aus Phantasien und Träumen archetypischen Ursprungs und ist schöpferisch, zeitlos, frei. Im mythischen Bewusstsein haben wir Zugang zum Wissen der gesamten Menschheit. Die Bilder und Empfindungen des mythischen Körpers sind weniger zugänglich, eher unvertraut und werden nur selten wahrgenommen. Ich erwähne diese unterschiedlichen Wahrnehmungen und Körper, weil sie bei Sterbenden deutlicher zum Vorschein kommen. Ein (leicht gekürztes) Gesprächsprotokoll aus dem Buch von Arnold Mindell, Schlüssel zum Erwachen, gibt einen Einblick in die Arbeit mit den verschiedenen Ebenen oder Körpern:

Der Geist in der Flasche

Peter war im Halbschlaf und hustete. Da ihn sein Husten sowieso nicht schlafen ließ, arbeiteten wir mit seiner Atmung und husteten mit ihm. Er verzog sein Gesicht beim Husten, und wir versuchten, ihm zu helfen, indem wir solche Grimassen zogen, wie wir sie hinter seinen Signalen und Symptomen vermuteten.

Zuerst husteten wir genauso wie er. Später fügten wir seiner Botschaft noch ein paar zusätzliche Geräusche hinzu. Auch intensivierten wir unser Grimassenschneiden, bis er zurückgrimassierte. Er ging auf unsere Kommunikationsversuche ein und verstärkte unsere geräuschvolle Ausdrucksweise. Als der Lärm und die Grimassen immer mehr zunahmen, verschwand der Husten allmählich und schließlich ganz und verwandelte sich in ein Lied. Er begann zu sprechen und sagte, wie großartig es sei, dass er wieder reden könne.

---

[12] *Traumkörper* ist eine Bezeichnung aus der prozessorientierten Psychologie. Sie bezieht sich auf die Vorstellung, dass Phantasien und Träume auch Visualisierungen von Körpererfahrungen sind; s. Arnold Mindell und Sonja Straub: *Der Leib und die Träume: prozessorientierte Psychologie in der Praxis*, Junfermann-Verlag 2005.
[13] Marie-Luise von Franz (2001): *Traum und Tod*, Königsfurt Urania.

Peter, lächelnd: „He, hört mal zu! Das Problem ist, dass die Flasche eben zu klein ist für das innere Leben! Sie ist einfach zu klein. Zweimal 30 Zentimeter zu klein! Es würde helfen, wenn man sprechen könnte."

Jetzt bemerkte ich, dass sein Körper massiv angeschwollen war. Seine Nieren hatten versagt, und das auszuscheidende Wasser hatte keine Abflussmöglichkeit. Ich versuchte mir vorzustellen, wie er sich fühlen musste.

Arny: „Du hast recht! Warum habe ich nicht früher daran gedacht? Dein innerer Geist hat es schwer in dieser Flasche! Na, ich weiß zwar nicht, was zweimal dreißig Zentimeter bedeuten, aber ich sage dir, die Größe der Flasche ist kein Problem, Peter, wirklich nicht!"

Peter: „Nein?"

Arny: „Nein. Ich weiß wie man das in Ordnung bringen kann. Wir können nämlich die Flasche oben öffnen und den Geist ein wenig herauslassen."

Völlig überraschend nahm Peter diesen Vorschlag ganz begeistert auf.

Peter: „Ja, lass uns das tun!"

Arny: „Ich würde diesen Geist furchtbar gern kennenlernen. Lass uns den Korken entfernen":

Peter: „Wo ist der Korken?"

Arny: „Hmm, wo ist er? Wo? Wo könnte er sein?"

Peter überlegte einen Moment und zeigte dann auf seinen Hals.

Peter: „Im Hals natürlich. Ja klar. Natürlich können wir die Flasche öffnen, Mensch." Er schrie: „Und dann?"

Arny: „Genau was du gerade tust. Schreien und brüllen."

Peter: „Ja genau. Das ist genau richtig! Toll!"

Dann fing er an, wie verrückt zu schreien. Wir brüllten und schrien lange miteinander, überschritten damit bei weitem die Toleranzgrenze der Krankenhausregeln und freuten uns königlich. Nach fünf Minuten konnte Peter wieder Wasser lassen. Er bat dann um frische Orangen und ein dunkles Bier. [14]

Mindell interpretiert diese Erfahrung folgendermaßen:

Peters Nieren begannen wieder zu arbeiten, und es ging ihm besser. Die durch das Nierenversagen bedingte Wasserretention hatte seinem inneren Geist das Gefühl vermittelt, in einer Flasche eingesperrt zu sein. Die Prozesstheorie sagt uns, dass der Geist in der Flasche das gestaltende Prinzip seines körperlichen Lebens war. Auch physiologisch verhalten sich nichtarbeitende Nieren wie ein Korken für die auszuscheidende Flüssigkeit. Der Hals erinnert an einen Flaschenhals, der wiederum wie

---

[14] Arnold Mindell: *Schlüssel zum Erwachen, Sterbeerlebnisse und Beistand im Koma*, Walter-Verlag, 1999.

ein Korken auf die Atmung wirkt, wenn er eingeengt wird. Das Erlebnis der Entfernung des Korkens durch Schreien war auf eindrucksvolle Weise mit der Öffnung der Nieren verbunden. Die Beziehung der Botschaften über den Körper und von Bildern ist ein Muster der Wahrnehmung des Eigenempfindens. Wenn visuelle und Empfindungserfahrungen sich verändern, findet auch im Körper Veränderung statt. Auch bei Peter veränderte sich der Körper, als die Empfindung des Zugekorkt-Seins oder die Vision des Eingeschlossen-Seins sich durch Öffnung verwandelte. Visionen, Träume und Mythen benutzen unseren Körper wie eine Theaterbühne, auf der die einzelnen Organe die Schauspieler sind. Offensichtlich war es der Geist in der Flasche, der durch die Lungenentzündung die Rasselgeräusche und durch das Nierenversagen den aufgedunsenen Körper bewirkt hatte. Der Geist wollte frei sein. Das Gefühl der Freiheit, das Peter durch sein Schreien erfuhr, lockerte den Korken und öffnete die Nieren. Aber nicht nur der Körper lockerte sich, sondern dieser bisher stille, zurückhaltende und gehemmte Mann schrie, brüllte und bog sich vor Lachen.

Inzwischen gibt es viele gesammelte Zeugnisse über die Verarbeitung des physischen Todes und den damit verbundenen Veränderungen. Selbst bei Menschen, die durch ein unvorhersehbares plötzliches Geschehen umkommen, berichten Psychoanalytiker von Traumerlebnissen, die auf den unmittelbar bevorstehenden Tod hinweisen. Für Begleiter von Sterbenden ist es deshalb gut zu wissen, dass niemand unvorbereitet stirbt. Selbst wenn der Eindruck entsteht, dass der Sterbende seinen Tod verdrängt, kann man annehmen, dass sich der Sterbende auf eine sehr stille Art und Weise mit seinem Sterben beschäftigt. Ein Teil von uns ist nicht gebunden durch Raum und Zeit. Mit ihm können wir das Leben im Tod spüren. Kenneth Ring erforschte die Erfahrungen von Menschen mit Nahtoderfahrung. Dabei unterscheidet er zwischen gleichen Elementen und weniger charakteristischen Erscheinungen. Gleiche Elemente sind: Ein Gefühl des inneren Friedens und Wohlbehagens, die Empfindung einer Trennung des Geistes vom Körper, einen Eintritt in die Dunkelheit, den Anblick von Licht und den Eintritt in dieses Licht. Weniger charakteristische Erscheinungen sind die Rückschau auf das vergangene Leben, eine überirdische Erscheinung, eine Begegnung mit nahestehenden Verstorbenen und der Entschluss zur Rückkehr. Da die Menschen teilweise klinisch tot waren und wiederbelebt wurden, also nicht gestorben sind, können es keine verlässlichen Beweise für ein Leben nach dem Tod sein. Manchen sterbenden Menschen und deren Angehörigen helfen diese Berichte jedoch, vertrauensvoll die letzte Wegstrecke zu gehen. Im Internet können Sie unter dem Schlagwort Nahtod-Erfahrung viele Berichte von Betroffenen nachlesen.

Die Sterbenden pendeln zwischen diesen Bewusstseinswelten hin und her, und deshalb wechselt für die Begleiter die Kommunikationsebene ständig. Wenn wir als Begleiter nicht in der Lage sind, uns auf der gleichen Ebene mit dem Sterbenden kommunikativ zu verbinden, verlieren wir zueinander den Kontakt, Sterbender und Begleiter haben ein loses Ende in der Hand. Nur durch die lebendige und aneinander angepasste Kommunikation können wir am Leben des Sterbenden teilnehmen.

Das Leben und der Tod mit ihren vielfältigen Erscheinungen werden uns dadurch vertrauter. Wir können mit dem Sterbenden eine Variante des Todes erfahren, die uns in unserem eigenen Leben und Sterben hilfreich sein können.

Angehörige, die noch nie einen Sterbeprozess erlebt haben, wissen oft nicht, was zu tun ist und sind dankbar für die Unterstützung durch erfahrene Personen. Ich erinnere mich an Menschen, die mir heute noch dankbar sind, weil ich ihnen Mut gemacht habe, bei ihrem Sterbenden zu bleiben, im Krankenhaus zu übernachten oder den Toten zu Hause aufzubahren. Es hat ihnen geholfen, sich später keine Vorwürfe zu machen („Was ich noch hätte tun können …") und den Verlust des geliebten Menschen besser zu verkraften.

Beobachtbare Veränderungen

Sie werden Veränderungen in Bezug auf den Körper des Sterbenden beobachten, die mehr oder weniger deutlich zutage treten. Seine Ein- und Ausatmung wird durch plötzliche oder längere Pausen unterbrochen. Vielleicht hören Sie rasselnde, keuchende, brodelnde Atemgeräusche, die ihre Ursache zum Teil in der vermehrten Flüssigkeitsansammlung in der Lunge haben. Begleitpersonen ohne Vorerfahrung schließen oft daraus, dass der Mensch leidet, was aber in der Regel nicht der Fall ist. Die gleichmäßigen Geräusche können sogar ein Halt sein und einen beruhigenden Einfluss auf den Sterbenden ausüben.

Die Körpertemperatur sinkt, die Extremitäten werden weiß und kalt. Hände und Füße verfärben sich und sehen blau marmoriert aus, ebenso tiefliegende Teile des Körpers. An tiefliegenden Körperstellen sind Ödeme zu fühlen. Der Puls ist schnell, schwach und arrhythmisch. Auf der Haut ist kalter, klebriger Schweiß. Der Blutdruck ist niedrig und oft nicht mehr zu messen. Im Gesicht können Sie ein großes weißes Dreieck von der Nase bis zu den Mundwinkeln sehen. Die Nasenflügel beben etwas bei der Atmung. Die Augen sind halb oder ganz offen und können nicht mehr fixieren. Der Mund ist offen, die Mimik starr. All diese Zeichen sind ein Indiz dafür, dass der Tod bald eintreten kann. Der Zeitpunkt des Todeseintritts ist trotzdem nicht berechenbar. Vielfach wird diskutiert, welche Kriterien zur genauen Bestimmung des Todeszeitpunkts einbezogen werden müssen. Immer noch gibt es trotz allen medizinischen Wissens eine gewisse Grauzone, und eine Entscheidung über den tatsächlichen Eintritt des Todes ist schwierig. Aus diesem Grund möchte ich zu der Frage, wann jemand noch zu den Lebenden zu zählen ist und wann er wirklich tot ist, keine Stellung beziehen.

Mehr und mehr begeben die Sterbenden sich in ihre innere Welt. Wir können nur bis zur Schwelle mitgehen, nur vorübergehende Begleiter in ihrem Boot sein und nur mit Übung und Erfahrung in diese Welt eintauchen. Nur mit großer Anstrengung können die Sterbenden noch auf der verbalen und logischen Ebene mit uns kommunizieren, indem sie kurz in die entgegengesetzte Richtung zurückgehen. Die Beziehung entwickelt sich immer mehr hin zu einer nonverbalen, intuitiven Ebene. Häufig ist der Sterbende für uns nicht mehr erreichbar, es sei denn, dass Sie mit komatösen Menschen so kommunizieren können, wie Amy Mindell es beschrieben hat. Die

Sterbenden selbst steuern den Prozess. Das Dasein in der Welt verlagert sich immer mehr von außen nach innen, bis der Mensch sein Leben aushaucht. Manche Menschen wollen bis zum Ende unbedingt noch etwas erledigen, und es gelingt ihnen bis zu einem gewissen Grad, den Eintritt des Todes zu verzögern. Es kann auch sein, dass die Menschen sehr unruhig werden, sogar aufstehen oder fortgehen wollen. Es aber nicht mehr schaffen. Sie spüren, dass sie gehen werden.

Niemand weiß, wie unser Sterben einmal sein wird. Es ist nur natürlich, dass in den letzten Augenblicken Unsicherheit oder Angst auftaucht, bei Sterbenden wie bei Begleitern. Jedoch habe ich in dieser Phase häufiger bei den Begleitern Angst festgestellt.

Was in der Begleitung wichtig ist

Manchmal zieht sich die letzte Phase über viele Stunden oder sogar Tage hin. Wenn sie wissen, dass der Abschied unmittelbar bevorsteht, haben Angehörige und Freunde häufig das Bedürfnis, dem Sterbenden noch mitzuteilen, was sie „schon immer sagen wollten", was ihr Leben bereichert hat, welche guten Gefühle damit verbunden waren und dass diese Erfahrungen auch weiterhin in ihrem Leben wirken werden. In meinen Augen sollte das bereits in einer früheren Phase geschehen sein, weil wir mit diesen Mitteilungen auf unserer Lebensinsel sind. Der Sterbende müsste seine Insel verlassen, um uns zu hören. Das kann eine Störung im Ablauf seines inneren Prozesses bedeuten. Mit Sterbenden können Sie keine Konflikte mehr lösen. Ideal wäre, wenn alles geklärt, geregelt und ausgesprochen ist, wenn Begleiter und Sterbender in Ruhe zusammen das Leben ohne Störung ausklingen lassen können.

Doch besonders in unserer schnelllebigen Zeit sind wir selten geübt im absichtslosen Dasein für den Anderen. Alles muss schnell gehen, berechenbar sein, immer muss etwas getan werden. So kann ein Sterben, das sich über Stunden, Tage und Nächte hinzieht, eine große Herausforderung bedeuten, die mit innerer und äußerer Unruhe der Begleiter einhergeht. Die größte Herausforderung in dieser Phase der Begleitung ist es, hingebungsvoll im Augenblick zu sein, sich und dem Sterbenden alle Zeit der Welt zu geben und dafür zu sorgen, dass die sterbenden Menschen bis zum Ende in ihrer Art und ihrem Rhythmus leben können.

Die Aufgabe der Begleitung erweitert sich spätestens jetzt auch auf Angehörige des Sterbenden oder auf die anderer Menschen, die mit ihm verbunden sind. Auch sie brauchen Unterstützung vom Pflegepersonal oder anderen Begleitern, ein paar freundliche Worte, Erklärungen, Antwort auf ihre Fragen, zwischendurch eine Ablösung vom Sterbebett und vielleicht auch etwas Gutes zu essen.

Ich erinnere mich daran, dass ein sterbender Mann mir auftrug: „Sagen Sie bitte nichts zu meiner Frau. Ich weiß, dass ich keine Woche mehr zu leben habe." Seine Frau sagte zu mir: „Sagen Sie bitte nichts meinem Mann. Ich weiß, dass er nur noch ein paar Tage lebt." Ich berichtete dann der Frau von dem Gespräch mit ihrem Mann und umgekehrt. Schließlich fassten beide Mut, miteinander zu sprechen. Beide wollten, dass ich ihnen, falls nötig, unterstützend zur Seite stehe. Der Mann drückte noch einmal seine Liebe aus, die er für seine Frau empfand, weinte sehr, dass er sie allein zurücklassen muss und gab ihr noch Ratschläge für die Zukunft. Die Frau dankte ihm für seine lebenslange Fürsorge. Sie erzählte ihm, dass sie voller Zuversicht sei, dass sie ihr Leben auch allein meistern werde und sich der Unterstützung der Freunde gewiss sei. In den folgenden Stunden konnte das Paar ganz offen und liebevoll beieinander sein. Das Gefühl der Einsamkeit durch die Geheimhaltung ihres unausgesprochenen Schmerzes war verschwunden.

Eine Frage taucht häufig auf: „Wann ist es soweit?" Wir tun uns leichter, wenn wir einen Termin vor unseren Augen haben. Ich habe aber sehr oft erlebt, dass Sterben einen individuellen Rhythmus hat, der für Andere nicht vorhersehbar ist. Deswegen bin ich davon abgekommen, Vermutungen über den Todeszeitpunkt zu äußern. Diese Unsicherheit ist für Angehörige und Freunde schwer auszuhalten. Eine Hilfe für Freunde und Angehörige kann sein, sie an Situationen zu erinnern, in denen sie etwas aussitzen mussten. Fragen Sie die Angehörigen: „Was hat Ihnen in Ihrem Leben bisher geholfen, gelassen zu bleiben oder die Gelassenheit zurück zu gewinnen? Vielleicht können Sie auch jetzt die Situation so gestalten, dass Sie Trost, Gelassenheit und Ruhe finden?"

Als Begleiter/in von Sterbenden müssen Sie gut für sich selbst sorgen: etwas Gutes zu essen, Kontakt mit Freunden, die Sie unterstützen, ein Buch lesen, das sie ablenkt und tröstet, Musik hören, vielleicht an etwas arbeiten, das Ihnen Freude macht. Sie schaffen damit nicht nur für sich, sondern auch für den Sterbenden eine gute Atmosphäre. In intensiven Angstzuständen brauchen manche Menschen beruhigende Worte, Andere ein Festhalten oder Umarmen, wieder Andere Ruhe oder auch Bewegung an der frischen Luft. Sind Sie im Frieden, überträgt sich das auf den Sterbenden. Im friedvollen Zusammensein ist die Liebe lebendig, die jenseits von Leben und Tod wirkt.

Eine weitere Hilfe für Angehörige kann es sein, die Gewohnheiten des Sterbenden zu überdenken: Wie ging der Sterbende mit Trennung und Abschied um? Bevorzugte sie oder er große Abschiedsfeiern, Zusammensein im engsten Familienkreis oder heimliches Verschwinden? Was bedeutet ein Weiterleben ohne den sterbenden Menschen für seine oder ihre Begleiter? Haben Sie Ihre Sorgen immer geteilt oder wollten Sie sich gegenseitig schützen vor schlechten Nachrichten?

In dieser Phase geht es darum, den Menschen nun in Liebe und Zuversicht ziehen zu lassen. Die körperlichen Symptome können wir durch pflegerische Maßnahmen beeinflussen. Pflegepersonen, die in der Palliativpflege ausgebildet sind, werden Sie beraten, falls Sie den Sterbenden zu Hause betreuen. Oft habe ich erlebt, dass Sterbende sich noch einmal etwas Bestimmtes zum Essen und Trinken wünschten. Doch versuchen Sie bitte auf keinen Fall, Sterbenden Flüssigkeit oder Nahrung aufzudrängen oder per Sonde oder Infusion zuzuführen. Die meisten Menschen stellen sich Verhungern oder Verdursten schrecklich vor und setzen deshalb auf Ernährung und Flüssigkeitszufuhr. Pflegepersonen, die sehr viele Sterbende betreut haben, haben die Erfahrung gemacht, dass künstliche Flüssigkeits- und Nahrungszufuhr die Lebensqualität des Sterbenden in dieser letzten Phase erheblich beeinträchtigt, das Absetzen von Nahrung und Flüssigkeit dagegen das Befinden verbessert. Ich erörtere dies hier so detailliert, damit Sie verstehen, wie wichtig es ist, jemand im Betreuungsteam zu haben, der Palliativmedizinisches Wissen und Erfahrung in der Palliativtherapie hat.

Sie können Schweiß mit einem Tuch abwischen, wenn der Sterbende danach entspannter wirkt. Versuchen Sie bei allem, was Sie tun, immer herauszufinden, ob es wirklich entspannend oder beruhigend wirkt oder eine Störung bedeutet. Ein Stöhnen kann auch der Entlastung dienen und ist nicht immer eine Schmerzäußerung; denn durch die Veränderung der Wahrnehmung werden oft keine Schmerzen mehr empfunden. Bei Unruhe und Angst gilt es, die Ursache herauszufinden, welches Bedürfnis erfüllt werden möchte. Unerfüllte Bedürfnisse, die sich durch Angst und Bewegung zeigen, können Sicherheit und Geborgenheit sein. Wenn man sich verloren fühlt, hilft manchmal etwas zum Festhalten, körperliche Nähe, Berührungen, die Menschen gefühlsmäßig mit Vater, Mutter oder Freund/in verbinden. (s. Kapitel 4.3)

Manchmal bitten sterbende Menschen darum, ihnen Nahestehende noch zu benachrichtigen. Manchmal versuchen sie, den Zeitpunkt ihres Todes hinauszuzögern, bis sie sich von wichtigen Personen verabschieden können. Nicht selten möchte der Sterbende auch noch etwas erledigen. Wenn er fort muss, unterstützen Sie ihn. Helfen Sie ihm, sich aufzurichten. Die überschüssige Energie, Grundlage der Unruhe, verbraucht sich durch die Bewegung. Für kurze Zeit findet der Sterbende etwas Ruhe, erholt sich, dann kann wieder Unruhe aufkommen und Sie können ihn wieder beim Aufrichten unterstützen. Für Begleiter ist dies eines starke Herausforderung und falls möglich, sollten immer wieder für Erholungspausen der Begleiter gesorgt werden, weil sich sonst Ungeduld einstellt oder auch etwas schärfere Worte fallen, die hinterher zu Schuldgefühlen führen.

Bei Begleitern entsteht oft der Eindruck, dass die sterbenden Menschen unter Atemnot leiden, was jedoch nicht immer der Realität entspricht. Fragen Sie, wenn möglich auch mittels der beschriebenen Methode von Mindell, ob die Atmung Beschwerden macht, ob Schmerzen, Probleme oder Angst da sind. Achten Sie auf die Reaktion, und halten Sie den Kontakt durch Ja-Nein-Fragen weiter aufrecht. Die meisten Probleme sind durch pflegerische oder medizinische Maßnahmen in Bezug auf Lebensqualitätsverbesserung zu beeinflussen. Versuchen Sie, mit dem Menschen zu atmen und offen für seine Gefühle zu sein. Diese Übung ermöglicht es Ihnen, ruhig zu bleiben und fördert die Verbindung mit dem Sterbenden. Mit der gemeinsamen Atmung können Sie sich in die Bewusstseinsebenen des Sterbenden einfühlen und mit ihm verbal oder nonverbal kommunizieren.

Sie können auch die Hand halten. Manche finden, dass es besser sei, die Hand unter die Hand des Sterbenden zu legen, damit er, falls erwünscht, leichter die Verbindung lösen kann. Probieren Sie einfach aus, was sich besser anfühlt und wie der Sterbende reagiert. Auf keinen Fall sollten Sie ein Störfaktor im Ablauf des Loslösungsprozesses sein.

Belastend für Angehörige können auch eigene oder fremde Ansprüche sein wie zum Beispiel: „Ich muss traurig sein." Tatsächlich ist es nicht selten, dass nach vielen Wochen der intensivsten Betreuung beim Tod der oder des Liebsten einfach nur eine Last abfällt, weil endlich alles überstanden ist.

> Ich erinnere mich an eine Ehefrau, die 14 Tage am Bett ihres Mannes saß oder neben ihm lag, um bei ihm zu sein, wenn er stirbt. Drei Mal dachten alle: „Jetzt ist es soweit", aber er lebte dann doch weiter. Innerlich hatte sie sich jedes Mal von ihm verabschiedet. Weil er aber dann doch noch weiterlebte, musste sie sich jedes Mal wieder umstellen. Dieser ständige Wechsel von Loslassen und Weitermachen löste ambivalente Gefühle in ihr aus, vor allem sehr belastende Schuldgefühle. Sie hatte das Gefühl, ihrem Mann den Tod gewünscht zu haben, und das war in ihren Augen das Schlimmste, was es gab.

Falls das geschieht, unterscheiden Sie sorgfältig, was Sie im Augenblick belastet und wovon Sie entlastet sind. Dass ein Mensch nicht mehr leiden muss, darf uns froh machen. Dass wir endlich wieder nach unserem Rhythmus leben können, ebenfalls. Dass wir in Zukunft ohne den Verstorbenen allein weiterleben müssen und nicht mehr miteinander das Leben teilen können, ist dagegen ein Grund, sehr traurig zu sein.

Begegnungen mit sterbenden Menschen

Frau Karl | Letzte Gelegenheit

> Frau Karl liegt auf ihrem Sofa und lässt sich all ihre Kleider von ihrer Hospizhelferin zeigen, um zu sortieren, wer nach ihrem Ableben was bekommt und was in die Kleidersammlung gehen soll. Dabei erzählte sie unter großer Anstrengung Geschichten aus ihrem Leben, die mit den Kleidern verbunden sind. Beim Ansehen eines Kleides wird sie sehr traurig, weil sie es noch gar nicht getragen hat. Es ist zu lang und sie wusste nicht, ob sich die Mühe noch lohnt, es zu kürzen, weil es vielleicht keine Gelegenheit mehr geben würde, damit auszugehen. Nach einigem Hin und Her erlaubt sie der Hospizhelferin, das Kleid zu kürzen. Sie erlebt dann doch noch einen guten Tag, an dem sie dieses Kleid tragen und mit dem Rollstuhl ins Café fahren kann. Voller Glück und Freude genießt sie diesen geschenkten Tag mit einer Tasse Kaffee und einer Zigarette. Zwei Tage danach stirbt sie plötzlich. Da ist nichts Unerledigtes mehr, sie kann losgelöst von allem gehen. Manchmal bedarf es nur ganz kleiner Dinge, um das Leben abzurunden.

Frau Zimt | Im Stich gelassen

> Als Frau Zimt abends nachhause kommt, liegt ihr Mann mit großen Schmerzen und einem Schock auf dem Sofa. Der Notarzt weist ihn sofort ins Krankenhaus ein. Frau Zimt begleitet ihren Mann und wartet im Krankenhaus auf eine Auskunft der Ärzte. Eine Krankenschwester kommt und rät ihr, nach Hause zu fahren, weil sie ja doch nichts machen könne. Frau Zimt befolgt den Rat und schließt gerade

die Wohnungstür auf, als die Polizei ihr den Tod des Mannes mitteilt. Sie macht sich viele Jahre lang Vorwürfe, dass sie nicht im Krankenhaus geblieben und stattdessen ihren Mann im Stich gelassen hat.

Zur Trauerbewältigung ist äußerst wichtig, das Gefühl zu haben, dass man für den geliebten Menschen alles Menschenmögliche getan hat. Professionelle Kräfte sollten Freunde oder Angehörige daher möglichst weitgehend einbeziehen. Viele Pflegepersonen ermöglichen den Angehörigen eine längere Zeit des Abschieds im Krankenzimmer. Es ist ein großer Unterschied in der Trauerarbeit, ob Menschen ihre verstorbenen Angehörigen noch im Bett sehen können oder erst im Beerdigungsinstitut, womöglich sogar durch eine Glasscheibe getrennt.

Herr Heil | Opa, jetzt schlafen wir

Herr Heil ist sehr unruhig. Er will verreisen und sucht seine Koffer. Das Schlimme ist, dass er zu schwach ist und immer wieder auf den Boden fällt. Von seiner Tochter und seiner Frau lässt er sich nicht beruhigen, sondern wird nur sehr ärgerlich. Die Beruhigungsmedikamente machen ihn nur noch aktiver. Da legt sich die zehnjährige Enkelin einfach in sein Bett, schmiegt sich eng an ihn und sagt: „Opa, komm, jetzt schlafen wir." Er wird ganz ruhig, schläft ein und ist nach zwei Stunden gestorben.

Das Beispiel zeigt, dass körperliche Berührungen und enger Körperkontakt oft eine beruhigende Wirkung ausüben. Ähnliches kann auch eine lange Deckenrolle bewirken, die bei Seitenlagerung entlang der Wirbelsäule gelegt wird. Oder legen Sie ein pralles Kopfkissen vor den Brustkorb, das der Sterbende umfassen kann.

Frau Baldauf | Versöhnung

Frau Baldauf liegt schon mehrere Tage in den letzten Zügen. Ich frage mich, warum sie nicht sterben kann. Gibt es noch eine unerledigte Geschichte? Ich spreche mit den Angehörigen. Im Gespräch stellt sich heraus, dass ein Sohn über den Zustand der Mutter nicht Bescheid weiß, weil er nach einem Streit mit dem Vater und einem anderen Bruder das Haus nicht mehr betreten hat. Das liegt fünf Jahre zurück. Vater und Bruder wollen ihm vom Tod der Mutter erst nach der Beerdigung berichten, um ihm weiterhin eins auszuwischen. Nach mehreren Gesprächen ist dieser Sohn bereit, seinen Bruder über den Zustand seiner Mutter zu informieren. Sehr traurig und betroffen kommt der Bruder. Er bittet mich, mit ihm ins Zimmer zu gehen und seiner Mutter zu sagen, dass er da ist. Ich lege seine Hand auf die Hand der Mutter und sage: „Frau Baldauf, ihr Sohn Michael ist da." Sie macht die Augen auf und blickt ihn liebevoll an. Er weint bitterlich. Da geht plötzlich die Tür auf, der zweite Bruder und der Vater kommen herein. Als sich die drei Männer sehen, entzündet sich wie ein Feuerwerk aufs Neue der alte Streit. Sie schreien sich gegenseitig laut an und schütteln sich. Ich bitte die Männer, doch in mein Sprechzimmer zu gehen, um sich dort auszusprechen. Auf dem Gang geht der Streit lauthals weiter. Die Frau aber atmet ruhiger und ruhiger, sie entspannt sich und stirbt.

Ich vermute, dass der lange Sterbeprozess mit seinem schnellen und plötzlichen Ende darauf zurückzuführen ist, dass Frau Baldauf sehr darunter litt, dass ihre Familie nicht mehr zusammen war. Als sie sich im Krankenzimmer trafen und stritten, waren sie zumindest wieder vereint. Die alte Situation war wieder hergestellt, denn selbst im Streit ist man noch miteinander verbunden. Ich wiederum war froh, dass der Sohn seine Mutter noch besucht und der Wunsch von Frau Baldauf sich erfüllt hat.

Frau Lang | Nachhause

Frau Lang, eine Mutter von zwei Kindern, 19 und 15 Jahre alt, liegt im Krankenhaus, will aber zu Hause sterben. Als der 15-jährige Sohn dies hört, erschrickt er heftig. Seine Schwester ist schon seit einem Jahr im Streit von zu Hause ausgezogen. Im Moment lebt er allein in der Wohnung, zeitweise auch bei seiner Schwester und ihrem Freund. Die Hospizschwester wird eingeschaltet. Zusammen mit den Kindern und vier Mitbewohnern im Wohnblock besprechen sie, was möglich ist. Alle wollen mithelfen, den Wunsch der Sterbenden zu erfüllen: Die Hausbewohner wollen immer ein bisschen mehr kochen, damit die Sterbende und die Betreuer etwas zu essen haben. Es wird ein Plan ausgearbeitet, wer was wann macht. Die Kinder werden dabei nicht eingeplant, damit sie sich nicht unter Druck fühlen, sie sollen aber immer Ansprechpartner zur Verfügung haben. Die Schwester und der Bruder wollen wieder zu Hause wohnen. Pro Tag wechseln sich nun fünf Personen, Angehörige des Hospizvereins und der Nachbarschaft, rund um die Uhr ab. Die Pflegepersonen der Sozialstation kommen zusätzlich fünf Mal am Tag, der Hausarzt verspricht, öfter zu kommen und auch telefonisch beratend zur Seite zu stehen. Mit dieser Regelung kann auch der 15-Jährige gut leben. Nach zwei Tagen Planung kann ich mit den Kindern der Mutter berichten, dass alles organisiert ist und sie am nächsten Tag nachhause kann. Sie ist glücklich und dankbar. Ganz stolz und voller Freude verabschieden wir uns von ihr am Abend.

Am nächsten Morgen rufen mich die Kinder an und berichten, dass ihre Mutter in der Nacht ganz plötzlich gestorben ist. Dabei sind sie fast enttäuscht, weil sie so viel geplant haben und alles umsonst war. Zugleich sind sie und die Begleiter sehr erleichtert, dass sie alles Menschenmögliche getan haben.

Ich selbst glaube, dass diese Bemühungen nicht umsonst, sondern notwendig waren, um Frau Lang in ihren letzten Stunden ein Gefühl des Umsorgt-Seins zu geben, mit dem sie in Frieden gehen konnte.

Herr März | Der Familienvorstand

Herr März bittet sehr bestimmt, seine Frau anzurufen. Er müsse sie und alle Kinder sofort sprechen. Die Familie ist durch die lange Zeit der Pflege etwas erschöpft und das Pflegepersonal versucht, für die Angehörigen etwas mehr Zeit auszuhandeln. Er wird daraufhin so ärgerlich, dass wir um des lieben Friedens willen seinen Auftrag ausführen. Als alle um sein Bett versammelt sind, erinnert er jeden Einzelnen an bestimmte Situationen, die bei ihm tiefe Dankbarkeit, Liebe und Freude ausgelöst haben. Dann bittet er sie, immer zusammenzuhalten und sich gegenseitig zu unterstützen. Es sind sehr berührende Augenblicke, bis sich plötzlich sein Atemrhythmus verändert. Er fängt an zu röcheln und ist bis zu seinem Tod sechs Stunden später nicht mehr ansprechbar.

Herr März war das Oberhaupt der Familie. Es entsprach seiner Rolle als Familienvorstand, für den Zusammenhalt der Familie zu sorgen und seine Liebe und seinen Dank auszudrücken. Genau dies zu tun war für ihn notwendig, bevor er sterben konnte.

Frau Hahn | Enttäuschung

Frau Hahn will ihren Lebenspartner, mit dem sie 15 Jahre zusammengelebt hat, im Krankenhaus nicht mehr sehen, obwohl er sie zwei Jahre lang aufopferungsvoll zu Hause gepflegt hat. Sie macht ihren Partner und die Ärzte dafür verantwortlich, dass sich ihr Zustand so rasant verschlechtert hat. Der Lebenspartner ist verzweifelt und versteht die Welt nicht mehr. Er tut mir sehr leid. Ich bitte Frau Hahn um die Erlaubnis, ihrem Partner zu berichten, wie es ihr geht. Täglich telefoniere ich mit ihm, und er drückt immer wieder seine Enttäuschung aus. Auch Frau Hahn äußert ihre Enttäuschung und Verbitterung. In dieser Haltung stirbt sie.

Für die Begleiter können solche Situationen zur Zerreißprobe werden. Dann ist es wichtig, dass Sie klar zwischen dem einen und dem anderen Gesprächspartner trennen und sich jeweils voll auf die jeweilige Person einlassen, mit der sie gerade sprechen.

Frau Lange | Keine Versöhnung

Frau Lange, die Tochter von Frau Mais, will ihre sterbende Mutter noch einmal sehen. Ihr Bruder verbietet ihr, sein Haus zu betreten, in dem auch die Mutter wohnt. Der Streit kann nicht geschlichtet werden, deswegen können sich Tochter und Mutter nicht mehr voneinander verabschieden. Frau Lange leidet sehr lange darunter. Durch einen Traum, in dem ihre Mutter sie umarmt und sich von ihr verabschiedet, findet sie schließlich ihren Frieden.

Herr Kahn | In Ruhe

Herr Kahn ist erst 50 Jahre alt und es fällt ihm sehr schwer, seine Frau allein zurückzulassen. Seine Metastasen sind als sichtbare Knöllchen am ganzen Körper zu sehen. Er fühlt sich sehr, sehr schwach und kann kaum mehr sprechen. Seine Schwägerin ist mit in der Wohnung, um ihrer Schwester und dem Schwager beizustehen. Als es Zeit zum Mittagessen ist, fragen sie ihn, ob er auch Spinat mit Rührei und Salzkartoffeln essen will. Er lehnt dankend ab und bittet sie, sich Zeit zu nehmen und in Ruhe zu essen. Er will jetzt etwas schlafen. Die Schwägerin beobachtet beim Hinausgehen, dass er seiner Frau lange liebevoll und etwas wehmütig nachschaut. Als sie nach einer Stunde das Zimmer betreten, ist er gestorben. In Anwesenheit seiner Frau wäre es ihm wohl sehr schwer gefallen, zu gehen.

Frau Putz | Zu Hause sterben

Bei Frau Putz hat Leukämie und es besteht die Gefahr, dass der Tod durch eine akute Blutung eintritt. Die Familie und sie selbst wollen trotzdem, dass sie zu Hause sterben kann. Das begleitende Team verspricht Unterstützung. Der Stationsarzt, der Hausarzt, die Pflegepersonen und die Familie kommen zu der Vereinbarung, dass im Falle einer akuten Blutung kein Notarzt gerufen werden soll, sondern nur die ambulante Hospizschwester oder der behandelnde Arzt. Ein Stapel von Handtüchern liegt für den Ernstfall griffbereit, um das Blut aufzusaugen. Frau Putz stirbt zu Hause, die Hospizschwester ist dabei. Durch die vorbereiteten Handtücher ist die Blutung nicht so schrecklich anzusehen, wir legen einfach Handtuch auf Handtuch. Frau Putz kann zu Hause sterben, nur das ist wichtig.

Ich habe oft erlebt, dass die Angehörigen so verzweifelt sind, dass sie trotz gegenteiliger Abmachung in letzter Minute den Notarzt rufen, der die Sterbenden ins Krankenhaus einweist, wo sie während des Transportes oder unmittelbar danach sterben. Frau Putz ist das erspart geblieben, die Familie muss sich keine Vorwürfe machen, im letzten Augenblick aufgegeben zu haben. Für alle Begleitpersonen ist es wichtig, sich schon vorher darin zu üben, in der Ruhe zu bleiben, zum Beispiel über die achtsame Wahrnehmung der Ausatmung.

Herr Jahn | In den Lüften

Herr Jahn hat die Beine seitlich angezogen, ebenso die Arme. Die Hände sind geballt. Die ganze Atmosphäre ist sehr angespannt. Auch ich fühle mich nicht wohl und überlege, was zu einer Veränderung führen könnte. Zusammen haben wir öfter das Violinkonzert von Beethoven gehört und waren in diesen Augenblicken beide immer wie verzaubert. Jetzt ist Herr Jahn nicht mehr über Worte erreichbar. Versuchsweise lege ich die Kassette ein und beobachte, was geschieht. Sein Gesicht entspannt sich, die Hände öffnen sich langsam, die Verspannungen in Armen und Beinen lockern sich. Herr Jahn ist ganz in die Musik eingegangen, den leblosen Körper hat er zurückgelassen.

Mir kommt die Zeile eines Gedichtes von Hesse in den Sinn: „... und breite weit die Flügel aus." Es ist, als ob wir beide wie Adler in den Lüften schweben. Ich kehre allein zurück, erfüllt von Glück und Wehmut und mit dem Gefühl, die Weite des unbegrenzten Raumes erahnt zu haben.

Frau Ball | Hilfe

Frau Ball schreit immer im gleichen Rhythmus: „Hilfe, Hilfe, Hilfe." Voller Angst klammert sie sich am Bettgitter fest. Ich gehe mit dem Gesicht ganz nahe an ihres, umfasse ihr Gesicht mit beiden Händen und sage im Atemrhythmus: „Ja, ja, ja, ja." Dabei lässt die Angst bei Frau Ball nach. Sie hält sich an meinen Armen fest. Nach zwei Stunden wird Frau Ball ruhig und schläft für immer ein. Die Berührung und der gegenseitige Atem haben Frau Ball geholfen, sich von ihrer inneren Angst zu befreien.

Frau Pichler | Ein guter Freund

Bei Frau Pichler sieht es so aus, als ob sie bald sterben wird. Die Tochter ist sehr religiös und macht sich Sorgen wegen ihrer Mutter, weil diese an nichts glaubt. Als ihr die Mutter erzählt, dass sie öfter Besuch hat, fürchtet sie, ihre Mutter phantasiere. Die Hospizhelferin aber beobachtet, dass Frau Pichler immer in eine Richtung schaut und lächelt. Auf die Frage, was sie sehe, sagt Frau Pichler: „Das ist Alwin, er besucht mich immer. Er ist ein ganz guter Freund. Er begleitet mich."

Als Frau Pichler zu Hause aufgebahrt ist und alle Freunde versammelt sind, kommt auch die Geschichte mit Alwin zur Sprache. Alwin ist ein germanischer Name, er bedeutet edler Freund. Die Tochter ist gerührt und wir kommen zu dem tröstlichen Schluss, dass jeder Mensch offenbar Hilfe bekommt, auf die Art und Weise, die für ihn stimmig ist.

5.2 Den Tod begreifen lernen

In unserer Zeit ist der Tod kaum persönlich erfahrbar. Viele Menschen haben noch nie einen richtigen Toten gesehen und haben große Angst davor. Am liebsten wollen sie dem oder der Toten nicht ins Gesicht schauen, sondern den Menschen so in Erinnerung behalten, wie er zu Lebzeiten war. Die Bestattungsinstitute haben sich darauf eingerichtet. Der Leichnam wird auf Wunsch sofort abgeholt und ins Leichenhaus gebracht. Der Sarg ist verschlossen. Der Tote und der Tod sind ausgegrenzt vom Leben. Doch Tod und Leben gehören zusammen. Erst wenn wir den Tod sehen und begreifen, können wir die Gesamtheit des Lebens erkennen.

Beobachtbare Zeichen des Todeseintritts

Bei der Sterbebegleitung ist es immer ein besonderer Augenblick, wenn der Tod eintritt. Der Sterbende atmet aus, – und dann kommt nichts mehr, kein einziger Atemzug. Gerade wenn Sie schon länger bei dem Sterbenden saßen und erlebt haben, dass zwischen Ein- und Ausatmung immer länger werdende Pausen eintreten, wissen Sie zunächst nicht, ob das wirklich der letzte Atemzug ist oder nicht.

Warten Sie ca. zehn Minuten ab, bis sie sich sicher sind, dass die Atmung tatsächlich aufgehört hat, denn manchmal gibt es zwischen den einzelnen Atemzügen lange Atempausen. Dass der Tod eingetreten ist, erkennen Sie daran, dass die Menschen auf Ansprache oder Berührung nicht mehr reagieren. Pulsschlag und Herzschlag sind nicht mehr fühlbar. Die Arme, die Beine und der Kopf werden nicht mehr gehalten, sondern fallen schlaff nach unten, wenn man sie anhebt. Die Augen sind unbeweglich und offen, die Hornhaut eingetrübt. Die Haut ist blass, der Körper wird kalt. Die Augen reagieren nicht mehr auf Licht und Dunkel. Langsam verändert sich der Gesichtsausdruck, die Atmosphäre um den Toten verwandelt sich. Das sind die sogenannten unsicheren Todeszeichen. Sichere Todeszeichen werden vom Arzt bei der Ausstellung des Totenscheines überprüft. Das sind zum Beispiel dunkle

Totenflecke an nach unten liegenden Körperstellen, die Totenstarre am Kiefergelenk, die nach zwei-drei Stunden eintritt, nach acht bis zehn Stunden die Totenstarre am ganzen Körper, die sich nach etwa zwei Tagen wieder löst.

Totenwache

Wenn Sie die Möglichkeit haben, eine Totenwache zu halten, werden Sie erstaunt sein, wie sich der Gesichtsausdruck des Toten verändert. Zunächst sehen Tote oft aus, als ob sie schlafen. Der Fotograf Rudolf Schäfer hat einen Bildband mit Gesichtern von Verstorbenen veröffentlicht: Der ewige Schlaf.[15] Diese Bilder ergreifen mich immer wieder und offenbaren die unberührte Schönheit des Todes. Der tote Mensch wirkt friedlich, manchmal sogar glücklich. Ich erinnere mich noch gut an eine bekannte Persönlichkeit aus unserem Dorf, bei der alle am offenen Sarg verwundert sagten: „Er lacht ja!" Der Tod verliert mit solchen Erfahrungen seinen Schrecken. Wir schöpfen Zuversicht, dass es vielleicht „nicht so schlimm sein wird". Manchmal sagen wir ja auch, wenn jemand verstorben ist: „Er ist erlöst."

Häufig ist es üblich, sofort den Arzt zu verständigen, sobald jemand verstorben ist, damit er den Totenschein ausstellt. Aber lassen Sie sich genug Zeit, um das Leben ruhig ausklingen zu lassen. Lassen sie sich vor allem ausreichend Zeit, bevor Sie das Beerdigungsinstitut benachrichtigen, denn das muss nicht sofort geschehen. Die Angestellten eines Bestattungsinstitutes sind es zwar gewohnt, die Toten so schnell wie möglich ins Leichenhaus zu bringen. In den meisten Bundesländern ist es aber erlaubt, den Verstorbenen bis zu 36 Stunden zu Hause aufzubahren, wenn er keine ansteckende Krankheit hatte. Erkundigen Sie sich bitte nach den Regeln, die für Ihr Bundesland gelten. Eine Aufbahrung zu Hause ist selbst dann möglich, wenn ein Mensch in der Klinik oder in einem Pflegeheim gestorben ist. Der Leichnam kann auch in den entsprechenden Räumen eines Friedhofs, eines Bestattungsunternehmens oder in einer Kirche aufgebahrt werden, wenn die gesetzlichen Voraussetzungen erfüllt sind.

„Wir behalten den Menschen lieber so in Erinnerung, wie er im Leben war", sagen viele Menschen, die ihre toten Angehörigen nicht mehr sehen wollen. Sie haben dabei das Gefühl, nicht nur für sich selbst, sondern auch für den Verstorbenen das Beste zu tun. Aus meiner Sicht bringen sie sich damit um eine wichtige Erfahrung. Erst wenn Sie mit eigenen Augen durch die Todeszeichen den Tod bei einem Menschen erkennen, können Sie wirklich erfassen, was es bedeutet, tot zu sein – und dass es nichts Schreckliches ist. Tod und Leben gehören wie Vorder- und Rückseite einer Medaille zusammen. Erst wenn beide in ihrer engen Verbundenheit erkennen, eröffnet sich uns das Gesamte. Eine Lücke in dieser Erfahrung bewirkt, dass uns die Gesamtschau der Wirklichkeit fehlt. In Fällen, in denen ein solcher Abschied nicht möglich ist, kommt es häufig zu einem Realitätsbruch, und es wird viel schwieriger, die Trauer zu durchleben. Es ist ein Unterschied, ob ich von einem Menschen weiß, dass er gestorben ist, weil ich ihn tot gesehen habe, oder ob ich nur gehört habe, dass er tot ist.

---

[15] Rudolf Schäfer, Jean Cocteau: *Der Ewige Schla*f. *Visages des morts,* Verlag Kellner 1998.

Rituale in Verbindung mit dem Toten sind eine Hilfe, das vergangene Leben zu würdigen. Sie sollen der Trauer Ausdruck geben, das Leben des Verstorbenen mit Ihrem Leben verbinden, mit allem, was an Erfahrungen und Erkenntnissen daraus geflossen ist, und Ihnen helfen, mit Ihrem Schmerz und Ihrer Erinnerung in Frieden zu sein. Wenn Angehörige oder Freunde sterben, ist es daher nach meiner Erfahrung sehr hilfreich, seine Scheu zu überwinden, den Toten noch einmal zu sehen. Sie können selbst die Totengräber noch bitten, den Sarg für Sie zu öffnen.

Frau Kammer erzählte: „Als meine Mutter in meiner Abwesenheit starb, ging ich mit meiner Schwester ins Leichenhaus und bat den Totengräber, den Sarg zu öffnen, um mich von ihr zu verabschieden. Sie war so schön wie ein junges Mädchen. Glücksgefühl und Wehmut überwältigten mich. Im Leben war sie immer sehr darauf bedacht, schön zu sein. Jetzt war sie es, und ich konnte nur immer wieder sagen: ‚Oh Mama, du bist so schön.' Dieser wunderbare Augenblick und diese Gefühle sind mir immer gegenwärtig, wenn ich an sie denke. Der Tod hat für mich an Schrecken und Grauen verloren. Ich fürchte mich weniger vor meinem eigenen Tod."

Was in der Begleitung wichtig ist

Unmittelbar nach dem Eintritt des Todes kann eine Phase der Orientierungslosigkeit entstehen. Eine Art Vakuum ist spürbar, weil es jetzt endgültig vorbei ist. Viele Menschen fühlen eine innerliche Leere. Dieses Nichts zu erfahren kann unangenehm sein, aber vertreiben Sie es bitte nicht durch Geschäftigkeit. Der Arzt kann ohnehin frühestens nach zwei Stunden den Totenschein ausstellen. Nehmen Sie sich ruhig viel Zeit, denn nun können und müssen Sie wirklich nichts mehr tun und können die Anspannung loslassen.

Ein neuer Freiraum eröffnet sich. Ich wünsche Ihnen, dass Sie die Geduld aufbringen, diesem Prozess der inneren Umgestaltung genügend Raum zu geben. Setzen Sie sich neben den Toten, lassen Sie Ihre Gedanken und Gefühle kommen und gehen. Das Neue ist noch nicht da, es entsteht erst. Falls Ihnen die offenen Augen des Toten Angst machen, können Sie über die Augenlider streichen und sie schließen. Den Mund können Sie geschlossen halten, indem Sie eine Handtuchrolle unter das Kinn legen und es abstützen. Wenn Sie wollen, können Sie die Hände übereinander legen.

Die Menschen des Beerdigungsinstituts, aber auch Freunde und Angehörige oder der Pflegedienst können den Toten waschen, ankleiden und in den Sarg legen. Jetzt ist es Zeit, weitere Angehörige und Freunde zu benachrichtigen. Es ist gut, wenn Menschen da sind, die sich liebevoll um die oft völlig ratlosen Trauernden kümmern. Versuchen Sie die Menschen ein bisschen in die Stille zu führen. Eine CD mit sanfter Musik zu spielen, Kerzen anzuzünden u. a. können dabei helfen, dass eine stützende Atmosphäre entstehen kann.

Ist der Mensch zu Hause gestorben, können Sie zuschauen, wie sich das Gesicht entspannt, wie sich die Atmosphäre verändert und wie tiefer Frieden sich ausbreitet. Sie können dem Toten mitteilen, was in Ihnen vor sich geht, das gemeinsame

Leben betrachten, zu einer Wertschätzung des gelebten Lebens kommen, sich für die schönen Stunden und Erlebnisse bedanken. Sie können seine Hand drücken und werden feststellen, dass Ihr Händedruck nicht mehr erwidert wird. Nach einiger Zeit nimmt die Starre des Körpers zu. Der Tote wird zu etwas Fremden, er wirkt ein wenig wie eine Statue. Irgendwann wird sich das Gesicht so verändern, dass Sie nichts wirklich Vertrautes mehr spüren. Das ist der Zeitpunkt, in dem der Tod wahrnehmbar und wirklich spürbar ist, dass der Körper eine abgelegte Hülle ist, aus dem sich das Leben entfernt hat.

Das sind die letzten Augenblicke, die Sie mit Ihrem Toten in körperlicher Nähe zusammen sein können. Sie können ihn noch berühren und seine Atmosphäre spüren. Auch für den gerade Verstorbenen ist eine ruhige, liebevolle Atmosphäre hilfreich. Aus den Nahtoderlebnissen wissen wir, dass Menschen, die als klinisch tot erklärt wurden, bis zu einem bestimmten Moment trotzdem noch etwas wahrnahmen. Manche beschrieben genau, was die Ärzte bei der Wiederbelebung getan und gesagt haben, wie die Räume aussahen, was Angehörige gemacht haben. Ich gehe davon aus, dass ein Mensch nach seinem physischen Tod noch eine Weile wahrnimmt, was um ihn herum geschieht, solange, bis auch dieses Bewusstsein erlischt. Deswegen ist es aus meiner Sicht auch für den Toten notwendig, in einer liebevollen, behüteten Atmosphäre das Leben ausklingen zu lassen.

Begegnungen in der Begleitung

Frau Lang | Atmen

Frau Langs Tochter weiß zwar, dass ihre Mutter sterben wird, aber zugleich ist sie ganz damit beschäftigt, alle körperlichen oder sonstigen Unpässlichkeiten zu beseitigen. Die Mutter hat eine schwere Bronchitis und eine röchelnde, ungleichmäßige Atmung. Als ihre Mutter aufhört zu atmen, schüttelt sie ihre Mutter leicht und ruft: „Mutti, atme! Mutti, atme!" Erst nach einer Weile begreift sie, dass ihre Mutter gestorben war. Im Nachhinein wundert sie sich über ihre Reaktion.

Die Tochter lebt ganz in der Gegenwart und handelt daraus. Auf die freie Atmung legt sie ihr ganzes Augenmerk. An Sterben hat sie in diesem Augenblick überhaupt nicht gedacht. Erst nach einer Weile begreift sie, dass ihre Mutter gestorben war.

Frau Blitz | Ich gebe meinen Mann nicht her!

Frau Blitz hat ihren Mann bis zum Tod zu Hause gepflegt. Ihre Schwägerin hat sie dabei unterstützt. Sie hat nach dem Ableben sofort den Arzt und das Beerdigungsinstitut angerufen. Als der Ehemann nach drei Stunden mit dem Sarg hinausgetragen wird, muss die Ehefrau festgehalten werden. Sie schreit verzweifelt: „Ich gebe meinen Mann nicht her!" und klammert sich am Sarg fest.

103

Es ist für alle Anwesenden schrecklich, diese Szene zu erleben. Frau Blitz hat sehr wenig Zeit, ihren Mann als tot wahrzunehmen. Die Möglichkeit, ihren toten Mann drei Tage zu Hause zu behalten, wäre eine Chance für sie gewesen, den Tod ihres Ehemannes in seiner Endgültigkeit langsam begreifen zu können. Vielleicht hätte sie ihren toten Mann für die Beerdigung dann leichter freigeben können.

Toni | In die Sonne fliegen

Als der 20-jährige Toni, Bruder eines 4-jährigen Jungen, verstirbt und zu Hause aufgebahrt liegt, geht der kleine Bruder immer wieder an den Sarg, schaut, stellt Fragen, berührt ihn. Langsam begreift er, was es heißt, tot zu sein. Als ich eine Woche nach der Beerdigung die Familie besuche, malt mir das Kind ein Bild. Er malt das Grab seines Bruders mit dem Kreuz und zugleich eine wunderbare große Sonne, auf die ein Vogel zufliegt. Er sagt mir, dass sein Bruder wie ein Vogel in die Sonne geflogen ist, weil es in seinem kalten, starren Körper nicht mehr gut zu leben war. Deshalb hätten sie auch ein Grab gemacht und den Körper hineingelegt.

Die Eltern der beiden Kinder haben keine religiöse Bindung. Das Bild und die Vorstellung, dass sein Bruder wie ein Vogel in die Sonne fliegt, kommen aus seiner eigenen inneren Welt. In meinen Augen kommt das Kind durch die Möglichkeit, den toten Bruder über drei Tage hinweg immer wieder anzuschauen und Fragen zu stellen, zu der tröstenden Erfahrung, dass sein Bruder in die Sonne fliegt und über die Sonne immer mit ihm verbunden ist.

5.3 Die Toten ehren und das Andenken bewahren

Die Beerdigung ist das Letzte, das die Hinterbliebenen für den Verstorbenen tun können. Zugleich konfrontiert eine Beerdigung unvermeidlich mit dem eigenen Tod. Die meisten Menschen wünschen sich, dass eine Beerdigung würdevoll ist, auch wenn ihre Gestaltungsideen sehr unterschiedlich sein können. Falls kein Beerdigungswunsch des Verstorbenen vorhanden ist, haben Sie viel Freiraum, um den Verstorbenen liebevoll zu verabschieden.

Ich habe Menschen kennengelernt, die noch Jahre später traurig waren, wenn die Bestattung nicht ihren Vorstellungen entsprach. Informieren Sie sich daher besser vorher ausführlich und in Ruhe, wie eine Bestattung ausgerichtet werden kann. In Form einer Bestattungsvorsorge können Menschen in gesunden Tagen ihre Beerdigung regeln. Ist keine Absprache vorhanden, sind die Angehörigen verpflichtet, die Beerdigung auszurichten. Ist der Tod des Angehörigen voraussehbar, können Sie sich in einem Beerdigungsinstitut bereits vorab über alle Möglichkeiten informieren, um nicht überfordert zu sein, wenn der Tod eintritt und sofort eine Entscheidung zu fällen ist. In den meisten Fällen ist es tröstlich, wenn Sie die Beerdigung so planen, dass die Trauernden bei der Bestattung einen Gestaltungsspielraum haben. Die

Hinterbliebenen möchten dem Verstorbenen durch eine angemessen gestaltete Verabschiedungsfeier oder Bestattung die letzte Ehre erweisen, und die Trauergemeinde kann dabei Trost und Unterstützung geben.

Bestattungsmöglichkeiten sind: Erdbestattung, Einäscherung und Seebestattung

Immer noch am häufigsten ist die Erdbestattung im Sarg oder in der Urne in einer gekauften oder gemieteten Grabstätte. Man kann den Sarg bzw. die Urne auch anonym beerdigen. Bei einer Feuerbestattung muss eine schriftliche Verfügung des Verstorbenen, der Verfügungsberechtigten oder der nächsten Verwandten vorliegen. Der Verstorbene wird in einem (meist einfachen) Sarg eingeäschert und die Asche in einer Kapsel fest verschlossen. Eine Trauerfeier kann zuvor vor Ort erfolgen. Die Urne mit der Aschenkapsel wird danach auf einem Friedhof, in einem Friedwald oder auch auf See beigesetzt. Eine Seebestattung setzt die vorherige Einäscherung voraus. Die Beisetzung auf See oder im Friedwald ist mit, aber auch ohne Begleitung durch die Angehörigen möglich. Sie sollte nach Möglichkeit als letztwillige Verfügung zu Lebzeiten festgelegt werden. Im Friedwald kann man sich zu Lebzeiten bereits seinen Lieblingsbaum aussuchen und pachten.

Nach dem Verlust eines Angehörigen beschäftigt viele Menschen die Frage: Gibt es ein Weiterleben nach dem Tod? In vielen Traditionen gibt es Legenden von Verstorbenen, die mit den Lebenden Kontakt aufnehmen. Bill und Judy Guggenheim haben über sieben Jahre mehr als 2.000 Menschen zu sogenannten Nachtod-Kontakten befragt.[16] Guggenheim teilt sogenannte Nachtod-Kontakte unter anderem nach der Art der Sinneswahrnehmung ein. Das folgende Beispiel würde Guggenheim vermutlich als akustische Wahrnehmung einordnen:

> Inge, eine Schülerin von mir, hat um Mitternacht einen tödlichen Verkehrsunfall und ich werde als erste von ihrem Tod informiert. Als Lehrerin übernehme ich die Aufgabe, ihre Angehörigen zu verständigen. Auf der einstündigen Autofahrt überlege ich mir immer wieder, wie ich es der Familie mitteilen kann. Als ich morgens ans Haus klopfe, kommt der Großvater heraus, schaut mich fest an und sagt: „Gell, die Inge ist heute um halb eins gestorben." Der Großvater macht es mir leicht. Ich brauche nur noch Ja zu sagen. Dann bittet er mich in die Wohnung, zeigt mir die Uhr, die still steht, den Zeiger auf halb eins. Er berichtet, dass heute Nacht jemand laut geklopft hat, aber niemand war zu sehen. Die Familie ist davon überzeugt, dass sich jemand angemeldet hat. Und als er mich sah, wusste er, dass es seine Enkelin Inge war.

Häufig zögern Menschen, solche Erlebnisse mitzuteilen, weil sie denken, dass sie sich lächerlich machen und für verrückt erklärt werden. Den Hinterbliebenen können solche Erfahrungen allerdings Trost spenden. Raymond Moody und Elisabeth Kübler-Ross sind in Sachen Nachtod-Forschung auch in Deutschland bekannt. Kübler-Ross schreibt: „Der Tod ist ganz einfach das Heraustreten aus dem physischen Körper, und zwar in gleicher Weise, wie der Schmetterling aus seinem Kokon

---

[16] Bill und Judy Guggenheim: *Trost aus dem Jenseits*, Scherz-Verlag Bern, 1997

heraustritt. Der Tod ist ein Hinübergehen in einen neuen Bewusstseinszustand, in welchem man fortfährt zu fühlen, zu sehen, zu hören, zu verstehen, zu lachen, und befähigt ist, weiterhin zu wachsen."[17]

Um das Andenken des Verstorbenen zu wahren, muss jeder seine eigenen Ausdrucksmöglichkeiten finden. Ich kenne viele Menschen, die Kleidungsstücke oder Gebrauchsgegenstände der Verstorbenen aufbewahren, in ihrem Namen eine großzügige Spende geben usw. Es tut gut, sich in irgendeiner Form an die Verstorbenen zu erinnern, in Liebe und Wertschätzung, und das Leben durch sie und für sie weiter zu tragen.

---

[17] Elisbeth Kübler-Ross und Peter Dorn: *Über den Tod und das Leben danach*, Verlag Silberschnur, 1996.

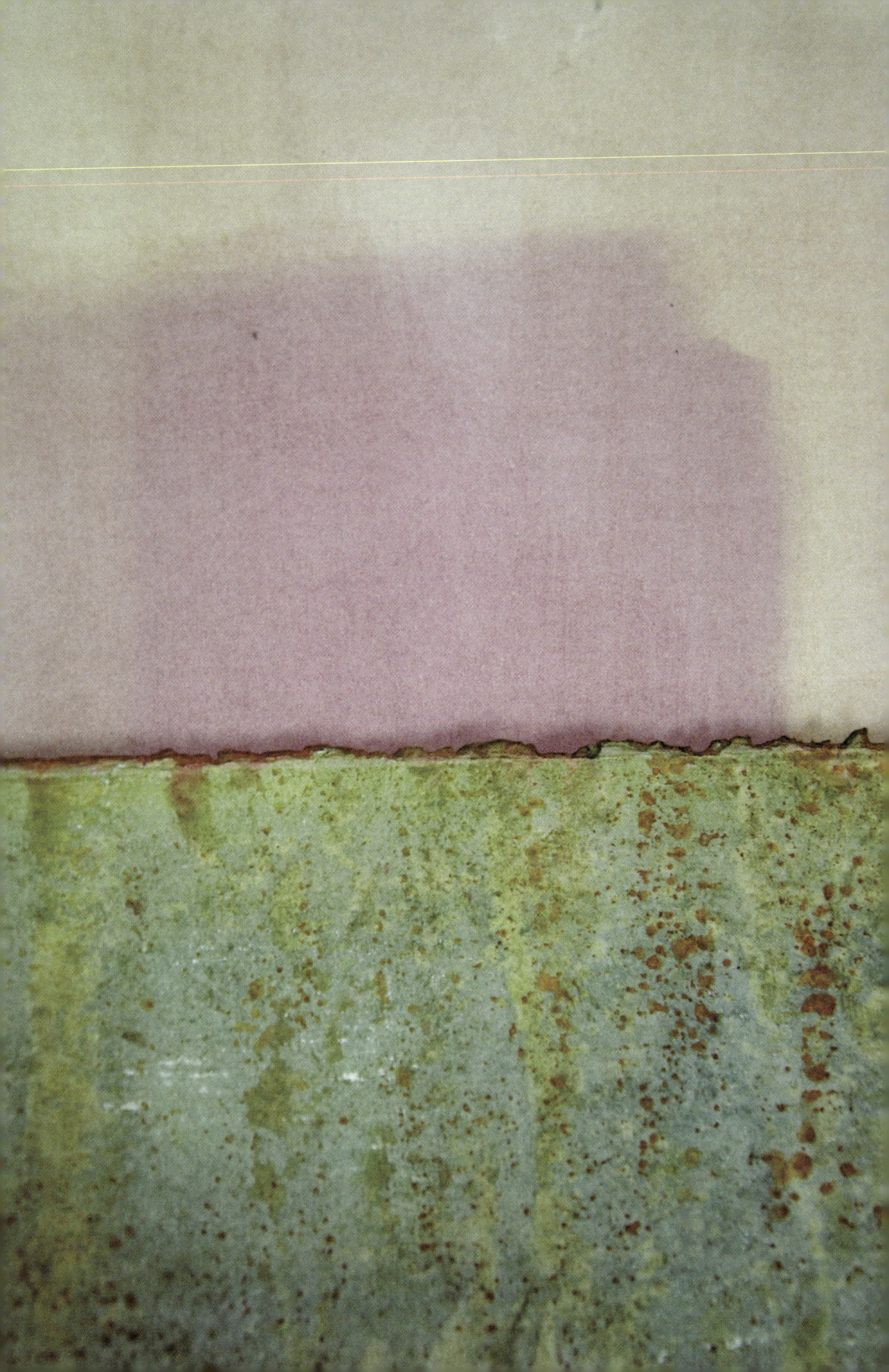

Teil 2

Mit Christus das Angesicht des Menschen und der Erde erneuern

Spirituelle Begleitung von Christen

Ich wuchs in einem bayrischen, streng katholischen Dorf auf. Eines Tages geriet, bedingt durch die Kriegswirren, ein evangelisches Kind in unsere Schulklasse. Ihre Zugehörigkeit zu einem fremden Glauben wurde vom Lehrer eigens erwähnt. Wir Kinder beäugten sie neugierig, um herauszufinden, was an ihr anders ist. Zu unserer Enttäuschung fanden wir nicht allzu viel. Ich erinnere mich an den Kommentar meiner Großmutter: „Das sind Menschen wie du und ich."

Für mich bedeutet die katholische Kirche, die Gläubigen, der Priester, das Kirchenjahr Heimat. In Krisenzeiten orientiere ich mich auch heute noch daran. All das, was das Glaubensleben ausmacht, die Gebete, Lieder, Feste, Lehren, die Gemeinde, lösen in mir ein großes Geborgenheits- und Sicherheitsgefühl aus. Daraus schöpfe ich Kraft, besonders für meine herausfordernde Arbeit in der Pflege von Sterbenden. Es war ein großes Glück für mich, in dieser geordneten Welt aufzuwachsen und dennoch mit Menschen verbunden zu sein, die fest in einem anderen Glauben standen, ohne engherzig zu sein.

Und dennoch wollte ich nach Japan gehen, um bei einem Zen-Meister in Kamakura Zen-Meditation zu üben. Für die Menschen in meinem katholischen Dorf war das vollkommen unverständlich und beunruhigend. Sie sorgten sich um mich, um mein körperliches und geistiges Wohl und das meiner Seele. Ausgerechnet der Dorfpriester war es, der die katholischen Bewohner mit den Worten beruhigte: „Um Heidemarie braucht ihr euch nicht zu sorgen, sie geht den rechten Weg." Als ich ihn bei einem Deutschlandaufenthalt besuchte, schaute er mich warm an und sagte: „Weißt du jetzt, dass es wirklich so ist? Durch IHN, mit IHM und in IHM ist alles geheiligt."

Ein Christ bewegt sich ins Christ-Sein hinein, in dem Sterben, Tod und Leben danach Bestandteile einer kontinuierlichen Erneuerung sind. Dies ist ein Entwicklungsweg, in dem Gott seine Bleibe in uns hat und unsere Basis wird. Wir sind und werden Ebenbild Gottes. Teil 2 bietet Begleitpersonen eine Hilfestellung an, den christlichen Glauben des Sterbenden in die Sterbebegleitung einzubeziehen. Gleichzeitig schärft er die Aufmerksamkeit für die Auswirkungen unterschiedlicher Gottesbilder und Glaubensrituale auf das Alltagsleben der Menschen. Das erleichtert den Kontakt mit Menschen anderer Glaubensrichtungen und hilft, ihr Glaubensverständnis zu unterstützen.

6 Werde, was Du schon immer warst

Die Ursehnsucht des Menschen drängt ihn zu seinem Ursprung. Wir sind im Leben ständig mehr oder weniger bewusst auf der Suche, bis wir unseren Frieden finden. Augustinus sagt: „Unruhig ist unser Herz, o Gott, bis es ruht in Dir." Wer werden will, was er schon immer war, muss loslassen, was er sein will oder zu sein glaubt. Das Geschehen im Sterben ist ein solches Werden und Lassen.

6.1 Der Mensch als Ikone Gottes
(Emmanuel Jungclaussen OSB)

Der Mensch ist ein Bild, die Ikone Gottes (*eikon*). Das ist das tiefste Geheimnis. Gregor von Nyssa (334–394) schreibt:

Dieser Christus also, der alle Erkenntnis und jegliches Begreifen übersteigt, der Unsagbare, der Unaussprechliche, der Unbeschreibliche, wollte wiederum dich zum Bilde Gottes machen. Mit diesem Plan wurde ER aufgrund Seiner Liebe zu den Menschen zum Abbild des Unsichtbaren Gottes, so dass ER mit der eigenen Gestalt, die Er angenommen hatte, in dir Gestalt werden konnte; so dass du durch IHN auf das Bild der Urschönheit hin gestaltet werden kannst. Und so sollst du werden, was du von Anbeginn an warst.[18]

Christus wollte Sie und mich zum Bilde Gottes machen. Das Abbild des Unsichtbaren Gottes (Christus) in der Ihm eigenen Gestalt nimmt in uns Gestalt an, und wir werden durch Ihn auf das Bild der Urschönheit hin gestaltet Es ist die Liebe, die den Menschen zu dem formt, was er immer schon war. Liebe und Schönheit gehören zusammen. Liebe ist Schönheit, und Schönheit ist letztlich Liebe.

Im Letzten sind wir aber für uns selbst und auch füreinander unerkennbar und unbegreiflich. Max Frisch schreibt in seinen Tagebüchern: „Lieben heißt, sich kein Bild vom andern machen." Immer wieder müssen wir unser eigenes Bild übersteigen,

---

[18] Gregor von Nyssa: *Über die Vollkommenheit*, in deutscher Ausgabe zu finden in der Bibliothek der griechischen Literatur: Gregor von Nyssa.

transzendieren und wissen, dass es nur etwas Vorläufiges ist, dass wir „an kein Ende kommen." „Auf das Bild der Urschönheit hin" bedeutet, dass der Mensch in diesem Umgestaltet-Werden nie an ein Ende kommt, nach Gregor von Nyssa auch in der Ewigkeit nicht. Auch dort verwandelt sich der Mensch angesichts der Unendlichkeit Gottes unaufhörlich, mehr und mehr, in der Anschauung Gottes in Sein Bild. „Du sollst werden, was du von Anbeginn an warst." Die Gott-Ebenbildlichkeit des Menschen ist nicht etwas Statisches, sondern Dynamisches; etwas, was sich beständig wandelt, verändert und in das immer deutlichere Abbild Gottes umgestaltet.

In den Paulusbriefen der Bibel begegnet uns der Gedanke der Ebenbildlichkeit Gottes. Der Mensch in seiner Ganzheit, mit Seele und Leib, in seiner Leibhaftigkeit ist Bild Gottes. Der Kolosserbrief 1,15 sagt: „Er – Christus – ist das Ebenbild des Unsichtbaren Gottes, der Erstgeborene der ganzen Schöpfung." Im Hebräerbrief 1,3 heißt es: „Er ist der Abglanz Seiner Herrlichkeit, das Abbild Seines Wesens. Er trägt das All durch Sein machtvolles Wort." Christus ist nicht nur die Ikone des Menschen, nach der der Mensch gebildet wird, sondern Er ist auch das Bild des ganzen Kosmos. Man kann den Menschen als Ikone letztlich nicht herauslösen aus dieser Stellung im Gesamt der Bilder, des Ur-Bildes, weil die ganze Schöpfung Bild ist.

Christus, der Auferstandene, ist der Erstgeborene der neuen Schöpfung, der Erstgeborene unter vielen Brüdern und Schwestern. Diesem Auferstandenen soll der Mensch ähnlich werden, in einem ganz langsamen Prozess der Umwandlung. Aus dem Bild des gefallenen Irdischen, als Nachkomme des ersten Adam, muss er nach dem Bild des Himmlischen gestaltet werden (1 Kor. 15,49), in einer Umgestaltung von Herrlichkeit zu Herrlichkeit (2 Kor. 3,18), wo wir in das eigentliche Bild Christi verwandelt werden. Wie? Durch den Geist des Herrn. Hier wird der trinitarische Prozess deutlich: Durch den Geist umgestaltet in Christus, der Bild des Vaters ist. Die Ikone, das Bildnis, begreift man nur im Heiligen Geist, das heißt, im Glauben, in der Glaubenserfahrung.

Wem es als Begleiter oder als Schwerkrankem gelingt, diesen Worten innerlich zuzustimmen: „Ja, ich bin ein Abbild Gottes und bin mit Ihm verbunden", den wird dieser Glaube zu einem tiefen inneren Frieden, ja sogar zur Freude führen, was auch kommen mag.

6.2 Durch Christus sieht der Mensch, wozu er berufen ist und was er sein kann[19]
(Heidemarie Kern)

Für Christen ist Jesus Christus, Gottessohn und Menschensohn, der Kern ihres eigenen Wesens. Durch Ihn sind Gott und Mensch, Himmel und Erde untrennbar und unlösbar miteinander verbunden. Der Vater bewegt sich durch Jesus Christus auf den Menschen zu, und der Mensch bewegt sich durch Jesus Christus zum Vater hin. In der Taufe wird besiegelt, dass Christus im Menschen Wohnung hat. Die Kirche als Gemeinschaft der Gläubigen nimmt den Täufling in die Gemeinschaft auf und richtet den Menschen in seinem Wesen aus. Jesus Christus, so wie ihn der Einzelne und die Kirche verstehen, ist der Mittelpunkt und das Vorbild, dem Christen folgen, durch Leben und Tod in die Herrlichkeit des Vaters. „Jetzt aber erkennt ihr Gott; oder vielmehr: ihr seid von Gott erkannt" (Gal. 4,9). Nur durch diese Erkenntnis kommen wir zu einer lebendigen Identität, im Gegensatz zu einer festgefügten, leblosen, nur begrifflichen Identität.

Neben unserem psychobiografisch bedingten Selbstverständnis gibt es eine Entwicklung im Gottesverständnis, die im lebendigen Wechselspiel damit steht. In der Sterbebegleitung müssen Sie berücksichtigen, auf welche Quellen der Überlieferung der Mensch sein Glaubensverständnis stützt, wodurch er christlich geprägt ist und welche Entwicklungen in seinem Glaubensleben stattgefunden haben.

Viele Menschen haben ihr Gottesbild nach eher menschlichen Gesichtspunkten ausgestaltet und kommen damit in der Welt nur schwer zurecht. Die Kernfrage lautet: Ist das eigene Selbstverständnis eher mit dem göttlichen Ursprung verbunden oder mehr mit dem des Menschen, der hin- und hergerissen ist zwischen Gut und Böse? Und wie verhält sich Gott aus der Sichtweise des Menschen dazu? Ein Mensch, der sich seines göttlichen Ursprungs bewusst ist, weiß um seine grundsätzliche Vollkommenheit, aber auch um seine menschliche Unvollkommenheit.

Manche Christen haben die Vorstellung, dass Gott Gesetze aufgestellt hat, die sie im Leben befolgen müssen. Andere sehnen sich nach dem Bild des liebenden Vaters. Ich beobachte, dass viele Christen zwischen diesen unterschiedlichen Gottesbildern hin und herpendeln: zwischen Gott, Herr und Richter einerseits und Gott, liebender Vater andererseits. Dabei ersehnen sie für sich selbst einen liebenden, gütigen Gott, Anderen aber, die ihnen etwas angetan haben, wünschen sie einen gerechten Gott, der eine juristische Gerechtigkeit ausübt.

Oft schwanken Christen zwischen diesen Vorstellungen hin und her, erhoffen eine Be- oder Verurteilung mit einer entsprechenden Belohnung oder Bestrafung, mit Vergebung oder Schuldzuschreibung. Die Frage ist dabei: Erfahren wir die Liebe Gottes in uns, und was verbinden wir damit? Voraussetzung ist ein offenes, weites Menschenherz auch denen gegenüber, die uns oder Anderen etwas Schlimmes

---

[19] Matthias Claudius (1740–1815), deutscher Dichter, Redakteur, Erzähler und Herausgeber des Wandsbecker Boten, Pseudonym Asmus.

angetan haben. Wenn wir verurteilen, richten wir uns selbst durch unser Urteil. Wenn Sie sich mit Ihrem eigenen oder den Urteilen Anderer identifizieren, hängt ihr Selbstverständnis von Ihrem eigenen Urteil über sich oder dem Urteil Anderer ab. Dann sind Sie gut oder böse, ein sündhafter oder ein erlöster Mensch. Unsere Christusnatur ist jedoch von Anbeginn an vollkommen und unveränderbar. Als Christen können wir uns das immer wieder aufs Neue vergegenwärtigen.

Blaise Pascal, ein christlicher Mystiker, schreibt: „Leben und Tod erkennen wir allein durch Jesus Christus. Ohne Jesus Christus wissen wir weder, was unser Leben, noch was unser Tod, noch was Gott ist, noch was wir selber sind."[20]

Was mir in der Begleitung wichtig ist

Bevor Sie sich zu einem Sterbenden auf den Weg machen, sollten Sie in sich selbst eine Atmosphäre von Offenheit, innerem Frieden und Gelassenheit schaffen. Sich den Atem bewusst zu machen ist ein gutes Mittel, die Verstrickung in den alltäglichen Kleinkram etwas zu lockern. Am besten wäre es natürlich, wenn Sie Ihre eigenen Alltagssorgen für die Zeit der Begleitung loslassen könnten.

Eine weitere Möglichkeit, sich auf einen Sterbebesuch vorzubereiten, ist, das liebevolle Herz in uns zu erwecken. Das ist eine kleine meditative Übung, die nur einige Minuten Zeit erfordert und folgendermaßen abläuft: Gehen Sie in die Stille. Denken Sie an einen Menschen, den Sie sehr gerne mögen. Erinnern Sie sich an eine Situation, in der Sie diese Liebe besonders gespürt haben. Bleiben Sie im Gefühl dieser liebevollen Präsenz, und verbinden Sie diese Liebe dann mit dem Menschen, den Sie gerade begleiten.

Im Gespräch mit dem Sterbenden können Sie wahrnehmen, welches Bild von sich und Gott gerade in ihm lebendig ist. Sie können auch danach fragen, welche Gebete, Kirchenlieder oder Bibelstellen im Augenblick unterstützend sind, oder Sie wählen selbst etwas Passendes aus. Falls sich der Sterbende nach innerer Stille sehnt, ist es gut, sich des Atems bewusst zu werden. Es ist eine Möglichkeit, im gegenwärtigen Augenblick anzukommen und darin zu verweilen.

Manche Menschen versuchen, mit Gott in Berührung zu kommen, indem sie meditieren. Sie suchen die Stille, üben sich in der Sammlung, verfolgen den Atem oder wiederholen kurze stille Gebete. Irgendwann wird ES selbst in ihnen atmen. Als Begleiter können Sie mit dem Sterbenden in der Übung verweilen, aber Sie können auch, während der Sterbende zu Ihnen spricht, die Übung still für sich allein machen, um keine Störung oder Irritation im Zusammensein hervor zu rufen. Die Atmosphäre verändert sich häufig. Ruhe, Geborgenheit, Frieden breiten sich aus.

Als Begleiterin ist es wichtig, die momentane Sehnsucht des sterbenden Menschen zu erkennen. Wir können Menschen nur dann auf ihrem Weg begleiten, wenn wir das Wertvolle, das sie anstreben, ebenfalls wahrnehmen können, wenn wir zumindest ähnliche Erfahrungen mitbringen und mit ihnen zusammen diesen Weg gehen.

---

[20] Blaise Pascal: *Pensées*, Fragment. 548; s. dazu E. Wasmuth: *Der unbekannte Pfad. Versuch einer Deutung seines Lebens und seiner Lehre*, Regensburg 1962, S. 296–300.

Egal wer und wie wir sind oder was wir tun, wir sind das Ebenbild Gottes. Erinnern Sie sich immer wieder an diese Glaubensaussage, bis sie zu einer inneren Gewissheit wird. Erst dann verkörpern Sie diese Erfahrung und machen sie für den Anderen erfahrbar: durch Ihr Sein, wie Sie sind.

Wenn ein Mensch sich selbst verurteilt, geht es in der Begleitung darum zu erkennen, was er sein möchte, was ihm wertvoll ist. Was bewundert oder bemängelt der Mensch an seinem Tun? Was leitet er davon ab, wer er ist: unvollkommener Mensch, Sünder, Erlöster, Kind Gottes, Ebenbild Gottes? Teilen Sie mit dem Menschen sein Leid und seine Hoffnung, durch offenes und urteilsfreies Zuhören und Umformulieren des Gesagten, damit er merkt, dass sie ihn verstanden haben. Nehmen Sie den Schmerz und das Unerfüllte im Menschen wahr. Gehen Sie mit Jesus Christus ganz in diesen Schmerz hinein. Atmen Sie dabei ruhig ein und aus. Verbinden Sie sich mit Jesus Christus und übergeben Sie IHM alles.

Begleiten Sie den Menschen so, dass er selbst erkennen kann, was gerade in seinem Leben lebendig ist und wonach er strebt. Unterstützen Sie ihn, sich mit Gott zu verbinden, durch Ihre Verbundenheit mit dem Göttlichen, die auch in seinem Herzen ist, wenn auch vielleicht unerkannt. Es ist nicht unbedingt nötig, dass Sie mit dem Menschen direkt über solche Themen sprechen. Entscheidend ist, ob Worte in diesem Augenblick zu mehr Nähe führen oder eher zu Entfremdung und Peinlichkeit. Sind Sie mit der sterbenden Person lebendig verbunden, entsteht eine andere Atmosphäre, die sich auf das Gespräch auswirkt. In der Wahrnehmung und Erkenntnis unserer Sehnsüchte und Bedürfnisse sind wir mit allen Menschen verbunden. In der Bezogenheit auf Gott sind wir mit dem Menschensohn Jesus Christus und mit Gott verbunden. Hier ereignet sich die Heilung unserer Verletzungen. All das Gesprächsverhalten aus Kapitel 1.2 ist auch hier gültig.

Beim Schreiben dieses Kapitels habe ich mich wieder an Menschen erinnert, wie sie sich Gott und ihre Verbindung vorgestellt haben.

Begegnungen mit Christen in der Sterbebegleitung

Frau Saito | Gottes Gerechtigkeit

Frau Saito ist Irin und mit einem Japaner verheiratet. Sie lebte mit ihrer Familie in Japan. Ihr Sohn litt in der Schule sehr darunter, dass seine Mutter als Amerikanerin und damit als Kriegsfeindin angesehen wurde. Weil er die daraus entstandenen Spannungen mit seinen Klassenkameraden nicht mehr aushalten konnte, erhängte er sich mit 18 Jahren. Frau Saito sagt nach 20 Jahren immer noch: „Ich brauche nichts zu unternehmen. Sie enden alle vor dem Richterstuhl Gottes. Gott ist gerecht. Sie bekommen ihre Strafe."

Mila und Joe | Kinder Gottes

Mila lebt mit ihrem Sohn in Tondo, dem Slum in den Abfallbergen von Manila. Sie sind bitterarm. Als sie mir vorgestellt wird, fällt sie mir auf, weil sie ein ungewöhnlich sicheres Auftreten hat. Sie sagt mir, dass sie zwar arm seien, aber dass sie, wie all die Reichen, Kinder Gottes seien. Als ihr Sohn kommt, umarmt sie ihn und stellt ihn vor: „Das ist Joe, er ist mein Sohn und der Sohn Gottes." Mila und Joe haben sich trotz widrigster Umstände ihre innere Würde bewahrt. Die Armut und das Leben im Slum konnte sie ihnen nicht rauben.

Toni | Zu Gott gehen

Der fünfjährige Toni hat Leukämie und weiß, dass er bald sterben wird. Er macht sich viele Gedanken, was aus ihm werden wird und was er noch tun kann. Dann hat er eine Idee: er will katholisch werden. Als er dies seinen konfessionslosen Eltern sagt, sind sie völlig vor den Kopf gestoßen. Auf die Frage, wie er denn auf diese Idee kommt, sagt er: „Wenn ich sterbe, muss ich doch wissen, zu wem ich dann gehöre." Als er getauft ist, lächelt er und sagt: „Jetzt bin ich auch das Kind von Gott und kann zu ihm gehen." Er tröstet seine Eltern, weil es so schwer ist für sie, und stirbt kurze Zeit darauf in Frieden.

Herr Knaus | Gedenke meiner

Herr Knaus war als 17-Jähriger im Krieg. Er hat mehrere Menschen erschossen. Jetzt, wo er schwer krank ist, fühlt er sich als Mörder. Er ist verzweifelt über seine Taten und bereut sie zutiefst. Die Geschichte vom „guten Schächer" aber macht ihm Hoffnung. (Lukas 23, 42–43: „Und er sprach zu Jesus: ‚Gedenke meiner, wenn du in deiner Königsherrschaft kommst!' Und Jesus sprach zu Ihm: ‚Wahrlich, ich sage dir: Heute wirst du mit mir im Paradies sein.'")

7 Den Fußspuren Christi folgen

Jesus lehrt: „Du sollst lieben den Herrn, deinen Gott, aus deinem ganzen Herzen und mit deiner ganzen Seele und mit deiner ganzen Kraft und mit deiner ganzen Einsicht und deinen Nächsten wie dich selbst" (Lk. 10, 27).

Diese überlieferte Aussage Jesus kann verschieden interpretiert werden: als Gesetz Gottes oder als Wegbeschreibung zur Heimat in Gott. Wird es als Gesetz verstanden, dann gehört es zum Autoritäts- und Gehorsamsglauben, zum Satz- und Bekenntnisglauben bzw. zum Leistungsglauben. Der Mensch handelt dann nach Gesetzesvorschriften und christlichen Glaubens- und Verhaltensnormen. Alles ist geregelt und bestimmt. Man weiß, was man tun soll und nach welchen Grundsätzen gelebt werden muss. Der gesetzestreue Mensch ist Diener Gottes und lebt nach Gottes Willen. Er gibt Rechenschaft über das, was er tut und hofft auf ein gerechtes Urteil und entsprechende Belohnung.

Lesen wir die Bibelstelle dagegen als Hilfestellung, die uns hin zu Gott führt, dann handelt es sich mehr um den Verstehens-, Erfahrungs- und Verständnisglauben. Der Mensch nähert sich in drängender Liebe immer mehr seinem Ursprung, dem Dreieinigen Gott. Er denkt, fühlt und handelt aus seinem jeweiligen Glaubensverständnis heraus. Er verantwortet das, was er tut, in Liebe zu Gott, zu sich selbst und zu Anderen. Er ist mit Gott verbunden, bis er in Gott seine Heimat gefunden hat. Damit ist der Heilsplan Gottes über den Tod hinaus für den Menschen erfüllt. Die Mystikerin und Nonne Hildegard von Bingen schrieb: „Gottes Sohn wird Mensch, damit der Mensch Heimat habe in Gott."

7.1 Das geistliche Leben, ein Weg der Werdung
(Emmanuel Jungclaussen OSB)

Geistliches Leben gibt Antwort auf die Frage nach dem Lebenssinn oder, in der Sprache unserer Zeit, auf die Frage nach einer Lebensqualität, die sich wirklich lohnt anzustreben. Ich möchte Geistliches Leben aus christlicher Überlieferung darstellen: aus der Perspektive eines Benediktiners, der ostkirchlichen Spiritualität und abendländische Frömmigkeitsformen, vor allem aus der deutschen Mystik und der sogenannten französischen Schule, zu verbinden sucht.

In der Apostelgeschichte bedeutet das griechische Wort hodos (Weg) ‚Glaubensrichtung' oder Lehre. Das stimmt überein mit der grundlegenden Aussage des Herrn im 14. Kapitel des Johannes-Evangeliums (Joh. 6): „Ich bin der Weg, die Wahrheit und das Leben." Weg, Wahrheit, Leben: Christus ist der Weg. Die innere Dynamik, die Wandlung, Umwandlung des Menschen ist untrennbar verbunden mit der Person Jesu Christi. Geistliches Leben als Weg: das bedeutet immer Nachfolge Christi, des Gekreuzigten und Auferstandenen, als Weg der Umwandlung oder besser, der Ein-Verwandlung in dieses gekreuzigte und auferstandene Leben. Geistliches Leben als ein Weg, der die ganze Person beinhaltet, bedarf der ganzen Entschiedenheit und der klaren Entscheidung.

Christen sind Mittler zwischen Gott und den Menschen. Gerade die orthodoxe Theologie unserer Zeit versucht zu zeigen, dass die Stellung des Menschen im Kosmos eine vermittelnde ist. Im Menschen wendet sich die Schöpfung bewusst ihrem Ursprung zu. Der Mensch nennt die Dinge im bewussten Lobpreis (denken Sie an Adam, der die Geschöpfe benannte), trägt sie dadurch in ihr Sein in Gott zurück, wo sie von Gott ursprünglich benannt worden waren, bevor sie ins Dasein gerufen wurden.

Der Mensch ist Mittler der Schöpfung und damit mit der Sorge für die Schöpfung beauftragt. Was bedeutet Geistliches Leben? Es bedeutet: in, durch und mit Christus zur Gabe der Liebe zu werden. In meiner Person, z. B. als Sterbender oder Begleiterin von Schwerstkranken, in meiner Lebensform, in meinem Tun und Lassen setze ich alle Dinge in Bezug zum Dreieinigen Gott. Das findet seinen tiefsten und reichsten Ausdruck in der Feier der Eucharistie als dem Opfer des Neuen Bundes. Es will uns immer wieder aufnehmen in die Hingabe an den Vater. Diese Hingabe ist durch die Aufgabe unseres Selbstbildes eine Erfahrung des Scheiterns. Dieses Scheitern ermöglicht aber den entscheidenden Schritt: zum Eins-Werden mit uns selbst in dem, was wir Demut nennen. Die Demut als wesentliches Moment des christlichen Weges ist Form und Ausdruck dessen, dass ich zu mir selbst gefunden habe.

Mein geistlicher Weg besteht darin, dass ich mich im Scheitern des Bildes, das von mir gemacht ist, erbarmungsvoll selbst annehme. Denn ich weiß mich vom Erbarmen des Herrn angenommen. Im Versagen erfahre ich auch immer wieder Einheit im Beschenkt-Sein einer Liebe, die über mein Liebesvermögen unendlich hinausgeht und dabei meinem Liebesvermögen immer wieder neu die Tore öffnet. Dieses Erbarmen mit mir selbst, mich immer wieder erneut auf den Weg zu machen, mich einzubringen als Gabe der Liebe in Christus, wird mich nicht ruhen lassen, mich auch erbarmungsvoll meinen Mitmenschen zuzuwenden. Sie sollen ebenfalls fähig werden, sich selbst anzunehmen und sich selbst als Gabe einzubringen durch Christus an den Vater.

Es ist das Erbarmen in dem, was der Mensch im Inneren erfährt, erleidet und erduldet. Diese Übergabe an den Herrn, dieses Eins-Werden mit dem Herrn, dieses Ja! zur Hingabe an Gott in der Erfahrung der Liebe und auch das Ja! zu meinem Leben findet seinen Ausdruck in Lobpreis und Anbetung. Anbetung ist die Rückwendung zum Ursprung, dem ich entstamme, eine Rückwendung in die Liebe, aus der ich gekommen bin. Lobpreis ist die Verherrlichung dieses Ursprunges und dieser Liebe, der so lange unvollkommen ist, solange es nicht heißt und auch Wirklichkeit wird: Alle Schöpfung preise den Herrn.

Christliche Meditation oder Kontemplation ist nichts anderes als beständige Anbetung im Geist und in der Wahrheit, wie es im Johannes-Evangelium heißt. Es ist das ununterbrochene Streben des Herzens, das sich auch in ihrer Vollendung bis in die kleinsten Dinge des Alltags hinein erstreckt und vollstreckt. Es ist in allem Tun, auch im größten Gewirr und im größten Trubel, wenn der Mensch alles im Bewusstsein der Gegenwart Gottes tut, erfährt und erleidet. Sie sehen: das ist wahrhaft ein Weg! Geistliches Leben ist erfülltes Menschenleben. Damit können wir gelassen in die andere Welt gehen und Andere begleiten, weil es um Liebe geht.

7.2 Als Christ durch, mit und in Christus zur Gabe der Liebe werden
(Heidemarie Kern)

Glaubensgesetze können uns helfen, in die Liebe hineinzuwachsen, damit sie sich frei von Gesetzen manifestieren kann. Allzu leicht werfen wir Gesetze über Bord und verfangen uns im Gestrüpp der Unwissenheit. Es ist wichtig, Gesetze zu würdigen, zu erkennen, wohin sie führen und sie, wenn förderlich, einzusetzen. Der französische Moralist Joseph Joubert (1754–1824) schrieb: „Gesetze erleuchten nicht, aber sie leiten und führen und, obgleich selbst blind, sind sie Schutz. Sie sind der Faden im Labyrinth, der Kompass in der Nacht."

Aristoteles meint hingegen: „Wenn auf der Erde die Liebe herrschte, wären alle Gesetze entbehrlich." Der Mensch nähert sich in seinem Wesen immer mehr Gott und dem Menschen, wenn er sein Denken, Fühlen und Handeln auf IHN ausrichtet. Dadurch wird er die Basis christlichen Lebens immer besser verstehen und seine Erfahrungen entsprechend interpretieren. Die Worte der Heiligen Schrift nehmen Gestalt an. Im Gebet können wir uns ganz Gott hingeben und seine Liebe spüren, um schließlich in ihr zu verweilen.

Die Meditation ist eine verdichtete Form der Gottesbegegnung, die zu einer innigen Begegnung mit Christus führt. Der Austausch mit den Erfahrungen anderer Christen ist dabei unterstützend. Durch die Entwicklung der Liebe zu Jesus Christus taucht der Christ mehr und mehr in das Wesen Christi ein und lebt daraus.

Mutter Teresa aus Kalkutta drückt es so aus:

> *Wir alle sehnen uns nach dem Himmel und der Gegenwart Gottes,*
> *aber es liegt an uns, schon jetzt bei IHM im Himmel zu sein.*
> *Doch in diesem Augenblick mit IHM glücklich zu sein bedeutet:*
> *Lieben, wie ER liebt*
> *Helfen, wie ER hilft*
> *Geben, wie ER gibt*
> *Dienen, wie ER dient*
> *Retten, wie ER rettet*
> *Vierundzwanzig Stunden bei IHM zu sein*
> *IHN berühren in SEINER erbarmungswürdigen Verkleidung.*

Je mehr wir uns mit unserer Beziehung zu Gott und den Menschen, mit unserem Glauben auseinandersetzen und unser Leben danach gestalten, stellen wir fest, dass wir aus der ganzen Bandbreite des Glaubensbewusstseins wahrnehmen, denken, fühlen und handeln. Einmal legen wir eher Rechenschaft ab und rechtfertigen uns unserem Gott und Mitmenschen gegenüber. Ein anderes Mal handeln wir aus der Liebe heraus und sind glücklich und in Frieden.

Für den Alltag hat uns Jesus diese Lebenshilfe mitgegeben: „Wenn einer will hinter mir gehen, verleugne er sich selbst und trage sein Kreuz täglich und folge mir" (Lk. 9.23). Jesus sagt, dass dann die Last leicht ist. Sich selbst verleugnen heißt: nicht sich selbst, sondern Gott als Zentrum sehen, der unsere Mitte ist, aus der wir wahrnehmen, denken, fühlen und handeln – also leben. Das tägliche Kreuz auf uns nehmen: das heißt im Alltag danach zu streben, alles, was in unserem Bewusstsein von Gott getrennt ist, mit ihm zu verbinden. Das heißt, in allem Gott selbst und sein Wirken zu erkennen und aus dieser Erkenntnis heraus zu handeln. Wenn wir mit Gott vereint sind, verändert sich das Gewicht der Last und wird zum Leben in Gott. Wir alle können mit und in Christus leben, leiden, und sterben. Das Sterben und der Tod ist dann das Sichtbarwerden Gottes im Leben. „Amen, Amen, das sage ich euch: Wenn jemand mein Wort bewahrt, so wird er den Tod nicht sehen in Ewigkeit" (Joh. 8.51–52).

Was mir in der Begleitung wichtig ist

Es erscheint mir als das Wichtigste, dass wir selbst die Liebe Gottes immer wieder aufs Neue an uns erfahren. Sie ist uns manchmal verborgen, jedoch immer da. Wenn wir diese Liebe nicht selbst in uns spüren, können wir sie nicht weitergeben. Erinnern Sie sich an Augenblicke, in denen Sie diese Liebe spürten, um sie damit wieder neu zu beleben. Ein Gebet, ein Gedicht, Musik oder ein Lied können dabei unterstützen. Eine Hospizhelferin sagte zu mir: „Wenn ich einen Sterbenden besuche, muss ich mich zuerst bei Gott aufwärmen, dann läuft alles gut."

Die Liebe hat die Kraft, uns selbst, Andere und das Leben in Dankbarkeit anzunehmen, so wie es ist. Theresia von Lisieux schreibt: „Ich fühlte die Liebe in mein Herz einziehen, das Bedürfnis, mich selbst ganz zu vergessen, um Anderen Freude zu machen, und seitdem war ich glücklich." In der Begleitung können wir das nur annähernd weitergeben. Der Trost ist, dass wir in Verbundenheit mit Christus in seiner Liebe eingebettet sind und Christus durch sie wirkt. Damit der Sterbende diese Liebe wahrnehmen kann, ist es hilfreich, unterschiedliche Formen der Kommunikation einzuüben, um dem Anderen wirklich zu begegnen.

Helfen Sie dem Menschen, das, was in ihm lebendig ist, zu erspüren und auszudrücken. Der Sterbende merkt, dass er gehört und verstanden wird, wenn Sie aktiv zuhören und das Gehörte wiedergeben. Formulieren Sie auf Ihre eigene Weise, was Sie gehört und verstanden haben. Nehmen Sie auch das Gefühl, das in seinen Worten mitschwingt, wahr und drücken Sie es aus. Erspüren und erkennen Sie mit dem Menschen das möglicherweise verschüttete Bedürfnis. Zusammen können wir dann danken und bitten.

Begegnungen mit Christen in der Sterbebegleitung

Herr Maier | Pfingsten

Herr Maier erzählt einmal, wie er an einem Pfingstfest das Wesen des Heiligen Geistes erfahren durfte. Als Besucher am Pfingstsonntag gerade von der Pfingstsonntagsmesse kommen, fragt Herr Maier mit großen, erwartungsvollen Augen, ob auch das Lied „Am Pfingstfest um die dritte Stunde, erhob mit Brausen sich ein Wind" gesungen wurde. „Natürlich", ist die Antwort. Er strahlt und wir singen alle zusammen das Lied. Plötzlich spüren wir eine unbeschreibliche Freude in uns und sind tiefberührt von dem gemeinsamen Erlebnis. Seine erinnerte Erfahrung , was Pfingsten wirklich bedeutet, hat sich auf geheimnisvolle Weise auf uns übertragen.

8 Vertiefende Übungen in der Nachfolge Christi

In der Apostelgeschichte wird das Christentum als *ho hodos*, als Weg bezeichnet und die Christen als Anhänger des Weges. Eine führende Rolle auf diesem Weg nehmen die Feier der Heiligen Eucharistie, der Empfang des Bußsakramentes und das Herzens- oder Jesusgebet ein.

8.1 Die Heilige Messe
Christus-Begegnung in der Eucharistie
(Emmanuel Jungclaussen OSB)

Eucharistia ist die Zusammenführung der ganzen Schöpfung in Christus, eine Einführung und Einübung in das Geheimnis des Gottesdienstes. Sie ist die Heilige Messe, wie man im Abendland sagt, die Feier des Abendmahles, wenn wir die evangelische Tradition nehmen, oder die Liturgie in der orthodoxen, byzantinischen Tradition. Das Wirken Christi, Sein Dienen, Sein rückhaltloser Gehorsam dem Vater gegenüber, Seine Opferhingabe sollen zur Grundhaltung meines Lebens werden – einer Grundhaltung, die mich ins Ewige Leben führt. Dazu bedarf es einer Einweisung, einer Einweihung zur Begegnung mit Christus im Wort sowie der Begegnung mit Christus im Sakrament.

In der Liturgiekonstitution des II. Vatikanischen Konzils steht: „Die Gläubigen sollen die heilige Handlung bewusst, fromm und tätig mitfeiern, sich durch das Wort Gottes formen lassen, am Tisch des Herrn im Leibe Stärkung finden und Gott Dank sagen. Sie sollen die unbefleckte Opfergabe darbringen nicht nur durch die Hände des Priesters, sondern auch gemeinsam mit ihm, und dadurch sich selber darbringen lernen. So sollen sie durch Christus, den Mittler, von Tag zu Tag zur immer volleren Einheit mit Gott und untereinander gelangen, damit schließlich Gott alles in allem sei."

Die Eucharistiefeiern der Christenheit haben eine Grundstruktur, die allen Formen des christlichen Hauptgottesdienstes gemeinsam ist. Auf der einen Seite steht das, was als Erbe vom Christentum aus der Synagoge übernommen worden ist: Die Verkündigung des Wortes Gottes. Im Wesentlichen sind dies immer zwei Lesungen aus den Apostelbriefen oder der Apostelgeschichte sowie das Evangelium, dazwischen der Gesang des Halleluja. Das Andere ist die große Danksagung mit dem eucharistischen Hochgebet: „Empor die Herzen! Wir haben sie beim Herrn. Lasset uns Dank sagen dem Herrn, unserem Gott!" Dann folgt eine mehr oder weniger lange Danksagung, in deren Mittelpunkt der Bericht vom Letzten Abendmahl steht. Das ist der Einsetzungsbericht mit der Anrufung des Heiligen Geistes um die Verwandlung der Gaben, dass sie für uns Leib und Blut Christi werden. Es folgen das Vaterunser und das Schlussgebet.

Die Feier des Abendmahles ist allen Eucharistiefeiern in den verschiedenen christlichen Kirchen weithin gemeinsam. Daraus hat sich ein reicher Gebetskranz entfaltet, um sich innerlich zu bereiten für das Hören des Wortes, um sich innerlich aufzutun für die Begegnung mit Christus im Sakrament des Abendmahles, das heißt: sich für Seinen Empfang zu bereiten!

Wie kann die Heilige Messe zu einem Weg werden, diese Mitte in uns selbst zu finden?

Im feierlichen Einzug gehen wir auf Gott zu und machen uns bereit, dass Gott auf uns zukommt. Das kann ein ehrfürchtiges Erschauern in uns auslösen. Es folgt die Bitte um das Erbarmen im Kyrie Herr, erbarme Dich unser! und das Gloria als Lobpreis:

Ehre sei Gott in der Höhe und Friede auf Erden
den Menschen Seiner Gnade.
Wir loben Dich, wir preisen Dich, wir beten Dich an;
wir rühmen Dich und danken Dir,
denn groß ist Deine Herrlichkeit:

Herr und Gott, König des Himmels,
Gott und Vater, Herrscher über das All,
Herr, eingeborener Sohn, Jesus Christus,
Herr und Gott, Lamm Gottes, Sohn des Vaters:
Du nimmst hinweg die Sünde der Welt: Erbarme Dich unser!
Du nimmst hinweg die Sünde der Welt:
nimm an unser Gebet!

Du sitzest zur Rechten des Vaters: Erbarme Dich unser.
Denn Du allein bist der Heilige, Du allein der Herr,
Du allein der Höchste, Jesus Christus,
mit dem Heiligen Geist zur Ehre Gottes des Vaters.
Amen

Dieses Gloria der Heiligen Messe ist neben dem Hymnus Freundliches Licht in der byzantinischen Vesper der älteste Hymnus, den wir aus nachapostolischer Zeit überhaupt haben. An dieses Gloria schließt sich die Oration, das Tagesgebet an, das eine dreiteilige Struktur hat. Zuerst die Anrede: O Gott … Diese Anrede ist etwas ganz Entscheidendes: Ich kann Gott anreden, und ich verbinde diese Anrede mit einem Zusatz, indem ich mich erinnere, was Gott für mich getan hat: Gott, der Du am heutigen Tage Mensch geworden bist … oder … ein Licht hast aufleuchten lassen oder Gott, der Du den Menschen in seiner Würde wunderbar erschaffen und noch wunderbarer erneuert hast … Ich erinnere mich und ich erinnere auch Gott an das, was Er für uns getan hat. Ich erzähle etwas über Ihn, sage etwas von Ihm aus. Das ist der zweite Schritt. Erst wenn ich Gott in Seinem Wesen erscheinen lasse, wer Er ist, was Er tut, dann kommt die Bitte. Das ist ein ganz wunderbarer Dreierrhythmus. Indem man ihn wiederholt, findet man in diesem Sprechen mit Gott einen inneren Ort. Wo dies zerstört wird, geht eine bestimmte Ordnung verloren, in die der Mensch sich eingebettet weiß, und die ihm immer wieder hilft, sich selber leichter wiederzufinden.

Nach diesem Tagesgebet werden wir durch die Lesung daran erinnert, was alles durch Gott für uns geschehen ist. Das Evangelium ist dann der Höhepunkt. Früher stand vor dem Evangelium als erster Satz: In illo tempore …, In jener heiligen Zeit … In der Fülle der Zeiten – das ist nun Gegenwart, wo Christus jetzt zu mir spricht. Das Evangelium, so alltäglich seine Szenen sind, muss durch die Art der Sprache deutlich machen, dass hier der Gottmensch Jesus Christus handelt. Durch das Halleluja als Lobpreis auf Christus klingt dann im Zwischengesang entweder der Gedanke der Lesung nach oder führt hin zum Evangelium, zu Christus, der im Evangelium unmittelbar zu mir spricht. In der Predigt folgt dann im Allgemeinen, welche Konsequenzen sich aus dem Handeln Gottes für uns und unser Leben ergeben.

Die Wandlung ist das Gedächtnis von Tod und Auferstehung mit der Bitte um das Eins-Werden in der Hingabe. Die Liturgiekonstitution sagt: „Christus ist in der Gemeinde gegenwärtig. Er ist besonders im Liturgen, im Priester gegenwärtig." Das legt dem Priester, dem Vorsitzenden der Eucharistiefeier auf, dass er durchlässig wird für den eigentlichen Feiernden in diesem Eucharistiegeschehen: Christus. Der Priester mit den Gläubigen macht Platz für den Anderen nach dem Wort Johannes des Täufers: Er muss wachsen – ich aber muss abnehmen oder geringer werden, wie es in den neueren Übersetzungen heißt. Damit wird die Gemeinde zusammenwachsen. Die Messe wird dann das Geschehen, wo in der Opferhingabe Jesu an den Vater, die im Hochgebet gefeiert wird, wir mitergriffen werden in diese Hingabe hinein. Im Blick auf die Opferhingabe Jesu wird dann das eigentliche Ziel aller Verinnerlichung und Meditation deutlich.

Im dritten Hochgebet heißt es: „Stärke uns durch den Leib und das Blut Deines Sohnes und erfülle uns mit Seinem Heiligen Geist, damit wir ein Leib und ein Geist werden in Christus. Er mache uns auf immer zu einer Gabe, die Dir wohlgefällt!"[21]

---

[21] 3. Hochgebet.

Die Kommunion ist die Begegnung mit Christus. Es gibt ein Wort des Heiligen Augustinus, der zur Kommunion sagt: Empfange, was du bist, und sei, was du empfängst: Corpus Christi – Leib Christi – Amen!

Empfange, was du bist: Ich empfange Christus, der ich bin als Leib Christi; und ich will immer mehr Christus, christusförmig werden als lebendiges Glied an Seinem Leibe! ...und sei, was du empfängst!

Ich lebe das Geheimnis dieses Leibes Christi, diese ständige Verbundenheit mit Christus. Dadurch bin ich in immerwährender Verbundenheit mit den Schwestern und Brüdern, mit den Christen, die mit mir zusammen diesen Leib Christi bilden, wozu auch ganz wesentlich die Verstorbenen gehören. Wir sind der Leib Christi; dadurch sind wir Kirche. Die Kirche ist nur in dem Maß Kirche, als sie Leib Christi, lebendiger Leib Christi ist. Nach der Kommunion, die der Höhepunkt des zweiten Teils der Liturgie ist, kommt ein Schlussgebet des Priesters, ein Fürbittgebet, das gleichzeitig Danksagung ist. Dann kommen noch ein abschließendes Segensgebet und die Entlassung.

Auf diese Weise kann die Eucharistiefeier wirklich ein Weg zur Verinnerlichung, zur Mitte werden und damit auch in unserem Leben und Sterben Geleit sein, durch den Heiligen Geist mit Christus und im Vater eins zu werden. Das findet sich in ganz einfacher Weise in dieser heiligen Feier verwirklicht.

8.2 Einheit und Verbundenheit durch die Feier der Heiligen Messe erleben
(Heidemarie Kern)

Wann immer wir das Bedürfnis haben, uns mit Menschen auszutauschen, kommen wir zusammen, sprechen miteinander und verbinden es oft mit einem gemeinsamen Essen. Mit einem Essen feiern wir unsere Geburt, teilen wichtige Veränderungen, freudige und traurige Ereignisse. Christen verbinden sich mit und in Christus: mit einem Schriftwort, einem Wortgottesdienst, dem Abendmahl oder der Feier der Heiligen Messe. Auch Jesus hat sich mit seinen Aposteln und Freunden versammelt, mit ihnen gebetet, gesprochen und gegessen. Als er wusste, dass er das letzte Mal mit seinen Freunden zusammen ist, hinterließ er ihnen ein Vermächtnis: Tut dies zu meinem Gedächtnis (Lk. 22, 19).

Die Berücksichtigung des Todes in der Heiligen Messe

Die Feier der Heiligen Messe, des Abendmahls, der Göttlichen Liturgie, ist das Herzstück der christlichen Glaubensausübung. Die Eucharistie ist die Erinnerung an den Kreuzestod Jesu im Sakrament und die Allgegenwart im Sakrament. In der Heiligen Messe erneuern wir das Leiden, Sterben und die Auferstehung von Jesus Christus und aller Menschen. Jesus lehrte in der Synagoge von Kapernaum: Wer mein Fleisch isst und mein Blut trinkt, der hat ewiges Leben, und ich werde ihn auferwecken am letzten Tag (Joh. 6,54). Wer mein Fleisch isst und mein Blut trinkt, der bleibt in mir und ich in ihm (Joh. 6.56).

Wir alle machen die Kirche aus, die Kirche ist der Leib Christi (Joh. 17,26), die Kirche des Vaters, des Sohnes und des Heiligen Geistes. Die Gemeindemitglieder sind glaubend und liebend miteinander verbunden. Die Eucharistie ist die höchste Verdichtung von Gott und den Menschen. Das heißt, wir haben darin Gemeinschaft mit dem dreifaltigen Gott, der ewiges Leben für den Menschen bedeutet.

Wie wirkt der Besuch der Heiligen Messe?

Wenn wir jeden Sonntag des Jahres in die Kirche gehen und die Heilige Messe zusammen feiern, entsteht eine Gebets- und Glaubensgemeinschaft. Gemeinsames Beten verstärkt das Gebet und den Glauben, führt zur Glaubensvertiefung und Glaubenserfahrung. Freude wird durch Lobgesang, Leid durch Klage gemeinsam vor Gott getragen. Alle wichtigen Ereignisse wie Christi Geburt, Leiden, Tod und Auferstehung, Taufe, Hl. Kommunion, Firmung, Hochzeit, Krankensalbung und Beerdigung werden im Rahmen der Liturgie gemeinsam gelebt. Dazu gibt es passende Schriftworte, die den Glauben klären, stärken und festigen. Der Priester ist dabei Stellvertreter Gottes als auch der Menschen, er hat eine Vermittlerrolle. Durch die Worte, die in der Wandlung gesprochen werden, verwandelt sich Brot und Wein in den Leib und das Blut Christi.

Ich erinnere mich noch gut an einen Priester, dessen Gesicht sich nach der Wandlung total veränderte. Er hatte auf einmal einen friedlichen, vergeistigten Gesichtsausdruck. Da ich jahrelang in seiner Gemeinde lebte, habe ich jedes Mal nach der Hl. Wandlung diese Veränderung in seinem Gesicht beobachtet. Ich habe nie bezweifelt, dass in der Hl. Wandlung das tiefste Geheimnis des Lebens berührt wird. Der gemeinsame Empfang der Hl. Kommunion hat diese Erfahrung noch vertieft.

Nach der Hl. Messe wird oft noch über das Evangelium, die Lesung und die Predigt diskutiert. Diskussionspunkte sind dabei immer das Glaubensverständnis und seine Umsetzung im Alltag. All dies führt zu einer tiefen Verbindung untereinander, in der wir uns alle angenommen und geborgen fühlen.

Begegnungen mit Christen in der Sterbebegleitung

In meinem Freundeskreis haben wir oft im kleinen Kreis eine Heilige Messe gefeiert, auch in der Wohnung, weil ich sehr lange in einer nichtchristlichen Umgebung lebte und unter meinen Freunden immer Christen und katholische Priester waren. Dieses gemeinsame Beten, die Hingabe an Gott und das Eintauchen in das große Mysterium, der Glaube, dass der Auferstandene Christus in der Welt weiterlebt und wir mit IHM untrennbar verbunden sind – all dies führte zu einer gemeinsam erlebten Innigkeit, einer tiefen Verbundenheit durch den Glauben, die ich sonst nicht erfahren habe.

Bertram | Freundschaft

Ich erinnere mich noch gut an Bertram, der die Diagnose AIDS erhielt. Wir treffen uns am nächsten Tag bei ihm und feierten bei ihm die Heilige Messe. Dabei bringen wir all unsere Sorge um ihn, all unsere Traurigkeit mit Klage und Bitte um Hilfe, all unsere Hoffnung vor Gott, um alles zu vollenden. Immer wieder trafen wir uns, auch noch nach seinem Tod, zur Danksagung für diesen wunderbaren Freund und für die Hilfe aller bei seiner Begleitung.

Frau Heil | Das Wachsen der Liebe

Frau Heil pflegt ihren dementen Ehemann. Er hat sie früher oft geschlagen und beschimpft. Jeden Tag besuchte sie die Heilige Messe, um etwas Zeit für sich zu haben und in der Gemeinschaft der Gläubigen wieder Kraft zu tanken. Sie hat dabei immer einen liebevollen Gesichtsausdruck. Frau Heil hat sich so ihren Frieden erhalten. Auf die Frage, wie sie sich vor Hass und Verbitterung geschützt hat, sagt sie: „Bei jedem Empfang der Heiligen Kommunion wächst meine Liebe und Barmherzigkeit."

8.3 Vom Mysterium der Buße
(Emmanuel Jungclaussen)

Das Mysterium und Geheimnis der Buße ist ein Sakrament, in dem sich die Wirklichkeit Gottes vergegenwärtigt und durch die Umkehr in der Heiligen Beichte verwirklicht. Es ist die Buße der Umkehr, von der Sünde weg und zu Gott hin. Damit wirklich die Erneuerung durch den Geist Gottes und damit diese innere Auferstehung lebendig wird, tragen wir den alten Menschen in der Beichte zu Grabe. In der Reue und im Vorsatz versuchen wir, uns von ihm zu trennen. Durch die Lossprechung erleben wir dann eine innere Auferstehung: Der neue Mensch wird geboren!

Was gilt heute noch als Sünde?

Sünde wird in einem sehr weiten Sinne gefasst: Einmal die Tat als solche, die Sünde. Dann als die Kraft, die zur Sünde hinführt, die Leidenschaft, die Neigung als Begierde oder auch als Aggression, und dazu noch dieser geheime Grund, aus dem alle diese Dinge kommen als ein Zustand des Herzens. Sünde ist ein Mangel, ein Nicht-Sein, das der Mensch selber geschaffen hat. Die Sünde ist ein Fehler; es fehlt etwas. Sünde äußert sich in Unwissenheit, im Nicht-Wissen um die göttlichen Dinge und in dem mangelnden Bemühen, um die göttlichen Dinge zu erfahren. Sünde ist Unwissenheit und Verblendung, in ihrer tiefsten Auswirkung ein Verstoß gegen das Gesetz, das unserer Menschennatur eingeprägt ist. Die Kirchenväter beschreiben Sünde als Un-Eigentlichkeit des Menschen; Sünde ist die Nicht-Identität des Menschen. Die Folge dieser Selbstentfremdung in der Sünde ist die Verfinsterung und die Versklavung des Menschen und die Schwächung seiner eigentlichen Fähigkeiten, wenn er in diesem Zustand verharrt. Diese Sünde ist nicht nur etwas, was den einzelnen Menschen selbst betrifft, sondern es ist eben auch immer eine Sünde innerhalb der Gemeinschaft. Im Buß-Ritus wird immer wieder gesprochen von der Einfügung in die Kirche als geistige Gemeinschaft: Es ist eine Wiedervereinigung mit der Gemeinschaft, durch die der Christ durch die Sünde, die im Wesentlichen ein Nicht-Lieben ist, getrennt wurde. Die Sünde hat nicht nur einen Bezug auf die christliche Gemeinde, sondern sie hat auch gerade nach orthodoxer Überlieferung einen kosmischen Aspekt.

Noch vor mehr als 100 Jahren beteten alte russischen Frauen: Auch Du, unsere Mutter Erde, vergib uns, dass wir gegen Dich gesündigt haben! Hier ist die Sünde als eine Sünde gegen den Kosmos angedeutet, der auf uns angewiesen ist und durch den Menschen als Mikrokosmos in seine Verklärung und Heilung eintreten will. In der orthodoxen Kirche sieht man nicht so sehr den einzelnen Akt der Sünde: Das und das habe ich getan, ich habe gesündigt, sondern es herrscht mehr das Bewusstsein *Ich bin Sünder, bin ein mir selbst Entfremdeter.* Die Sünde wird mehr als ein Zustand gesehen.

Wie kommt es zur Umkehr?

Es gibt viele Wege, die zu einer Umkehr führen können; einige sehr harte, eine tödliche Erkrankung, Schicksalsschläge, der Tod eines lieben Menschen. Umgekehrt ist es auch manchmal die Begegnung mit einem besonders gütigen und selbstlosen Menschen, bei der uns plötzlich aufgeht: Ja, so möchte ich eigentlich auch sein. Oft gibt es auch einen Überdruss an gewissen Gewohnheiten, so dass man sich fragt: Ist das wirklich mein Leben? oder: Wie kann ich mein Christ-Sein verwirklichen?.

Die Gewissenserforschung

Der wichtigste Weg ist auf die Dauer wohl die bewusst gewählte Gewissenserforschung. Die Gewissenserforschung findet nicht nur beim Empfang des Bußsakramentes statt, sondern auch beim abendlichen Rückblick auf den Tag oder am Ende einer Woche: Wie ist das eigentlich so gelaufen? Was war schön, was durfte ich an Gutem tun, und wo habe ich versagt? Wo habe ich gefehlt? Zu einer solchen Gewissenserforschung brauchen wir viel mehr Zeit und Ruhe und Stille, als wir meinen. Freilich wird uns dieses Bemühen um Verinnerlichung nicht aus eigener Kraft zur Selbsterkenntnis führen, sondern wir müssen immer wieder um die Gnade bitten: Herr, lass mich erkennen, wie es um mich steht! Eine vollständige Selbsterkenntnis wird mir nie möglich sein. Es bleiben immer gewisse Punkte dunkel für mich, und es bleibt eine ganze Menge verborgen. Ich kann nur um wachsende Selbsterkenntnis bitten.

Wie geschieht Buße?

Buße ist ein persönlicher, intimer Vorgang zwischen dem Innersten in uns und dem, was noch innerlicher ist als unser Innerstes, nämlich Gott. Buße bedeutet schlicht und einfach ,bessern', sich bessern, das heißt, zum Guten, zum Besseren hinstreben. Die Schritte sind leicht aufgezeigt: Nämlich zu erkennen, dass man Sünder ist, zu spüren: Das ist nicht recht! Dies ist nicht so sehr auf den einzelnen Akt oder die einzelne Tat bezogen, sondern da leuchtet meine Grundbefindlichkeit, mein Gesamtzustand auf. Die einzelne sündige Tat ist ja ein Symptom für den verborgenen Zustand meiner Seele. Der Mensch wird Mensch im Vollsinn erst durch die Liebe, durch Güte, Verstehen, Verzeihen.

Erfahrungen in Bezug auf die Beichte
(Heidemarie Kern)

Manchmal haben kranke Menschen keine Möglichkeit mehr, an der Beichte und dem anschließenden Empfang der Hl. Kommunion teilzunehmen.

Frau Krumm | Kommunion ohne Beichte?

Frau Krumm ist im Krankenhaus und möchte gerne kommunizieren. Sie fragt ängstlich, ob sie wohl die Heilige Kommunion empfangen darf, obwohl sie nicht gebeichtet hat? Dazu ist es wichtig zu wissen, dass nur schwere Sünden dem Priester gebeichtet werden müssen. Alle anderen Sünden werden im Buß-Akt bei der Feier der Krankenkommunion vergeben. Frau Krumm empfängt also auch ohne Buße beim Priester die Heilige Kommunion und ist im Frieden.

Frau Mut | Frieden durch die Beichte

Frau Mut hört Stimmen, die sie ständig beschimpfen und ihr drohen, ihre ehelichen Kinder zu vernichten. Einer Schwester erzählt sie, dass das die Strafe dafür ist, dass sie im Krieg ein nicht-eheliches Kind hatte und ohne das Kind geflohen ist. Damals hoffte sie, dass sich schon irgendjemand des Kindes erbarmen würde. Da sie katholisch ist, rät ihr die Schwester, zur Beichte zu gehen. Es wird alles arrangiert, ein Pfarrer kommt ins Krankenhaus, und sie legt bei ihm die Beichte ab. Dies wiederholt sich innerhalb einer Woche dreimal. Danach hört Frau Mut keine Stimmen mehr. Sie hat ihren inneren Frieden gefunden.

8.4 Das Herzensgebet als Weg
(Emmanuel Jungclausen OSB)[22]

Das Jesusgebet ist ein geistlicher Weg, der im Zentrum des Christentums steht. Es wird auch als Herzensgebet oder Namensgebet bezeichnet und als bester, leichtester und zugänglichster Schritt über die Schwelle beschrieben. Dieser Name selbst kann bereits das ganze Jesusgebet sein: Jesus Christus oder auch nur Jesus. Dieser Name muss in meinem Leben natürlich eine Geschichte haben, damit er in der Sterbestunde in meinem Geist und auf meinen Lippen erscheinen kann. Wer in der

---

[22] Excerpte von Abt Emmanuel Jungclaussen aus: *Geistliche Texte der Seelenführung*. Patristisches Zentrum, Koinonia-Oriens, 2008.

Stunde seines Todes Meiner nur gedenkt, wenn er den Körper lässt, geht ein in meinen Seins-Bereich. Bei der Anrufung des Namens Jesus Christus wird Christus selbst gegenwärtig. Der Geist hat Jesus Christus als Ziel und richtet sich auf IHN aus. Die wiederholte Anrufung seines Namens hilft, unseren Geist auf IHN auszurichten und schützt uns vor Ablenkung. Auch das folgende alte Gebet wird gerne von Sterbenden oder für Sterbende gebetet:

Jesus, Dir leb ich.
Jesus, Dir sterb' ich.
Jesus, Dein bin ich im Leben und im Tod.

Eine Bekannte von mir hat den abschließenden Satz so verändert: Jesus, Dein bin ich, jetzt und auf ewig.

Menschen, die nur einen lockeren Bezug zu ihrem Glauben hatten, sind in schwierigen Situationen und bei liebevoller Begleitung oft in der Lage, über das Jesus- oder Namensgebet eine innere Beziehung aufzubauen und wachsen zu lassen. Ich kenne eine evangelische Schwester, eine Diakonisse aus der früheren DDR, die in einem Rundgespräch plötzlich sagte: Ich möchte etwas zur Verherrlichung Gottes erzählen. Sie war krebskrank, hatte Knochenkrebs und hing mit Chemotherapie am Tropf. Aber mit meinem Herzen hing ich an einem anderen Tropf, sagte sie, und das war: Jesus, Jesus, Jesus. Tagelang, nächtelang. Mit dem Erfolg, dass der Knochenkrebs besiegt wurde und die Ärzte im Krankenhaus vor einem völligen Rätsel standen, wie es möglich war, dass ein so schwerer Krebs geheilt war.

Freilich tritt man nicht mit einem solchen Ziel an, und die Schwester hatte es auch nur in diesem Sinne gebetet: „Jesus, Dir leb ich. Jesus, Dir sterb' ich. Jesus, Dein bin ich jetzt und auf ewig." Und es ward ihr zum Heile: nicht nur für ihre Seele und für den Schritt über die Schwelle, sondern sie wurde gesund und konnte von diesem Wunder des Namensgebetes aus tiefstem Vertrauen sprechen und berichten. Das Anrufen des Namens ist eine beständige geistliche Kommunion, vom äußeren, ruhigen Sprechen bis zum Flüstern, bis zum reinen inneren Gebet des Herzens.

Zur Praxis des Jesusgebetes

Die Übung im Herzensgebet ist kein schneller Weg, sondern ein langsamer und behutsamer Weg, für den die Motivation entscheidend ist. Nicht meine Erfahrung steht am Anfang dieses Weges; es geht vor allem um die Umgestaltung in Christus. Umgestaltung in Christus heißt: auf Christus hören und ihm gehorchen. Darum gehört zum Jesusgebet immer die Lesung der Heiligen Schrift, vor allem die Lesung der vier Evangelien, damit die Evangelien vertraut werden, bis man sie auswendig weiß. Dann werden sie zur inneren Substanz im eigenen Leben, die zu treffenden Entscheidungen prägen und bestimmen.

Am Anfang sollte man mit kurzen Übungszeiten beginnen: 7 bis 15 Minuten und nichts erzwingen, sondern geduldig warten. Diese Zeiten kann man langsam auf 30 Minuten ausdehnen, ein- oder zweimal am Tag, um dann behutsam das Jesusgebet in den Tag einsickern lassen. Es wird allmählich immer mehr Situationen im Leben geben, wo sich das Jesusgebet von selbst auf die Lippen drängt. Vor allem soll man das Jesusgebet für Andere verrichten, indem man an bestimmte Menschen denkt und deren Namen mit dem Namen Jesu verbindet.

Die Haltung sollte gelöst und aufrecht sein. Man kann auf einem kleinen Hocker sitzen oder auf dem Boden, im Fersensitz, auf einem Stuhl, in einer Kirchenbank, vielleicht ein wenig vornüber geneigt. Entscheidend ist, dass die Haltung bewusst und ehrfurchtsvoll eingenommen wird. Dann lauscht man auf den Atem als Symbol der Wirksamkeit des Heiligen Geistes im eigenen Leben. Im Lauschen auf den Atem lässt man langsam, behutsam und ehrfurchtsvoll die Worte in sich entstehen: Herr Jesus Christus, erbarme dich meiner!

Es kann sein, dass diese Worte sich auf das Ein- und Ausatmen verteilen, aber es muss nicht sein. Ich kann auch mit einem halblauten Gebet anfangen und es nachher rein innerlich sprechen.

Wichtig ist die Überzeugung, dass ich als Ikone Gottes von meinem innersten Wesen auf Christus hin angelegt bin, weil durch Christus, das Wort, wie es im Johannes-Evangelium heißt, alles geworden ist. Ich bin schon vor der Taufe mit dem ganzen Kosmos und allen Menschen auf Christus hin angelegt, der als das erhöhte Haupt des Kosmos alles mit seiner Herrlichkeit erfüllen will.

Wir sind im Innersten unzerstörbar auf den dreieinen Gott angelegt, trotz aller Entstellung durch eingewurzelte und schlechte Gewohnheiten der Sünde. In der Taufe wird eine Kraft in uns hineingesenkt, auf die wir vertrauen dürfen. Das Wesen dieser Taufenergie heißt Gebet. Deshalb sagt der große Gregor Sinaita in der zweiten Hälfte des 13. Jahrhunderts:

Das Gebet in dir ist Gott selbst.
Da du betest, wirkt Gott, Gott ruft Gott an.
In der Kraft des Geistes rufst du den Namen des Sohnes Gottes an.

Diesem Geschehen der Taufenergie müssen wir Raum geben durch Stille und Schweigen, durch Loslassen und Wachsamkeit bei dem, was da in uns abläuft.

Jesus...
Jesus Christus...
Herr Jesus Christus...
Herr Jesus Christus, erbarme dich meiner!

Mit Erbarmen ist etwas ganz Umfassendes gemeint, nicht nur Sündenvergebung, sondern, wenn man es vom Lateinischen *misericordia* her nimmt: *Schenk mir dein Herz, Schenk mir Armem dein Herz.* Das Erbarmen Christi besteht darin, dass Er mich umwandelt. Das Jesusgebet ist im Grunde nichts weiter als die Fortsetzung der Kommunion. Christus ist in der Hostie gegenwärtig, und er bleibt in mir gegenwärtig. Durch die Anrufung Herr Jesus Christus ... bringe und lasse ich Jesus in mir aufleuchten.

Ein vertrauenswürdiger Beichtvater, vor dem man sein Inneres ausbreiten und auch das Un-Gute aussprechen kann, ist dabei eine ganz große Hilfe. Aber entscheidend ist letztlich der Gehorsam gegenüber dem Herrn und den vielen Gelegenheiten des Alltags, angefangen von der treuen Pflichterfüllung und der Übernahme von Unangenehmem im Gehorsam gegenüber dem Gebot Christi: Wo werde ich gebraucht? Wo ruft mich Christus hier mitten in den Dingen? Und wo begegnet er mir, wo schenkt er sich mir in all den kleinen Dingen des Alltags bis zu den sogenannten großen Stunden unseres Lebens?

In der orthodoxen Kirche spricht man davon, dass die Gebetsregel eine gewisse Richtschnur darstellt. Man kann die Gebetsregel einhalten, also bestimmte mündliche Gebete sprechen, den Akzent auf das Jesusgebet legen oder auch das sogenannte freie Gebet vollziehen: seine Anliegen, seine Freuden, seinen Schmerz und seine Dankbarkeit in Worten vor Gott zum Ausdruck bringen. Entscheidend ist: Es sollte immer etwas fest Formuliertes geben. Das muss nicht sehr viel sein. Es kann ein klassisches Gebet sein, wie das Ehre sei Gott in der Höhe oder Wir loben Dich, wir preisen Dich.

Daneben sollte man in einem Rückblick über den Tag oder in einem Ausblick auf den Tag, der vor einem liegt, seine persönlichen Anliegen in freier Formulierung innerlich vor Gott sagen. Es hilft, dass man sich immer wieder über seine innere Situation klar wird, indem man versucht, sie vor Gott zu formulieren, und dies kann eine enorme Erleichterung sein. Abschließend kann man noch eine Zeit dem schweigenden Gebet oder eben dem Jesusgebet widmen.

Manchmal überkommt einen während des Jesusgebetes auf einmal ein starker innerer seelischer Impuls. Man ist vielleicht zu Tränen gerührt, weil einem etwas zu Bewusstsein kommt, das einen im Anschluss an das Jesusgebet drängt, etwas vor Gott oder vor Christus zu formulieren. Dem sollte man Raum geben, weil es eine echte Erleichterung und Befreiung ist, solches vor Gott zu formulieren, und weil man auch einen tieferen Einblick in das eigene Leben vor Gott bekommt.

Zusammenfassend würde ich sagen: Man sollte unbedingt versuchen, sich eine gewisse kurze Ordnung von mündlichen Gebeten vorzunehmen, die einem angemessen ist. Auch kann man sich Psalmen aus der Heiligen Schrift zusammenstellen. Man kann ferner Gebete und Lieder aus dem Gesangbuch übernehmen. Das Ganze muss nie lang sein, vielleicht zehn Minuten. Es kann mit einer Zeit des Schweigens abgeschlossen werden, die ins Jesusgebet übergeht oder umgekehrt. Hier wird man seine eigene Form finden müssen.

Entscheidend ist, dass man regelmäßig übt und nicht nur, wenn man Lust hat. Das wäre der Tod des Betens. Man muss sich überwinden. Auch hier gilt die Devise: Mäßig, aber regelmäßig. Nichts übertreiben, sondern in kleinen Dosierungen regelmäßig durchziehen. Nicht nur einmal mit Begeisterung stundenlang, und dann wieder wochenlang überhaupt nicht, sondern mit einer gewissen Treue durchhalten. Lieber etwas weniger, aber regelmäßig.

Natürlich muss man aufpassen, dass es keine Routine wird. Um das zu verhindern, muss man sein Gebet verlebendigen, indem man etwas umstellt, Gebete auswechselt oder bestimmte Gebete auswendig lernt und sie auswendig spricht. Gerade die alten Kirchenlieder sind dazu wunderbar geeignet. Das schönste und längste Gebet Jesu ist die Zusammenfassung des ganzen Christseins, nämlich das Hohepriesterliche Gebet Jesu in Johannes 17. Dieses Gebet ist Krone und Mittelpunkt christlicher Wirklichkeit. Darin geht es um ein fundamentales Eins-Sein im mystischen Sinne und um die Erfahrung dieses Eins-Seins.

Ein großer geistlicher Vater, der Erzbischof Paul von Finnland, der vor einiger Zeit gestorben ist, gibt im ersten Teil seiner Schrift Unser Glaube eine wunderbare Erklärung der Liturgie. Im zweiten Teil gibt er auf knappem Raum Anweisungen für den inneren Weg. Er hat dort einige Leitsätze für das Jesusgebet und die geistliche Praxis zusammengestellt:

* Wenn du betest, ist das eine persönliche Begegnung mit dem Heiligen Gott.

* Zögere trotzdem nicht, dich Gott im Gebet zu nähern, wie schlecht du auch glaubst zu sein. Alle unsere Sünden sind nur wie ein Tropfen im Meer der Liebe Gottes.

* Stimme deinen Geist auf das Gefühl der Gegenwart Gottes ein und sprich dein Gebet (das Jesusgebet) ohne Eile, indem du jedem Wort Aufmerksamkeit schenkst, sonst wird dein Gebet in den Wind gesprochen sein. Wenn du merkst, dass deine Gedanken eigene Wege gehen, hole sie einfach zu den Worten des Gebetes zurück, ohne aus der Fassung zu geraten.

Wir müssen uns bemühen, unser Leben durch das tägliche Gebet immer wieder neu auszurichten. Das ist nicht einfach, und manchmal sind damit auch innere Kämpfe verbunden. Wenn möglich, lies täglich ein Kapitel aus der Bibel. Das Wichtigste: Halte dein Herz frei von Hass, Neid und verurteilenden Gedanken, damit Gott dein Gebet hören kann. Vergib jedem, damit Gott dir vergeben kann, sei gütig und barmherzig, damit Gott dir gnädig sein kann. Es hat seinen guten Grund, dass die Väter sagen: Dein Nächster ist deine Erlösung.

8.5 Der verborgene Schatz in uns
Begleitung im Herzensgebet
(Heidemarie Kern)

Das Wiederholen des Herzensgebetes richtet den Geist auf ein Ziel aus. Unser Geist ist immerzu dabei, umherzuschweifen. Wie der Rüssel eines Elefanten nichts anderes greift, solange er eine Kette festhält, so greift auch der Geist, der auf etwas konzentriert ist, nicht nach etwas anderem. Zerstreut sich der Geist in unzähligen Gedanken, dann ist jeder einzelne Gedanke schwach. Lösen sich die Gedanken aber nach und nach auf, wird der Geist konzentriert und stark. Für einen derart gestärkten Geist ist das Herzensgebet nicht schwierig.

Als Menschen suchen wir immer Verbundenheit, denn nur das Zusammenwirken verschiedener Menschen trägt unser Leben. Die meisten Menschen tragen diese Sehnsucht in sich, sind auf der Suche nach ihrer letztendlichen Heimat. In der Taufe wird darauf verwiesen und es wird durch sie gleichsam besiegelt, dass Gott selbst unser wahres Wesen ist, unser Daheim. Unruhig ist unser Herz, bis es ruht in Dir, sagt Augustinus. Leider ist es mit dem Menschsein verbunden, diese Wahrheit erst im ständigen Suchen entdecken und erinnern zu können. Die Einübung im Herzens- oder Jesusgebet ist ein sehr bewährter Weg, den viele Gott suchende Menschen gegangen sind. Sie haben ihre Erfahrungen und Erkenntnisse anderen Menschen mitgeteilt, die es aufgeschrieben haben. In der Philokalie (Sammlung von Belehrungen der Mönchsväter) und in vielen anderen Büchern können wir uns an ihnen orientieren.

Wenn Gott unser wahres Wesen ist, existiert alles durch, mit und in Verbindung mit ihm. Im Sterben gilt es nur in dieser Übung zu bleiben: mit, in und durch Gott sein. Wir sind dann in der direkten Nachfolge Jesu und werden, so wie er, den Tod nicht schauen. Diese Verbindung können wir durch Herzensreue, Bitten, Klagen, Lobpreis, Jubel und mithilfe des Jesusgebetes erneuern, bis unsere Seele in ihm ruht. Das Herzensgebet kann noch im letzten Atemzug begonnen werden. Es ist nie zu spät, sehr wirksam und nicht schwer.

Das Gebet ist der Weg zu Gott, der aus einer stufenweisen geistigen Entwicklung besteht. Mit unserem Verstand streben wir Aufmerksamkeit und Verständnis an, mit dem Herzen Mitgefühl. Haben wir uns dazu entschlossen, das Herzensgebet zu üben, tun wir das zunächst vielleicht willentlich und als Pflicht, die aber nach einiger Übungszeit inneres Herzensbedürfnis wird. In der zweiten Phase entwickelt sich zunehmend ein Vermögen, unsere Aufmerksamkeit zu stärken, uns nicht so leicht von Gedanken ablenken zu lassen und uns dessen bewusst zu sein, vor Gott zu stehen, mit all der damit verbundenen Ehrfurcht.

Theophanos der Eremit sagt: „Durch ungeteilte Aufmerksamkeit erwärmt sich das Herz für die Inhalte des Gebetes. Was bisher ein Gedankeninhalt war, wird Gemütsinhalt." Man spricht deswegen in der dritten Stufe vom verständig herzhaften Gebet. Das Wichtigste dabei ist, dass wir unser Herz immer mehr nach innen wenden und das äußere Gebet in ein inneres übergehen lassen. Sobald wir das Äußere immer mehr hinter uns lassen, erlebt unser Herz immer mehr das göttliche Wirken bis hin zur Gottesschau. Viele sterben, ohne das schauende Gebet zu erlangen. Da Christus durch uns lebt, werden wir mit ihm aber selbst nach dem Tod all das, was uns noch fehlt, gewinnen.

Was mir in der Begleitung von Christen wichtig ist

Jeder Mensch, ob ungetauft oder getauft, lebt durch, mit und in dem, was Christen als Christus, Gottgläubige als Gott und nicht religiös gebundene Menschen als „die Kraft des Universums" bezeichnen. Vertrauen Sie darauf, dass jeder Mensch, wenn auch manchmal verborgen und unzugänglich, in sich die Weisheit allen Lebens trägt. Im Mitgehen mit dem Sterbenden, mit Liebe, Vertrauen und Geduld tragen Sie dazu bei, dass der Sterbende auf diese Quelle in sich selbst stößt und daraus schöpfen kann. Bis das geschieht, können Sie stellvertretend das Herzensgebet üben und Jesus darum bitten.

Es ist wichtig, die Atmosphäre so zu gestalten, dass sich der Sterbende fallen lassen kann. Wir enden immer in der Hand Gottes oder, anders ausgedrückt, in unserem tiefsten Sein. Finden Sie einen Weg der Kommunikation, der dem Sterbenden entspricht. Wir müssen gewissermaßen in den Schuhen des Sterbenden laufen und vertraut werden mit seiner Art und Weise des Denkens, Fühlens und Sprechens. Dabei ist es wichtig, sowohl die eigene als auch die Sicht des Anderen klar zu erkennen und zu würdigen. Als Begleiter orientieren wir uns für die Sicht des Sterbenden und verzichten darauf, ungefragt unsere eigene Meinung kundzutun.

Ich erinnere mich an einen Priester, der mir entsetzt berichtete, wie ein weibliches Gemeindemitglied ihr Leben führt. Er sagte zu mir: „Weißt du, wenn ich daran denke, stellen sich alle meine Haare auf. Aber Gottes Wege sind unergründlich und letztendlich dient alles zu unserem Besten. Ich werde zu ihr stehen, so gut ich kann. Herr Jesus Christus, erbarme dich unser." Auch in der Begleitung Sterbender müssen wir darauf achten, dass wir einerseits in der Vorstellung und Begrifflichkeit des Sterbenden bleiben, andererseits mit dem Tiefsten verbunden sind.

Durch Gebet, Lesen der Heiligen Schrift und gutes Denken und Tun können wir uns immer mehr darauf ausrichten, die Verbindung mit Christus in uns zu vergegenwärtigen. Damit ist alles geheiligt. Thomas Merton schrieb, dass in seiner Louisville Vision alle Menschen eine unbeschreibliche Schönheit ausstrahlten, die er zuvor nie gesehen hatte, eine Schönheit, die dem Blick der Liebe entspringt. Wir können Jesus in uns durch den Blick der Liebe auf die Anderen ausdrücken. Die ständige Anrufung bewirkt auch in uns, dass Christus aufleuchtet, Christus in uns erwacht, wir in Christus erwachen.

Gregorius der Sinaite schrieb: „So bete zum Allgütigen, dass er Dir seinen heiligen Geist spende. Wähle ihn zum Geleit, er bewacht und festigt dein Herz, erleuchtet deine Augen des Geistes und erhellt deinen Verstand. Er lehre dich und erschließe dir alles Verborgene. An ihn halte dich, ihm glaube, ihn liebe."

Begegnungen mit Christen in der Sterbebegleitung

Frau Kammer | Da kann nur Gott helfen

Frau Kammer ist in einer scheinbar aussichtslosen Situation. „Da kann nur Gott helfen", sagt sie und betet täglich zwei Stunden lang: „Jesus, erbarme dich meiner!" Zufällig stößt sie in einem Buchladen auf das Buch *Die aufrichtigen Erzählungen eines russischen Pilgers* und entdeckt, dass der Pilger auf die gleiche Weise betete. Das ermuntert sie, weiter zu machen. Nach sechs Monaten hat sich ihre verstrickte Lebenslage etwas gelockert und es eröffnen sich neue Möglichkeiten, damit umzugehen. Das Jesus-Gebet hat sie beibehalten, nicht nur weil sie eine Situation verändern will, sondern weil sie aus dem Gebet selbst Kraft, Stärke, Gelassenheit und Frieden schöpft.

Frau Boos | Herzensgebet

Frau Boos, eine Hospizhelferin, schwört auf die Wirkung des Herzensgebetes. Sie ruft in kritischen Situationen immer nur: Jesus, Jesus! Ihre Erfahrung ist, dass sich innerhalb kurzer Zeit die Situation verändert, dass eine Lösung auftaucht oder auch nur eine friedliche, ruhige Atmosphäre entsteht.

9 Das Ewige Leben mit aller Sehnsucht des Geistes ersehnen

Die Begleitung der Sterbenden durch die Kirchen
(Emmanuel Jungclaussen OSB)

Christliche Sterbebegleitung hört mit dem Tod nicht auf, sondern geht als Verstorbenen-Begleitung weiter. Benediktinerklöster haben die Sorge um die Verstorbenen in die Welt getragen, so z. B. das Kloster Cluny das Fest Allerheiligen und das Gedächtnis Allerseelen. Das verdeutlicht: Über den Tod hinaus sind alle füreinander und miteinander Gefährte, Schwester und Bruder, die den Weg nach drüben gehen. Es geht um einen Weg – um den Weg über den Tod hinaus.

Der heilige Benedikt ist mit dem Tod tief vertraut. Seine Lebensgeschichte ist eine Vorfreude auf die Vollendung, auf die der Mensch durch den Tod hindurch zugeht. Als seine Schwester Scholastika stirbt, preist er Gott in Hymnen und Lobgesängen für ihre Verherrlichung. Beim letzten Zusammensein Benedikts mit seiner Schwester bittet ihn Scholastika, mit ihr doch eine ganze Nacht lang von den Freuden des Ewigen Lebens zu sprechen.

Der Mensch ist berufen zum Lobpreis. Lobpreis ebenso wie Dankbarkeit sind ohne dankbare Liebe, die auf das Geschenk des Lebens antworten will, nicht möglich. In den liturgischen Traditionen der katholischen und der orthodoxen Kirche, die sich mit Sterbe- und Verstorbenen-Begleitung befassen, kommt das zum Ausdruck. Darin geht es um loben lernen in allem, was uns begegnet, loben in der Betrachtung des Lebens und auch im Rückblick auf das Leben.

Alles Leben ist im weitesten Sinn Teilnahme an dem immerwährenden Wandlungsprozess von Stirb und Werde, zu dem auch der leibliche Tod gehört. Sterben und Auferstehen ist ein Geschehen, das letztlich die ganze Schöpfung mit einbezieht. Die Bereitschaft zu diesem Wandlungsprozess mit dem Immer-Neu-Loslassen und Sich-Immer-Neu-Beschenken-Lassen bis in die Todesstunde hinein ist wesentlicher Inhalt nicht nur des christlichen, sondern jedes wahrhaft spirituellen Weges.

Die Kirche hat den Priester für diesen Dienst ausgerüstet durch die Verwaltung des Bußsakramentes, z. B. in der Bußandacht, der Einzelbeichte und der Lebensbeichte. Das bedeutet Zuhören und Vergebung spenden dürfen bis in die letzten inneren Bereiche eines Menschen hinein. Neben dem Bußsakrament gibt es das Sakrament der Krankensalbung, früher im Bewusstsein der Gläubigen als letzte Ölung stark auf das Sterben hin ausgerichtet, wobei die Krankensalbung durchaus die Möglichkeit einer Heilung mit einschließt.

Das eigentliche Sterbesakrament ist sowohl in der Katholischen als auch in der Orthodoxen Kirche ein Sakrament des Lebens. Es ist die Spendung der heiligen Kommunion, die Spendung des Leibes Christi. Als Vorbereitung auf den Schritt über die Schwelle erhielt es den Namen Wegzehrung, *viaticum*, das Sterbenden gereicht wird.

Zu den vorgegebenen Formen des Betens, die zur Sterbebegleitung und Verstorbenen-Begleitung der Katholischen Kirche gehören, gehören die offiziellen Sterbegebete (Texte aus den römischen Sterbegebeten und aus den byzantinischen Totengebeten), das Rosenkranzgebet und das Herzens- oder Jesusgebet. Das Herzensgebet dient in dieser Situation als Fürbittgebet: „Herr Jesus Christus, erbarme Dich über (Name der Person)".

In unseren heutigen Lebensumständen ist die Zahl derer, die nie bewusst einen Menschen an ihrer Seite haben sterben sehen, erschreckend hoch. An die Stelle eines real erlebten Sterbens ist das Fernseherlebnis des Sterbens getreten. Sterbebegleitung in ihrem ganzen Umfang ist umfassend. Ich habe oft stundenlang oder Nächte hindurch bei Sterbenden gesessen, meistens zusammen mit den Angehörigen. Wenn ich dann spürte: Es geht mehr und mehr dem Ende zu, dann betete ich, solange der Sterbende noch bewusst wahrnehmen und vor allem hören konnte, diese Gebete:

Das erste Hochgebet

...Gedenke deiner Diener und Dienerinnen (Namen)
und aller, die hier versammelt sind.
Herr, du kennst ihren Glauben und ihre Hingabe;
für sie bringen wir dieses Opfer des Lobes dar,
und sie selber weihen es dir für sich und für alle,
die ihnen verbunden sind,
für ihre Erlösung und für ihre Hoffnung auf das unverlierbare Heil.
Vor dich, den ewigen, lebendigen und wahren Gott,
bringen sie ihre Gebete und Gaben.

Dann folgt die Nennung all derer, die hilfreich bei diesem Sterbenden oder Toten versammelt sind, nämlich die Heiligen, besonders die Gottesmutter Maria. Aber auch die Engel, Erzengel, die verschiedenen Engelchöre: Throne, Herrschaften, Fürstentümer, Mächte, Cherubim und Seraphim. Dazu die Gruppen der heiligen Patriarchen,

Propheten, Apostel, Evangelisten, Märtyrer und Bekenner, Mönche, Einsiedler, Jungfrauen und aller Heiligen. Das hat eine ganz tiefe Aussagekraft. Was hier in Erscheinung tritt, ist das Grundgeheimnis christlichen Glaubens: Die Gemeinschaft der Heiligen, zu der wir gehören, die zu einer immer stärkeren Einheit zusammenwächst und die das Wesen dessen ausmacht, was wir Kirche nennen.

Das zweite Hochgebet

...Gedenke auch deiner Diener und Dienerinnen (Namen)
und aller, die uns vorangegangen sind,
bezeichnet mit dem Siegel des Glaubens,
und die nun ruhen in Frieden. –
Wir bitten dich: Führe sie und alle,
die in Christus entschlafen sind,
in das Land der Verheißung,
des Lichtes und des Friedens.

Das dritte Hochgebet wendet sich an Gott

Vater, erbarme dich unserer Brüder und Schwestern,
die im Frieden Christi heimgegangen sind,
und aller Verstorbenen, deren Glauben niemand so kennt wie du,
und führe sie zur Auferstehung.
Wenn unser eigener Weg zu Ende geht, nimm auch uns auf in dein Reich,
wo wir für immer die Fülle des Lebens und der Herrlichkeit erwarten.
Lass uns in Gemeinschaft mit der seligen Jungfrau und Gottesmutter Maria,
mit den Aposteln und Blutzeugen (mit dem heiligen N./mit den heiligen N. N.) und
mit allen Heiligen dich loben und preisen durch unseren Herrn Jesus Christus.

Das dritte Gebet ist wieder ein Spruch für den Sterbenden, wobei ihm alles Gute gewünscht und auf das eigentliche Ziel allen Lebens hingewiesen wird: Die Erfüllung in der Schau von Gottes Angesicht, der letzten Gemeinschaft in Gott, wo wir alle miteinander verbunden sind.

Erbarme dich (aller) unserer verstorbenen Brüder und Schwestern und aller,
die in deiner Gnade aus deiner Welt geschieden sind.

Diese drei Gebete können während der Hl. Messe nach der Wandlung gebetet werden. Wichtig ist im zweiten Gebet, dass der Name des Verstorbenen genannt wird. Der Name des Verstorbenen ist auch in den Fürbittgebeten in der Römischen und noch mehr in der Orthodoxen Kirche von Bedeutung, und zwar der Rufname, mit dem er/sie gerufen wurde. Wenn der Priester des Verstorbenen gedenkt, dann nennt er immer diesen Namen. Damit rückt der Name gleichsam neu ins Gedächtnis Gottes: Er kennt mich beim Namen, ich werde namentlich geliebt in meiner Person.

Das ist das Geheimnis, dem unser Glaube als Christen immer nachspürt. Selbstverständlich verschweigen die Sterbegebete nicht die Situation des Menschen, die Gebrechlichkeit, die Sünde, die Begrenzung und auch des Satans Trug. Trug und Täuschung sind hier im religionsgeschichtlichen Zusammenhang zu verstehen: Die Macht des Truges, die den Menschen immer befällt, Mächte, die unser Leben in die totale Sinnlosigkeit rücken können. Diese Mächte des Truges und der Täuschung können auch in der Todesstunde, gerade auch beim Schritt über die Schwelle, an einen Menschen herantreten. Und jetzt kommt etwas sehr Schönes: „Erneuere in ihr/in ihm, was verdorben ist, und in den einen Leib Deiner Kirche füge ihn/sie ein als Glied, das nunmehr ganz erlöst ist."

Das Wesen der Kirche ist Eins-Werden und Eins-Sein, Einheit und Ganzheit. Wenn Sie das kirchliche Leben in seinem inneren Vollzug daraufhin betrachten, werden Sie erkennen und unterscheiden können, was institutioneller Überhang und was inneres Wesen der Kirche ist. Das Eigentliche ist dieser geheimnisvolle Leib. Dieser Leib Christi ist das Bild, ist für den wesenhaften Zusammenhang aller.

Zugleich wird der Weg gezeigt in den tieferen Zusammenhang aller in der Ganzheit und Einheit des Dreieinigen Gottes. In diesem Bild hängt dieser Sterbende nicht irgendwo verloren herum, sondern erfährt sich als erlöst in der Geborgenheit der Einheit und Ganzheit des Geheimnisses. Was noch an Läuterung vor ihm liegt, wird von der kirchlichen Fürsorge, Fürbitte und Liebe mitgetragen. Der Mensch findet sich in der Einheit und Ganzheit wieder: „Erbarme Dich, o Herr, seiner Seufzer! Erbarme Dich seiner Tränen, denn auf Deine Barmherzigkeit setzt er sein Vertrauen. So nimm ihn auf in das Geheimnis Deiner Versöhnung." Diese Versöhnung ist die Wiederherstellung der ursprünglichen Einheit und Ganzheit. Die Gebete sprechen über das Wissen um die tiefe Verbundenheit mit Gott und das Leben über den Tod hinaus.

Soviel zu den Sterbegebeten. Es kann Ihnen einen kleinen Einblick geben, was an geistig-geistlicher Wirklichkeit niedergelegt ist und das Bewusstsein eines Helfenden erfüllen kann, ohne dass er sich mit seinem Bewusstsein dem Verstorbenen aufdrängt. Priester und Begleiter werden zu erspüren suchen, wieweit sie einem Sterbenden solche Gebete zumuten können, und wie sie ihm liebevoll, in Zärtlichkeit zusprechen können.

Das Rosenkranzgebet

Das Rosenkranzgebet spielt in Bezug auf die Toten eine außerordentliche Rolle. Beim nächtelangen Wachen bei einem, der sich auf den Weg macht, entfaltet gerade das Rosenkranzgebet eine tief bergende Kraft. Zuerst wird das Vater Unser gebetet. Dann folgen jeweils zu einem Gesätz zehn Gegrüßet seist Du, Maria, wechselseitig gebetet:

Gegrüßet seist Du, Maria, voll der Gnade,
der Herr ist mit Dir!
Du bist gegebenedeit unter den Frauen,
und gebenedeit ist die Frucht Deines Leibes Jesus.

Jetzt wird ein Gesätz aus dem jeweiligen Geheimnis eingefügt und das Gegrüßet seist Du, Maria weitergebetet:

Heilige Maria, Mutter Gottes,
bitte für uns Sünder,
jetzt und in der Stunde unseres Todes.
Amen.

Nach den zehn wiederholten Betrachtungen ist dann der Abschluss entweder Ehre sei dem Vater und dem Sohn und dem Heiligen Geist oder O mein Jesus, verzeih uns unsere Sünden oder, wenn man für einen Verstorbenen betet: O Herr, gib ihm die Ewige Ruhe! In diesen Gesätzen im freudenreichen, schmerzensreichen und glorreichen Rosenkranz vergegenwärtigt sich die Liebestat Christi, die Heilkraft von Jesu Menschwerdung, Kreuzigung und Auferstehung, getragen von der Fürbitte des mütterlichen Aspektes der Wirklichkeit dieser Welt, Maria. Erfahrungsgemäß entsteht dabei eine tiefe Atmosphäre des Friedens. Dies ist gleichermaßen eine Hilfe für den Sterbenden wie auch für die Angehörigen, die Abschied nehmen müssen.

Dieser Rosenkranz ist nach dem Sterben des Menschen der „Totenrosenkranz", der in vielen Pfarreien nach diesem Tod an mehreren Abenden in der Kirche gebetet wird. Für den Verstorbenen wird er in liebender Zuwendung gebetet, und man gibt ihm aus der Lichtkraft des Glaubens heraus und im Nahe-Sein der Fürbittenden Allmacht, wie man die Gottesmutter nennt, diese Heilskräfte, die heilenden Kräfte der Erlösung, mit auf seinen Weg. Für die Zurückbleibenden ist es ein Trost, auf diesem Weg des Gebets ihren Verstorbenen im Glauben nahe sein zu können.

10 In Christus hineinsterben und aufleben

Der Sterbeprozess in vier Sterbe- und Werde-Phasen[23]

(Heidemarie Kern)

Im Sterbeprozess verändert sich das Bild der selbstgeschaffenen Identität, bis es im Tod erlischt. Zugleich aber wächst Christus im sterbenden Menschen, und sein Leben vollendet sich in Christus. Das Ego stirbt, Christus wächst. Das Sterben unserer selbstgeschaffenen Identität habe ich detailliert im ersten Teil dieses Buches beschrieben. Im zweiten Teil zeige ich, wie Christus mehr und mehr in uns hervortritt und wie wir Sterbende dabei begleiten können. Weil es sich dabei nicht allein um einen Sterbe-, sondern zugleich um einen Prozess des Werdens handelt, spreche ich von vier Sterbe- und Werde-Phasen.

Das Vermächtnis von Etty Hillesum ist ein berührendes Dokument, das die innige Beziehung der jungen Frau zu ihrem Gott im Konzentrationslager Auschwitz zeigt, wo sie von den Nazis ermordet wurde. Etty Hillesum (geb. 15. Januar 1914 in Middelburg, gestorben am 30. November 1943 im KZ Auschwitz-Birkenau) war eine niederländisch-jüdische Lehrerin. Ihre postum veröffentlichten Tagebücher aus den Jahren 1941–1943 mit dem Titel *Das denkende Herz*, in denen sie ihr Schicksal bis zu ihrem gewaltsamen Tod in Auschwitz notierte, machten sie international bekannt.

Sie schrieb in ihrem Tagebuch: „Ich will Dir helfen, Gott, dass du mich nicht verlässt, aber ich kann mich von vornherein für nichts verbürgen. Nur dies eine wird mir deutlicher, dass du uns nicht helfen kannst, sondern dass wir dir helfen müssen, und dadurch helfen wir uns letzten Endes selbst. Es ist das einzige, worauf es ankommt, ein Stück von dir in uns zu retten, Gott. Und vielleicht können wir mithelfen, dich in den gequälten Herzen der anderen Menschen auferstehen zu lassen. Ja, mein Gott, an den Umständen scheinst auch du nicht viel ändern zu können, sie gehören nun mal zu diesem Leben. Ich fordere keine Rechenschaft von dir, du wirst uns später zur

---

[23] Siehe dazu in diesem Buch Teil I, Kap. 3.3: *Die dritte Phase im Umgestaltungsprozess: Verdichtung von Handlung und Sprache.*

Rechenschaft ziehen. Und mit fast jedem Herzschlag wird nur klarer, dass du uns nicht helfen kannst, sondern dass wir dir helfen müssen und deinen Wohnsitz in unserem Innern bis zum Letzten verteidigen müssen."[24]

10.1 Der Sterbeprozess in der ersten Sterbe- und Werde-Phase[25]

In dieser Phase dominiert das Verlangen, dass möglichst alles so sein soll, wie es zu sein hat. Ein sterbender Mensch in Phase 1 hat präzise Vorstellungen, in welcher Weise ein Christ christlich sein muss. Dabei sind seine Wertmaßstäbe von früher gültig. Nach dem Psychobiografischen Modell wäre das vor allem die Zeit von der Taufe bis zum ca. 25-jährigen Erwachsenen. Um Zugang zur Glaubensprägung des Menschen im Kindesalter zu bekommen, sollte auch der Glaube der Großeltern und des sozialen Umfelds dieser Zeit mitbedacht werden.

Beobachtbare Veränderungen

Der sterbende Mensch schaut zurück auf sein Leben und fragt sich: „Habe ich alles richtig gemacht?" Gott sieht er daher in dieser Phase mehr unter dem Aspekt des Richters, des Herrschers und Allmächtigen, der befohlen hat, was zu tun ist und uns am Ende unseres Lebens zur Rechenschaft ziehen wird. Selbst die Aussage eines liebenden Gottes wird anhand dieser Grundstruktur interpretiert. Denken Sie an das Sprichwort: „Wen Gott züchtigt, den liebt er". Der Christ betrachtet sich selbst als Diener, der sich an den Geboten Gottes auszurichten hat.

Was mir in der Begleitung von Christen wichtig ist

Suchen Sie nach tragenden religiösen Strukturen. Beim Sterbenden ist alles, was im Glauben bisher hilfreich war und auch in anderen Lebenssituationen geholfen hat, eine wichtige Stütze im Sterbeprozess. Wenn jemand täglich betet, ist es wichtig, die gleichen Gebete mit ihm zu sprechen oder für ihn, wenn er selbst dazu nicht mehr in der Lage ist. Begleitern von Menschen in Phase 1 fällt es oft schwer, manche – in unseren Augen – manchmal vielleicht engen, abgrenzenden oder fundamentalistisch anmutenden religiösen Auffassungen offen und vorurteilsfrei zu hören.

---

[24]   J. G. Gaarlandt (Hg.), Etty Hillesum: *Das denkende Herz: Die Tagebücher von Etty Hillesum 1941–1943*, Rowohlt-Verlag, Reinbek b. Hamburg 2006, S. 149 f.
[25]   Siehe dazu in diesem Buch Teil I, Kapitel, 4.1: *Die erste Phase im Umgestaltungsprozess: Gewohnte Strukturen tragen nicht mehr.*

Fragen, um die Prägung des Glaubens besser zu verstehen:

* Was war für Christen von der Taufe bis zum 25-Jährigen üblich?

* Welche Prägungen hatten die Großeltern? (Großeltern prägen Enkel im religiösen Bereich oft stärker als die Eltern).

* Wie muss eine Christin oder ein Christ sein, dass sie/er genügt?

* Was muss sie/er glauben?

* Wie muss ein Priester oder eine Pfarrerin sein?

* Wie sollten sich Christen aus der Gemeinde ihm/ihr gegenüber verhalten?

Vielleicht hilft Ihnen der Gedanke weiter, dass der Sterbende in Phase eins aus dem Ganzen seines Glaubens einzelne Stücke für sich herausbricht, die jetzt, in seinen Augen, das große Ganze sind. Die Zusammenhänge werden dadurch anders. Bruchstücke, für uns oft Nebensächlichkeiten, werden plötzlich wichtig und stehen im Vordergrund der Aufmerksamkeit. Versuchen Sie, gemeinsam mit dem Sterbenden diese Bezüge zu verstehen. Alles hat für den Sterbenden eine innere Logik; wir müssen uns mit dem Menschen Schritt für Schritt vorantasten. Erst dann kristallisiert sich heraus, was er denkt, wie er Zusammenhänge sieht, was ihn trägt und was ihm fehlt, wenn er anklagt. Er wird es Ihnen erzählen. Daran erkennen Sie, was ihm hilft: ein Bibelspruch, eine Geschichte aus dem Evangelium, eine Glaubenserfahrung, der Besuch der Heiligen Messe oder das Abendmahl, eine Beichte, die Heilige Kommunion, ein Psalm, ein Seelenbegleiter. Finden Sie gemeinsam heraus, was jetzt für ihn oder für sie wichtig und hilfreich sein kann.

In Phase 1 geht es um Fakten und Struktur. Auch der religiöse Ausdruck sollte sich möglichst an diejenigen Formen halten, die dem Sterbenden lieb und vertraut sind. Oft wird erwartet, dass ein katholischer Priester anhand von Kleidung und Verhalten deutlich als solcher erkennbar ist. Bei der Darreichung der Heiligen Kommunion kommen Mund-, aber auch Handkommunion in Frage. In punkto Kirchenmusik wählen Sie besser Texte und Lieder mit einer klaren, festen Struktur aus wie z. B. *Ein feste Burg ist unser Gott*. Gefühlsbetonte Lieder verursachen leicht Abwehr. Sie können auch zusammen christliche Musik hören und ihr Herz dabei auf Gott ausrichten.

Wählen Sie formale Gebettexte, wenn Sie mit dem Sterbenden beten. Hat jemand früher täglich in der Bibel gelesen oder das Stundengebet (Brevier) zu den Tageszeiten gebetet, können Sie für den Sterbenden laut beten oder Texte aus der Heiligen Schrift vorlesen. Halten Sie bei jedem Treffen möglichst einen bestimmten Ablauf ein. Am Ende einen Segensspruch zu sprechen ist meist ein schöner Abschluss des Beisammenseins.

Ich erlebe immer wieder, dass eingeübte spirituelle Übungen im Zuge einer schweren Erkrankung ausfallen, wenn der Sterbende sie selbst nicht mehr verrichten kann. Damit versiegt eine Quelle von Ressourcen, weil das Gebet ja in die Zukunft hinein wirksam ist und in der Gegenwart eine Ausrichtung auf Christus gibt. Das Gebet ist die Wegbereitung zu Christus, die über den Tod hinaus wirksam ist und die

Verbindung aufrechterhält. Wann immer möglich, sollten wir dem Sterbenden spirituelle Übungen ermöglichen bzw. sie im Beisein des Sterbenden stellvertretend ausführen.

Zeichen, dass Sie in Verbindung sind

Wenn es Ihnen gelungen ist, in eine Verbindung mit dem Sterbenden zu treten, werden seine Gottesbeziehung und sein Glaube gefestigt sein. Er ist gestärkt. Das drückt sich auch körperlich und psychisch aus wie bereits in Teil 1, Kapitel 4 beschrieben.

Begegnungen mit sterbenden Christen

Frau Kübler | Ein ordentlicher Priester

> Frau Kübler möchte die Krankenkommunion empfangen. Als ihr eine Seelsorgerin die Heilige Kommunion reichen will, verlangte sie nach einem ordentlichen Priester. Sie ist danach ganz außer sich. Sie verweigert den Empfang der Heiligen Kommunion, weil das nach ihrer Ansicht eine Sache eines Priesters ist und nicht die einer Frau.

Frau Klaus | Der Teufel

> Frau Klaus hat große Angst, dass sie der Teufel holen könnte. Wir überlegen zusammen, wie wir ihn abwehren können. Ich bringe ihr ein großes Kreuz mit, das sie mit beiden Händen fest umfassen kann und rate ihr, den Namen Jesu so oft wie möglich zu wiederholen. Sie liegt jetzt in ihrem Bett, umklammert das Kreuz und betet. Während dieser Zeit fühlt sie sich sicher. Nachts lassen wir pausenlos eine CD mit Rosenkranzgebeten laufen. Solange Sie von Gebeten und dem Kreuz umgeben ist, fühlt Frau Klaus sich sicher vor dem Teufel.

10.2 Der Sterbeprozess in der zweiten Sterbe- und Werde-Phase[26]

In Phase 2 tritt das Gefühlsleben des sterbenden Menschen in den Vordergrund. Der sterbende Mensch drückt sich nun oft in Symbolsprache aus und teilt auf diese Weise seine innere Situation, seine Probleme und Konflikte mit.

So sprach Herr Kunz den etwas rätselhaften Satz: „Ich hätte dem Präludium (Vorspiel) nicht zustimmen sollen. Jetzt weiß ich nicht mehr, wie ich nach Hause komme." Seine Situation war Folgende: Er hatte schwere Schluckbeschwerden und im Krankenhaus zugestimmt, dass eine Magensonde gelegt wird. Er erkannte noch nicht, dass er sich nicht mehr erholen und sein Leben bald zu Ende gehen würde. Nach

---

[26] Siehe dazu in diesem Buch Teil I, Kapitel 4.2: *Die zweite Phase im Umgestaltungsprozess. Die Übermacht starker Gefühle.*

acht Wochen aber wurde er immer noch durch die Sonde ernährt und konnte nicht sterben. Er konnte deshalb nicht nach Hause, weil er dem Vorspiel (der Ernährung durch eine Magensonde) zugestimmt hatte.

Prägende Erinnerungen sind immer mit einem starken Gefühlseindruck verbunden. Ähnelt eine gegenwärtige Situation einer alten Erinnerung, überlagern ältere Gefühlseindrücke leicht die neueren, selbst wenn die Erinnerung viele Jahre zurückliegt. Das gilt in besonderem Maß für den religiösen Bereich, der das menschliche Gemüt stark bewegt. Religiöse, rituelle und symbolische Handlungen sprechen Sinneseindrücke und Gefühle an und wirken meist unbewusst. Der Segen, der Duft von Weihrauch, das Brot-Brechen usw. haben unabhängig von Sprache eine eigene starke Wirkung auf die Menschen. Auch in den Evangelien spricht Jesus oft in Symbolen und Gleichnissen eine tiefere Ebene im Menschen an. Auf aktuelle Situationen reagieren die sterbenden Menschen mit Erinnerungen, z. B. an das erste Beichterlebnis, die erste Heilige Kommunion oder das Abendmahl, an Kirchenfeste, einen besonderen Pfarrer oder eine eindrucksvollen Predigt.

Beobachtbare Veränderungen

Körperlich entsprechen die Veränderungen den bereits in Kapitel Teil 1, Kapitel 4.2 beschriebenen. Das Befinden wechselt buchstäblich von einer Minute zur anderen. Der Sterbende verlangt vielleicht in einem zerknirschten Moment nach einem Priester, um zu beichten. Wenn der Priester dann kommt, fällt der Sterbende aus allen Wolken, weil er das so nie gesagt oder gemeint hat und jetzt auch nicht will. Der zerknirschte Moment ist vorbei, jetzt ist er ganz zufrieden und braucht keinen Priester. Emotional und geistig kommt es darauf an, welche gefühlsbetonten Vorstellungen in seiner mit Christus verbundenen Selbstidentität, im Gottesbild und im Glaubensleben im Augenblick wirken: sieht der Sterbende sich z. B. als zerknirschter Sünder? Oder als geliebtes Kind Gottes, das um die Vergebung Gottes weiß?

Wenn jemand das ganze Leben ein frommes Leben geführt hat, kann es auch sein, dass er jetzt plötzlich in keiner Weise auf fromme Äußerungen reagiert. Ein anderer, der sich vom Glauben getrennt hat, wird dagegen wieder religiös. In dieser Phase ist alles möglich. Alles hängt von der momentanen Stimmung ab.

Was mir in der Begleitung von Christen wichtig ist

Als Begleiterin oder Begleiter brauchen Sie in dieser Betreuungsphase viel Flexibilität und Spontanität. Die zentrale Frage lautet: wie glaubt, hofft und liebt der Mensch im Augenblick? Der Glaube wird in dieser Phase gefühlsmäßig erlebt und bestätigt. Der Glaube ist die Vorwegnahme der Hoffnung auf Erlösung und muss im religiösen Leben zur Glaubensgewissheit werden. Glaube und Hoffnung brauchen das Band der Liebe, damit der Glaube lebt und sich die Hoffnung erfüllt.

Welche Hoffnung hat der Sterbende und wie können Sie seine Hoffnung erhalten? Durch welche Gebete, Lieder, Lebenserfahrungen wurde früher in seinem Leben Glaube erfüllt? Durch die Erfahrung der Liebe, des tiefsten Angenommen-Seins und Annehmens haben wir ausreichenden Schutz und Wissen, um allem im Leben zu begegnen, und alles wird uns in Fülle geschenkt. Jesus sprach: „Kommet her zu mir alle, die ihr mühselig und beladen seid, ich will euch erquicken. Nehmet auf euch mein Joch und lernet von mir; denn ich bin sanftmütig und von Herzen demütig. So werdet ihr Ruhe finden für eure Seelen. Denn mein Joch ist sanft, und meine Last ist leicht" (Mt. 11,28–30). Oft glauben wir nicht so ganz an die Kraft des Gebetes. Wenn Sie ganz ruhig dasitzen, Ihr Herz öffnen und leise das Herzensgebet üben oder einfach Ihren Atem verfolgen, schaffen Sie Bedingungen, die Wirkung des Gebetes selbst zu erfahren. Nur im Tun erschließt sich die Macht des Gebetes.

Schauen Sie, wo der Sterbende steht. Unterstützen Sie ihn in seinem Glauben. Vielleicht können Sie auch eine andere Perspektive aufzeigen, die Missverständnis und Schmerz lindert. Jeder Mensch hat in der Ausübung des christlichen Glaubens in seinem langen oder auch kurzen Leben wertvolle innere Erfahrungen gemacht.

Fragen zur Glaubenserfahrung des Sterbenden:

* Welche spirituellen Erfahrungen haben den Menschen geprägt?

* Wie kann sich seine Sehnsucht nach seinem Innersten Sein, nach Gott erfüllen?

* Welche Hoffnung hat der Sterbende? Wie können Sie seine Hoffnung erhalten?

* Welche braucht er, um sich geliebt und angenommen zu fühlen? Wodurch entsteht für ihn oder sie Geborgenheit?

* Wie nimmt er „sein Kreuz" auf sich und verbindet es mit Jesus, dem Vater oder dem Himmelreich in sich?

* Durch welche Gebete, Lieder, Lebenserfahrungen wurde früher in seinem Leben der Glaube lebendig gelebt?

Fragen Sie sich selbst: Hatten Sie selbst einmal eine religiöse Erfahrung, die sie sehr bewegt hat? Haben Sie plötzlich eine Bibelstelle, ein Gebet oder eine innere Wahrheit aus der Tiefe erkannt und verstanden?

Zeichen, dass Sie in Verbindung sind

Wenn Sie die „Symbolsprache" des Sterbenden erkennen und verstehen, können Sie mit ihm zusammen eine Lösung finden. Der Sterbende fühlt sich verstanden und kann seinen eigenen Prozess leben. Seine Unruhe, bedingt durch offene Fragen oder Probleme, kann sich legen, weil ein Prozess in Gang gehalten wird, in dem sich der Sterbende mit der Umwelt über sein Inneres austauschen kann. Sind Sie in der Lage, die Symbolsprache des Sterbenden zu entschlüsseln und in dieser Sprache antworten, dann entsteht eine tragfähige Brücke zwischen Ihnen und dem Sterbenden, wo Rede und Antwort in fließender Übereinstimmung sind. Es ist wie der Anruf des Priesters und die Antwort der Gemeinde in der Hl. Messe: Der Herr sei mit euch. – Und mit deinem Geiste. – Erhebet die Herzen. – Wir haben sie beim Herrn. – Lasset uns danken dem Herrn, unserm Gott. – Das ist würdig und recht.

Begegnungen mit sterbenden Christen

Frau Maurer | Der leidende Heiland

Frau Maurer hat Krebs und sehr viele Schmerzen. Sie hat immer eine kleine holzgeschnitzte Figur vom leidenden Heiland bei sich. Jedes Mal, wenn die Schmerzen stark werden, nimmt sie Rosenöl und ölt den hölzernen Heiland liebevoll ein. Dabei singt sie das Lied: *O Haupt voll Blut und Wunden*. Ich singe das Lied mit und ich streiche ihr über den Rücken. Sie sagt zu mir: „Christus hat viel gelitten und uns dadurch erlöst. Ich kann in dem Durchleiden der Schmerzen vielleicht anderen Menschen ein bisschen Schmerzen abnehmen." Diese Haltung gibt ihr sehr viel Kraft und sie erzählt mir, dass sich der Schmerz dann in eine Art süßen Schmerz verwandelt.

10.3 Der Sterbeprozess in der dritten Sterbe- und Werde-Phase[27]

In der dritten Phase zieht der sterbende Mensch sich tiefer in sich zurück und drückt sich meist nur noch über Bewegungen oder einfache Worte aus. Manchmal benutzt er die Sprache oder Bewegungen auch nur, um sich die Zeit zu vertreiben: Hände falten, das Kreuzzeichen machen, Lippenbewegungen, die ein Beten bedeuten, oder wie im Rosenkranzgebet die Sprachmelodie wiederholen, Amen sagen oder Heil... Heil... (Heilige Maria wäre das Gebet) immer wiederholen. Ein Gebet ist ihm nicht mehr möglich, und er versucht auf diese Weise, Kontakt zu seiner Glaubenswirklichkeit herzustellen.

Falls ein Bruch mit der Religion stattgefunden hat, ist es durchaus möglich, dass für den Sterbenden jetzt plötzlich die Zeit vor dem Bruch aktuell ist. Ehepartner und Kinder können dazu oft keine genauen Anhaltspunkte liefern, weil ihr Angehöriger im Erwachsenenalter eine andere religiöse Sicht hatte als die, die vielleicht im Moment gerade wirksam ist. Meist sind die frühen religiös geprägten Kindererinnerungen präsenter. Dafür sind dann Geschwister oder Großeltern des Sterbenden bessere Informationsquellen.

Fragen zur Erschließung seiner jetzigen Glaubenswirklichkeit:

* Wie wurde der Glaube in seiner Gemeinschaft gelebt?

* Welche religiösen Rituale gab es in seinem Leben?

* Gibt es eine Verbindung zu ständig wiederholten Bewegungen oder Worten?

---

[27] Siehe dazu in diesem Buch Teil I, Kap. 3.3: *Die dritte Phase im Umgestaltungsprozess: Verdichtung von Handlung und Sprache.*

Beobachtbare Veränderungen

Die körperlichen und emotional-mentalen Zeichen habe ich bereits im Teil 1, Kap. 4.3 beschrieben. Es gilt jetzt, christliche Dimensionen hinzuzufügen. Ich habe öfter erlebt, dass kaum ansprechbare Menschen auf einen Segen reagieren, bei einem Gebet die Lippen bewegen oder für kurze Zeit ganz klar sind, wenn jemand kommt, der ihnen sehr wichtig ist. Diese Hochform hält aber nur wenige Sekunden, im Höchstfall Minuten an. Dann verliert der Sterbende wieder die Konzentrationskraft und fällt in sich zurück.

Was mir in der Begleitung von Christen wichtig ist

Sich auf die Insel des Sterbenden zu begeben gelingt am besten durch gemeinsames Atmen. Das bedeutet nicht, dass Sie genauso wie der Sterbende atmen sollen: Wenn Sie ruhig vor ihm sitzen, wird sich die Atmung von selbst gegenseitig anpassen. Der körperliche Kontakt muss eng sein, möglichst hautnah, weil der Sterbende Sie sonst nicht mehr wahrnehmen kann. Befinden Sie sich Wange an Wange mit dem Sterbenden, können Sie das Wort, das er spricht, mit ihm zusammen sprechen.

Das Mittel der Wahl ist immer, seine Ausdrucksformen zu übernehmen. Wenn Sie sehr aufmerksam sind, werden Sie wissen, ob ein Wort eine Bedeutung hat oder nur so gesagt wird. Suchen Sie nach einer Ausdrucksmöglichkeit, die dem Gemütszustand entspricht. Wenn Sie das Gefühl haben, dass Sie jetzt mit dem Sterbenden übereinstimmen, drücken Sie es eine Nuance stärker aus als der Sterbende. Wenn sich der Sterbende erkannt fühlt, wird er Sie erkennen und reagieren.

Achten Sie in der Begleitung darauf, ob christliche Vorstellungen im Augenblick wirksam sind. Kirchenmusik und Kirchenlieder sind oft hilfreich, weil Melodien besser erinnert werden als Worte. Falls ein Kirchenlied passt oder ein kurzes Gebet, vielleicht ein Stoßgebet oder ein Segen, setzen Sie es ein.

Sie können auch ein ganz kurzes Gebet sprechen, still für sich beten oder sich mit dem Herzensgebet verbinden. Die Konzentrationskraft reicht beim Sterbenden nur für einige Sekunden. Erzwingen Sie nichts! Die Atmosphäre verändert sich, es wird leichter, einen inneren Kontakt herzustellen.

Zeichen, dass Sie in Verbindung sind

Falls Sie das Richtige erspüren, reagiert der Sterbende mit einer kleinen Bewegung. Es kann auch sein, dass er für kurze Zeit aufhört, ständig Bewegungen oder Laute zu wiederholen oder dass sich die Abstände verlängern, weil er ruhiger wird. Falls der Sterbende die Augen aufschlägt und Augenkontakt mit Ihnen aufnimmt, kann es zu einer Herzensbegegnung kommen. Das kann ein sehr beglückender Moment sein. Achten Sie darauf, Ihren Kopf so zu halten, dass ein direkter Augenkontakt – falls der Sterbende die Augen öffnet – möglich ist.

Begegnungen mit sterbenden Christen

Herr Kanzler | Diebe

Herr Kanzler schreit ganz laut: „Dieb, Dieb!" Auf meine Fragen, wovor er sich fürchtet, antwortet er nicht. Ich lege ganz fest meine Hände auf den Kopf und sage: „Es segne und beschütze dich vor allem Bösen: der Vater, der Sohn und der Heilige Geist." Es dauert ungefähr eine Stunde, dann schreit Herr Kanzler wieder. Ich stelle die gleichen Fragen und erhalte wieder keine Antwort. Ich segne ihn wieder. Das zieht sich in längeren Abständen über mehrere Tage hin, meine Kollegen machen das gleiche wie ich. Nach dem Segensgebet wird er jedes Mal ruhiger.

Frau Eich | Maria hat geholfen

Frau Eich hatte immer einen besonderen Kontakt zu Maria. Sie schreit einmal sehr, sehr laut und immer wieder: „Hilfe, Hilfe, Hilfe!". Als ich sie frage, was los ist, sagt sie: Oh... ooh... ooh. Es klingt sehr ängstlich. Ich weiß von ihrer besonderen Beziehung zu Maria. Ganz fest nehme ich sie in meine Arme, drücke sie an mich und singe, sie wiegend, ganz leise das Lied: Maria, breit' den Mantel aus. Ich wundere mich heute noch: es entsteht eine Atmosphäre großer Geborgenheit, voll Zuversicht und Frieden. Und die Sterbende ist plötzlich wieder in der Lage, sich auszudrücken und sagt: „Maria hat geholfen." „Ja", sage ich, „Maria hat geholfen."

10.4 Der Sterbeprozess in der vierten Sterbe- und Werde-Phase[28]

Die Menschen sind jetzt ganz bei sich, in ihrem Innersten. Die Frage ist, ob sie wirklich Christus als ihr Innerstes wahrnehmen oder zumindest eine enge Verbindung zu IHM spüren. Wenn sie Christus in sich gefunden haben, ist es das Beste, diese Beziehung durch die Atmosphäre und Gebete aufrecht zu erhalten.

Beobachtbare Veränderungen

Die körperlichen Charakteristika habe ich in Teil 1, Kapitel 3.4.4 beschrieben. Die Körperhaltung kann ganz entspannt oder mehr zusammengekauert sein. Sie können den Körper des sterbenden Menschen durchscannen, um herauszufinden, ob irgendwo Verspannungen vorhanden sind. Anhand solcher Befunde können Sie den Bewusstseinszustand des Menschen erahnen. Falls Sie sich mit Ihrer Diagnose irren, erfolgt einfach keine Reaktion.

---

[28] Siehe dazu in diesem Buch Teil I, Kap. 3.4: *Die vierte Phase im Umgestaltungsprozess: Schweigen und Mysterium.*

Was mir in der Begleitung wichtig ist

In Phase vier ist es nicht einfach, herauszufinden, aus welchen Gründen der sterbende Mensch keine Verbindung mit der Außenwelt mehr aufnehmen kann. Es kann ein Zeichen des nahen Todes sein, dass der Sterbende sich nur noch auf Wesentliches bezieht, auch ein körperliches Unvermögen, sich zu äußern oder zu beziehen. Möglich ist aber auch, dass es sich um eine Reaktion auf das Unverständnis oder die fehlende Zuwendung der Umwelt handelt oder auch um einen Mangel an äußeren Reizen, der zu Stumpfheit geführt hat.

Die Prozessorientierte Psychologie (POP) von Mindell ist eine wunderbare Methode, um mit Sterbenden in dieser letzten Phase noch in Kontakt zu bleiben. Dazu kann ich Ihnen keine Anleitung geben, empfehle Ihnen aber die POP-Ausbildungsprogramme und das Buch von Arnold Mindell: „Schlüssel zum Erwachen. Menschen im Koma erreichen und ihnen beistehen."

Wenn Sie einen Sterbenden in dieser Phase begleiten, ist es wichtig, dass Sie mit Ihrem Innersten verbunden sind und Liebe in ihrem Herzen spüren. Bevor Sie in sein Zimmer eintreten, sollten Sie selbst in einem offenen, liebevollen Bewusstseinszustand sein. Falls Sie noch etwas erledigen müssen und deshalb unruhig sind, nehmen Sie sich Zeit, darüber nachzudenken, wie Sie zur Ruhe kommen. Planen Sie dafür bis zu einer halben Stunde ein, und treffen Sie sich mit dem Sterbenden erst dann, wenn Sie ihn gerne besuchen. Sie können die Bitte aussprechen, dass diese Begegnung gesegnet ist und der Sterbende das bekommt, was er braucht. An liebe Menschen und schöne, erfüllte Situationen zu denken hilft ebenfalls bei der inneren Einstimmung.

Wenn Sie das Zimmer betreten, erspüren Sie die Atmosphäre und betrachten Sie den Körperausdruck des Sterbenden. Wie liegt er da? Zusammengekrümmt oder ausgestreckt und locker? Wie ist der Gesichtsausdruck, entspannt oder verspannt? Wo bemerken Sie Spannungen? Mimik ist universal: Fast alle Menschen drücken ihre Gefühle mimisch ähnlich aus, unabhängig von ihrer jeweiligen Kultur. Nutzen Sie das zur Erforschung: Verziehen Sie z. B. ihr Gesicht wie der Sterbende, können Sie in sich selbst ein ähnliches Gefühl spüren wie das, das die Mimik des Sterbenden ausdrückt. Damit haben Sie einen Anhaltspunkt für das Befinden des Menschen, den Sie durch weitere Merkmale bestätigen oder verwerfen können.

Musik wird in dieser Phase meistens noch angenommen. Sie können nach einem Lied oder einer Melodie suchen, die das Gemüt bewegen. Vielleicht drücken Sie auch durch Sprache oder Gesten aus, dass Sie das Befinden des Sterbenden wahrnehmen, damit er sich verstanden fühlt. Christen empfinden das Kreuzzeichen mit einem kurzen Segensspruch oder einen Segen durch Handauflegung meist als beruhigend und hilfreich.

Zeichen, dass Sie in Verbindung sind

Die Atmosphäre im Zimmer verändert sich. Der Sterbende reagiert mit einer kleinen Bewegung oder Anspannung des Körpers. Für Sekunden ist Augenkontakt möglich. Manchmal fangen Sterbende erstaunlicherweise auch wieder an zu sprechen.

Begegnungen mit sterbenden Christen

Frau Zimt | Das ewige Leben

Frau Zimt liegt im Sterben. Ihre Tochter begleitet sie. Vor zwei Wochen hatte sie einen Schlaganfall, der ihr Sprachzentrum zerstörte, sie kann nicht mehr sprechen. In einem Gespräch teilt die Tochter dem Priester am Bett mit, dass ihre Mutter höchstens noch eine Woche leben wird. Plötzlich spricht ihre Mutter klar und deutlich die Worte: „Ich habe das ewige Leben." Alle sind total erstaunt. Vermutlich hat sie sich so aufgeregt, als sie hörte, dass sie im Sterben liegt, dass ihre hohe Erregung die Sprachlosigkeit überwunden hat. Für den Arzt blieb es ein Rätsel, medizinisch gesehen war es nicht erklärbar.

11 Über die Schwelle tragen
Sterben und letzte Werdung[29] des Menschen

Ostern ist die Feier des Sterbens und der Auferstehung Christi. Doch das ist für gläubige Christen nur *ein* Teil der Bedeutung des Festes. Sterben und Auferstehen ist ein Geschehen, das die gesamte menschliche Lebenserfahrung und letztlich die ganze Schöpfung mit einbezieht. Da Sterben, Tod und Auferstehung nur in ihrer Ganzheit zu verstehen sind, beschreibt Altabt Emmanuel Jungclaussen den Osterzyklus als Einheit. Die Feier der Ostertage bezieht sich auf Gründonnerstag, Karfreitag, Karsamstag und Ostersonntag.

11.1 Ostern
Das Mysterium des Sterbens, des Todes und der Neuwerdung
(Emmanuel Jungclaussen)

Ich bin vom Vater ausgegangen und in die Welt gekommen. Ich verlasse die Welt wieder und gehe zum Vater (Joh. 16.28).

Die Erzählung von Leben, Sterben, Tod und Auferstehung Jesu unterstützt uns in der Nachfolge Christi. In jedem Kirchenjahr vollziehen Christen Geburt, Leiden, Sterben, Tod und Auferstehung des Herrn und die Sendung des Heiligen Geistes nach. In der Heiligen Schrift und den liturgischen Texten des Osterfestes erhalten Sie für sich selbst und für die Begleitung hilfreiche Hinweise. Damit können wir uns immer

---

[29] „Ich verwende in diesem Buch, in Übereinstimmung mit Emmanuel Jungclaussen, bewusst den etwas ungewöhnlichen Begriff ‚Werdung' statt ‚Entfaltung'. Denn Entfaltung bedeutet immer Entfaltung ZU etwas HIN, zu einem bestimmten Ziel, und ist dann abgeschlossen, wenn das Ziel erreicht ist. Werdung dagegen bezeichnet das ständige und unaufhörliche Neu-Werden des Menschen und der Schöpfung, von Augenblick zu Augenblick. Werdung ist ein immerwährendes Ereignis der Transformation im Sein."

wieder aufs Neue orientieren und den Lebenszyklus des Menschen betend betrachten. Im Lauf der Jahre dringen wir tiefer in die Geheimnisse des Glaubens ein, bis er zur Gewissheit wird.

Wie wird das Mysterium des Sterbens und des Todes, von Grabesruhe und Auferstehung des Herrn gefeiert, welche Elemente ziehen mich in dieses Geschehen hinein?

Gründonnerstag

Die Stunde der geheimnisvollen Gegenwart des Herrn in unserer Mitte, Seiner Gegenwart im Abendmahlssaal, ist eine Abschiedsstunde: Jesus verabschiedet sich von Seinen Jüngern. Menschlich gesehen ist es ein Abschied für immer. Wenn ein Mensch, der uns liebend verbunden ist, Abschied nimmt, dann sind seine letzten Worte, seine Abschiedsworte für uns ein Vermächtnis. Wie wir dieses Vermächtnis erfüllen – aus Pietät, im Gehorsam zu seinem Vermächtnis, oder aus tiefer Liebe –, hängt mit unserer Beziehung zu diesem Menschen zusammen.

Das Vermächtnis Jesu ist die Feier der Eucharistie. Sie ist der Inbegriff Seines Weges für uns und mit uns, der Inbegriff Seiner Hingabe an den Vater, die liebender Gehorsam war in der Hingabe Seines Lebens für uns.

Wenn Jesus das Obergewand ablegt und vor Seinen Jüngern niederkniet, um ihnen die Füße zu waschen, dann nimmt diese Hingabe sichtbare Gestalt an in dem Liebesdienst der Erlösung. Sie wird vollzogen durch die Waschung an Petrus und an Seinen übrigen Jüngern, auch an Judas (Joh. 13.1–15). Die Erlösungstat Jesu meint die ganze Menschheit und jeden Einzelnen, auch Sie und mich. Sie wird gefeiert im Geheimnis der Eucharistie, bildhaft, sinnbildlich dargestellt in der Fußwaschung. Jesus sagt in Joh. 13.12:

Begreift ihr, was Ich euch getan habe? Ihr sagt zu mir: Meister und Herr, und ihr nennt mich so mit Recht, denn Ich bin es! Wenn nun Ich, der Herr und Meister, euch die Füße gewaschen habe, dann müsst auch ihr euch einander die Füße waschen. Ich habe euch ein Beispiel gegeben, damit auch ihr so handelt, wie Ich an euch gehandelt habe.

Was bedeutet das, dass wir einander die Füße waschen sollen? Jesus sagt wörtlich nach dem Urtext: „Wir sind es einander schuldig, einander die Füße zu waschen!" In diesem Liebesdienst aneinander, wo wir uns gegenseitig annehmen und gleichzeitig geheimnisvolle Werkzeuge in der Hand Jesu sind und einander zu Christus führen, liegt unsere tiefste Erfüllung als Christen. Hier vollzieht sich das, was wir Selbstverwirklichung nennen: Selbstverwirklichung als Glaubende, die durch Christus zur Liebe berufen sind. Es geht bei dieser Liebe, die Christus uns als dienende Liebe, als Liebesdienst aufträgt, nicht um Sympathie oder Antipathie, sondern es geht darum, dass der, der die Füße wäscht, in geheimnisvoller Beziehung zu Christus steht. Er kann diesen Dienst überhaupt nur leisten, wenn Christus durch den Heiligen Geist in ihm Gestalt gewinnt, wenn Christus in einem und durch einen Menschen Seine Liebe weiterschenkt. „Ohne Mich könnt ihr nichts tun!", sagt Jesus in den Abschiedsreden. Vor allem können wir ohne Ihn niemals wirklich lieben.

Das Bild der Fußwaschung geht tief ins Herz. Machen wir uns auf, suchen wir einander und erweisen wir den Dienst der Liebe auch dort, wo unsere eigenen Kräfte nicht mehr ausreichen. Durch Seinen Heiligen Geist gibt ER uns Anteil an Seinem Göttlichen Leben, das sich verwirklicht, wenn wir einander freundlich anschauen und ein liebevolles Wort schenken, bis dahin, wo wir unsere ganze Habe und unser Leben riskieren, um einen Menschen zu retten in Zeit und Ewigkeit.

Nach der Einsetzung des Abendmahles geht Christus hinaus auf den Ölberg. Von Judas verraten, begibt er Sich in die Hände Seiner Feinde.

Die Liturgie in der orthodoxen Kirche wird am Gründonnerstag und Karfreitag und überhaupt in der Betrachtung der Passion des Herrn nicht müde, diesen Verrat des Judas zu beklagen und zu betrauern. Er verkörpert eine Gestalt, in der wir uns wiederfinden können und sollten. Vielleicht nicht in dieser krassen Form, aber doch darin, dass wir die Kommunion, die Gemeinschaft mit Christus brechen, abbrechen, schmälern, verraten, oft um sehr nichtiger Dinge willen. Die Liturgie wirft Judas diesen Verrat vor, den er wegen seiner Liebe zum Gelde beging.

In der Regel des Heiligen Benedikt, die ja der östlichen Spiritualität sehr nahe steht, steht der Satz: „Der Liebe zu Christus nichts vorziehen." Judas zieht das Geld Christus vor. Was ziehen wir alles der Liebe zu Christus vor? Eine Gestalt wie dieser Judas sagt etwas über uns selbst aus. In diesem tiefen und reichen Bild steht jener, der sich der Kommunion mit dem Herrn verweigert: Judas. Judas, der nicht geben, sondern haben will, der in der Spannung von Sein und Haben steht und deswegen in der Überlieferung als der Geldgierige und Habsüchtige hingestellt wird. Es ist nicht unsere Aufgabe, die Gestalt des Judas und die Tragik seines Schicksals näher zu durchleuchten. Jedenfalls finden wir am Ende doch Reue bei ihm: „Ich habe unschuldig Blut verraten!" Und er meinte zu sühnen, indem er sich selbst richtete.

Karfreitag

Dieser Bruch in der Verbundenheit weitet sich am Karfreitag weiter aus: in der Ablehnung des Herrn durch Sein Volk. Das Volk, das einst „Hosanna!" rief, ruft nun „Kreuzige ihn!". Irgendwo in diesem Volk stehen auch wir, das ungläubige Volk, die Masse, die sich weigert, Gemeinschaft zu werden im Herrn. Wie oft sind wir in unserem Leben, wenn wir meinen, ganz einzigartig zu sein, im Grunde nichts anderes als Masse? In uns steckt ein Stück der verbreiteten Tagesmeinung, allgemeine Vorurteile und Ansichten, was man so denkt. Kommunizieren kann nur eine Gemeinschaft, und die Masse hat keine Gemeinschaft, ist keine wirkliche Gemeinschaft. Nur Gemeinschaft kann miteinander austauschen und verbunden sein, kann *communio* bilden. Aus diesem Volk lösen sich einzelne Gestalten heraus, die uns ganz persönlich ansprechen und in uns eine Sehnsucht wecken: „Dieser möchte ich sein!" Im tiefsten Inneren bin ich eigentlich auch das.

Die wohl bewegendste Gestalt, die auch in der orthodoxen Spiritualität eine große Rolle spielt und deren Worte immer wieder gesungen und gesprochen werden, ist der Schächer am Kreuz. Denken Sie an diese beiden Schächer: Der eine verweigert sich Christus, der Andere gesteht seine Schuld, bereut sie und sagt: „Herr, gedenke meiner, wenn Du in Dein Reich kommst!" Judas und auch die Schächer in uns werden freigelegt, damit wir fähig werden, Antwort zu geben. Diejenigen, die beim Kreuz lästern: „Wenn du der Messias bist, so steig herab und hilf dir selbst!", geben keine Antwort. Sie quittieren das Ganze mit Spott, und das ist keine Antwort auf Wort und Tat des Herrn. Der Schächer aber gibt Antwort: im Ja! zu Christus und im Ja! zu sich selbst als gekreuzigte Existenz.

In der Feier der Heiligen Leiden gibt es in dem wunderbaren Schächerlied, dem Exapostilarion, einen Höhepunkt. Dieser Schächer, der inmitten der Verweigerung zu dem Gekreuzigten als Mitgekreuzigter – wohlgemerkt: als Mitgekreuzigter – spricht: „Herr, gedenke meiner in Deinem Reiche." „Wir leiden zu Recht", sagt er. Jeder Einzelne, der in die communio eintritt, ist zugleich einer, der voll und ganz Ja sagt zu seiner Existenz als Gekreuzigter. Das ist nicht nur ein Ja zu Christus als Messias, sondern ein JA zu dieser konkreten Existenz am Kreuz. Das ist unsere christliche Existenz: Wir sind mit dem Herrn gekreuzigte Sünder!

In hartem Kontrast dazu stehen die Worte des Herrn im Evangelium: „Wer Mir nach-folgen will, verleugne sich selbst, nehme sein Kreuz auf sich und folge Mir nach!" Indem ich in Verbundenheit mit Christus mein Kreuz trage, bin ich mit seinem Kreu-zestod verbunden, der für alle Menschen Erlösung ist. Das Kreuz von Golgotha weitet sich aus zu dem kosmischen Kreuz, das die Welt erlöst. Es wird zum wieder-gefundenen Baum des Paradieses, der Ewiges Leben verheißt. Der Kreuzes-Baum tötet die Unterwelt. Der Baum der Erleuchtung ist im Christentum der Kreuzes-Baum, unter dem, mitten im Leiden, der Schächer auf den leidenden Gottessohn blickt und in der Annahme seines Schicksals seine Erlösung findet.

Wie verbindet sich „mein Kreuz" mit dem Kreuz Christi, und wie verbindet sich das Kreuz Christi mit meinem alltäglichen Kreuz? Wie wird mein Alltag zu einer Teilhabe am Kreuz Christi, ein Sterben und Auferstehen mit Ihm? Bei diesem Kreuz geht es um sehr hartes Holz, um ein Holz, das die äußerste Begrenzung des Menschen kenn-zeichnet. Das ist nicht nur die Begrenzung des Todes, sondern ebenso die Begren-zung der eigenen persönlichen Möglichkeiten, der Demütigung, der Schande. Es ist kein triumphierendes Sterben, das das Kreuz uns verkündet, es ist ein Tod in Verach-tung, den dieses Kreuz ansagt. Nimm das Kreuz auf dich, bleib nicht stehen, geh mit mir! Lass dich ein auf den Weg! Lass Umwandlung in dir selbst geschehen, damit Licht werde in dieser Welt, indem es in uns Licht wird, weil wir uns einlassen auf die Umwandlung mit dem Gekreuzigten.

„Wer sein Leben liebt, wird es verlieren. Wer es verliert, wird es gewinnen. Was nützt es einem Menschen, die Welt zu gewinnen, wenn er an seiner Seele Schaden leidet?" Dieses Welt-Gewinnen ist nicht nur materiell zu verstehen, als

Sich-Aufblähen durch materielle Güter und Genüsse. Dieses Welt-Gewinnen meint auch das Streben nach Erfolg, Macht und Anerkennung, selbst wenn sie in noch so frommem und geistlichem Sinn geschieht.

Christus mehr und mehr Raum geben bedeutet, dass Christus bis in den letzten Winkel deines Wesens über dich verfügt. Damit bist du Ihm gleichgestellt, im Gehorsam gegenüber dem Vater bis hin zu Gethsemane, Golgotha, Ostern. Das ist nicht erzwingbar und machbar für uns. Machbar für uns ist nur die Annahme von Gethsemane und Golgotha, die über uns verfügt wird. Ostern ist dann ein Geschenk, auf das wir nicht so lange warten müssen. Immer ist es das Vereinende von Golgotha und Auferstehung, von Karfreitag und Ostern, bis das Licht wächst und die Tage des inneren Menschen zunehmen, die Nächte schwinden und unser Leben mehr und mehr fruchtbar wird, weil es mit dem Herrn in die Erde fällt als Weizenkorn und stirbt, um Leben zu ermöglichen. Nimm das Kreuz auf dich, denn nur so kann das Zeichen des Todes und der Schande zum Zeichen des Lebens werden, kann dein Leben in dienender Liebe reich werden und hingelangen zu dem Ostern, das kein Ende kennt.

Dieses Ja zum Tode Jesu schließt auch das Ja zu unserem eigenen Sterben und Tod ein, um in diesem freien Ja in der Kraft Christi unsere letzte Freiheit und Vollendung, die letzte Fülle unseres Mensch-Seins zu erlangen. Unser Tod und Sein Tod verbinden uns. Seine Hingabe an den Vater in der Kraft des Geistes, sein Hinabsteigen in das Reich des Todes verbindet Seinen Geheimnisvollen Leib mit der Kirche, aber auch mit allen unseren Verstorbenen und mit uns selbst. So erfahren wir immer tiefer und klarer, dass der Dreieinige Gott Alles in Allem ist.

Das Mysterium der Menschwerdung und das Mysterium des Todes beleuchten sich gegenseitig. Das Mysterium der Menschwerdung ist zugleich das Mysterium des Todes, und das Mysterium des Todes ist auch das Mysterium der letzten Menschwerdung.

Wahrlich, wahrlich, Ich sage euch: Es sind einige, die hier stehen, die nicht kosten werden den Tod, bis sie kommen sehen das Gottesreich hier und heute.[30]

---

[30] *„Wahrlich, wahrlich, ich sage euch: So jemand mein Wort wird halten, der wird den Tod nicht sehen ewiglich"* (Johannes 6.40, Johannes 6.47).

Karsamstag

Der Karsamstag-Vormittag ist eine Zeit echter Ruhe und Stille: Das Mysterium, Christus, das Leben, liegt im Grab!

Die Botschaft vom Grabe Christi wird von den Evangelisten in einer schlichten und doch geheimnisvollen Weise dreifach umrissen. Die Botschaft dieses Grabes ist die Botschaft von einem fremden Grab. Es ist die Botschaft von einem Grab, das „in Felsen gehauen" ist. Und es ist die Botschaft von einem neuen Grab, in dem „noch keiner gelegen hat".

Jesu Grab ist ein fremdes Grab, nicht Sein eigenes. Joseph von Arimathäa, der edle Joseph, wie er in der Ostkirche besungen wird, hat Ihm für drei Tage sein Grab geliehen: Jesus braucht kein eigenes Grab, denn in drei Tagen wird Er auferstehen. Damit gibt es nur noch ein Grab für alle: Das Grab der Auferstehung. Jesu Grab ist ein in den Felsen gehauenes Grab: Christus wird in den Mutterschoß der Erde gebettet. Dieses ausgehauene Grab versinnbildlicht die zerbrochenen ehernen Riegel, die zerbrochenen Pforten der Unterwelt. Christus hat allen in den Gräbern das Leben gebracht: Das Grab Jesu ist ein neues Grab, das Grab der Auferstehung, wo der Erstling der Entschlafenen ruht, um allen Gräbern die neue Bestimmung Grab der Auferstehung zu verleihen. Es ist ein Grab, in dem noch keiner gelegen hat. Es ist das jungfräuliche Grab Jesu.

Die Feier der heiligen Leiden unseres Herrn lenkt unseren Blick auch auf die schmerzensreiche Mutter Jesu, die ihren Sohn auf seinem Leidensweg begleitet. Zwei Darstellungen der schmerzensreichen Mutter sehen wir in diesem Zusammenhang oft: Wie Christus, vom Kreuz abgenommen, im Schoße seiner Mutter liegt, und die Muttergottes bei der Grablegung ihres Sohnes, zusammen mit Nikodemus, Joseph von Arimathäa, Maria Magdalena und Johannes, dem Lieblingsjünger. Das Schwert des Schmerzes durchdringt ihr Innerstes, so wie es der greise Simeon einst im Tempel geweissagt hatte.

Diesem Schmerz der Gottesmutter am Grab ihres Sohnes hat die Ostkirche in der Marienklage des Karsamstags einen ergreifenden Ausdruck gegeben. Hier geschieht etwas Entscheidendes, was auch die menschliche Trauer kennzeichnet: Die Klage Mariens bleibt nicht beim bloßen Schmerz stehen, sondern geht im wahrsten Sinne des Wortes in die Tiefe. Sie begleitet den Herrn bei seinem Abstieg in die Unterwelt, und sie erkennt in diesem schmerzlichen Geschehen des Abschieds das Heilswirken des Sohnes. Es muss so sein, denn Adam wird dadurch aus der Unterwelt herausgeholt mit allen Entschlafenen, mit allen Verstorbenen, damit für alle Auferstehung sein kann.

Was ist der tiefere Sinn dessen, warum wir trauern, was gibt uns Anlass zur Klage? Klage und Trauer sind immer ein Weg, der uns in die Tiefe führt. Nur in der Tiefe und aus der Tiefe kann das Heil erblühen. Klagen zu dürfen ist eine Gnade, denn die Klage ist dann auf einem Weg, dem langen, langen Weg zu Jubel und Lobpreis. Mit diesen Klagenden verbinden wir uns, zusammen mit anderen Klagenden – mit

Nikodemus, mit Joseph von Arimathäa, der Christus ins Grab legt, mit der ganzen Schöpfung, die im Angesicht des Todes Christi klagt, und dieser Weg der Klage vollendet sich dann im Lobpreis der Auferstehung.

Jesus lebt – mit ihm auch ich.

Die Osternacht

Das ist die Nacht, von der geschrieben steht: „Die Nacht wird hell wie der Tag; und eine Leuchte ist die Nacht meiner Wonnen" (Ps. 138,12). „Geheiligt ist diese Nacht, zu bannen die Frevel, abzuwaschen die Schuld, den Sündern wiederzubringen die Unschuld, den Trauernden Freude, sie einet die Herzen und beugt die Gewalten." (Aus der Vigilfeier der Osternacht.)

Ausgehend von der Auferstehung Christi feiert die Kirche die Liturgie in dieser Nacht in drei Stufen: in der Lichtfeier (Christus, der selbst das Licht ist), in der Tauffeier (das neue Leben in Christus) und in der Messfeier („Ich war tot, aber siehe: Ich lebe in Ewigkeit."). Was uns diese Feiern vermitteln wollen, ist die Erfahrung von Einheit und Freiheit.

Dieser Prozess des Eins-Werdens und Eins-Seins ist kein naturnotwendiger, entwicklungshafter, fast biologisch verstandener Prozess, sondern ein Prozess, der sich in Freiheit vollzieht; wohl unter Antrieb und in der Kraft des Geistes, aber doch immer neu als Entscheidung des Einzelnen zur Einheit und für die Einheit. Diese Einheit ist vorgegeben in Christus, in Seiner Auferstehung. Der aus der Isolation der Sünde Befreite lernt, eins zu werden, auch mit sich selbst. Denn der in der Sünde Isolierte ist im Tiefsten von sich selber isoliert. Es ist ergreifend, dass der größte Verkünder der römischen Liturgietheologie, der Benediktiner Odo Casel, der sein Leben dem Ostermysterium geweiht hatte, in der Osternacht 1947 nach dem Gesang des Exsultet zusammenbrach und sterben durfte.

Der Hymnus des Exsultet! ist ein ungeheurer Jubel über das Geheimnis dieser Nacht der Auferstehung. Er ist ein Hymnus auf die Nacht, die durch Christus zu Licht wird. In dieser Nacht, wo Christus, das Licht, aufstrahlt, wird Einheit geschaffen. Wörtlich heißt es: „Sie einigt die Herzen!" Von dieser Nacht heißt es, dass sie Himmel und Erde versöhnt, dass sie Gott und Menschen verbindet. Diesem Gedanken des Eins-Werdens gilt dann auch der Abschluss der Osternachtsfeier im Schlussgebet:

Herr, unser Gott -
Du hast uns durch die österlichen Sakramente gestärkt.
Schenke uns den Geist Deiner Liebe,
damit Deine Gemeinde ein Herz und eine Seele werde!

In Ostern ist Einheit, und wo keine Einheit ist, kann auch kein Ostern sein. Wie kommt nun die Einheit in der byzantinischen Osterfeier zum Tragen? Sie finden Sie im Auferstehungslicht als Element der Einheit aller Geschöpfe, der Einheit von Himmel und Erde:

Alles ist jetzt mit Licht erfüllt,
Himmel und Erde und Unterwelt.
So soll denn alle Schöpfung Christi Erweckung feiern,
in der sie ihre Kraft erlangt.

Dieses Auferstehungslicht durchdringt alle Bereiche und auch die Menschen. Es ist das Element der Einheit eines umfassenden Lebens: Auferstehung ist Leben. Diese Einheit im Lichte des Auferstandenen nimmt eine konkrete Form an im liturgischen Osterkuss, in der Umarmung zum Gruß und Gegengruß: „Christus ist auferstanden!" – „Er ist wahrhaft auferstanden!"

Eine Deutung dieser Umarmung erfolgt in den Osterstichirien[31], nachdem der Osterkuss als solcher schon ausgetauscht worden ist:

Auferstehungstag ist heut, das Fest, das uns erleuchtet!
So lasset uns denn einander umarmen!
Lasst ‚Brüder', uns sagen auch zu denen, die uns hassen!
Um der Auferstehung willen wollen wir uns alles verzeih'n.
Und so lasst uns rufen:
Christ ist erstanden von den Toten!
Im Tode bezwang Er den Tod
und hat allen in den Gräbern das Leben gebracht.

Das Unbegreifliche der Auferstehung Christi konkretisiert sich für Christen in der Unbegreiflichkeit der Feindesliebe. Wie die Auferstehung Christi die kausale Verbindung von Werden und Vergehen durchbricht, so durchbricht die Feindesliebe das scheinbar eherne Gesetz des *Wie du mir, so ich dir.* Ein Gesetz, unter dem wir alle stehen, eine Folge der bitteren Last der adamitischen Schuld, die sich aber hier in Segen verwandelt, wie es im „Exsultet" in ergreifender Weise zur Sprache kommt.

Einheit in Vergebung und Versöhnung ist eine immer neue Aufgabe, die uns nicht nur an Ostern, sondern an jedem einzelnen Tag der österlichen Wirklichkeit vor Augen gestellt wird. Eins-Werden und Eins-Sein, als Verwirklichung der Liebe des Dreieinigen Gottes, verwirklicht sich dann liturgisch auch in unserem Alltag, in einer neuen Weise als Lob und Lobpreis. Vom Exsultet der römischen Liturgie bis hin zum Osterkanon des Johannes von Damaskus in der byzantinischen Liturgie: überall ist Lobpreis und Jubel. Lobpreis und Jubel angesichts einer Schöpfung, in der nun alles wieder gut, alles sehr gut ist, als Glaubenserfahrung im Lichte des Auferstandenen.

Lobpreis ist immer die spontane Antwort auf erfahrene Güte. Sie ist Ja zu etwas, Bejahung von etwas, das wir als gut erfahren. Ich kann Gott nur loben und preisen, weil Seine Güte als Glaubenserfahrung in meinem Leben greifbar ist. Wenn ich Gott preise und Ja sage zu Seiner Güte, sage ich auch Ja zu meinem Dasein als etwas, das ich Gott verdanke, Ja zu meinem Leben als etwas Gutem. Auch wenn ich mich nicht immer als gut empfinde, so ist doch mein Da-Sein-Dürfen etwas Gutes und alles,

---

[31] *Stichirien* sind kirchliche Gesänge, die bei der Vesper nach den Psalmen 140 und 141 gesungen werden.

was ist, ist gut. Es ist gut, dass es uns miteinander gibt! Die Versöhnung im Auferstandenen lässt uns einander als erlöste Geschöpfe annehmen, als Gottes Geschöpfe, von denen wir sagen: „Es ist gut, dass es dich gibt!" Das sagen wir „...auch zu denen, die uns hassen", weil sich hier die Kraft der Liebe bis ins Letzte bewähren kann. Immer wird die ganze Schöpfung in den Lobpreis mit einbezogen: Himmel und Erde jubeln, der Kosmos jubelt, Adam und Eva jubeln in dieser neu geschenkten Freiheit, wo im Lichte der Erlösung alles gut ist und alles gut werden darf.

Damit kommen wir zum dritten Schritt, mit seiner Strenge und Härte durch den Dienst am Leben. Das Streben nach Eins-Werden und Einheit, der geschenkte Lobpreis, das Ja zum Leben verwirklicht sich konkret im Dienst am Leben in seinen vielfältigen Formen. Denken Sie einmal an Ihr eigenes Leben, wo Sie dienen müssen, in oft schmerzlichen, schwierigen, manchmal auch langweiligen und kaum aushaltbaren Situationen. Schauen Sie im Glauben und verbunden mit dem Licht der Auferstehung, wo Sie Leben bewahren, zur Werdung bringen und Leben wecken können, in allen Daseinsbereichen und vor allem in der Zuwendung zu den Menschen. Wo können Sie Menschen aus ihrer Isolation, ihrer seelischen Grabeshöhle herausholen durch Ihre Zuwendung, im Glauben an die Auferstehung?

Dienen statt herrschen ist immer auch ein Sterben. Die Einheit in der Auferstehung findet sich immer nur durch ein Sterben, durch die Hingabe meiner selbst. Leben erwächst nur aus Sterben, das sich im Dienen verwirklicht. Es kann allerdings geschehen, dass mich mitten im Dienst die Freude des Lebens erfüllt, überströmt. Dieser konkrete Alltag, wo Sie bis in kleinste und oft nebensächlichste Dinge hinein dienen, ist auch die Möglichkeit – die einzige Möglichkeit –, Auferstehung in dieser Welt sichtbar zu machen. Denn der Auferstandene ist Der, der Seinen Jüngern die Füße gewaschen hat und am Kreuz für uns alle gestorben ist. Er ist es, der auferstanden ist und kein Anderer. Auferstehung verläuft immer über diesen Dienst, der auch Kampf, Mühe und Last ist. Ob wir wirklich Auferstehung verstehen und leben, zeigt sich in unserer Rücksichtnahme und im Verzichten. Von der Kirche auf die Straße, das ist unser österlicher Weg! Wenn wir es wagen, in diesem Sinne, in dieser Haltung und Bereitschaft zu denken, zu reden und zu tun, was eint im Dienst am Leben, werden Jubel und Lobpreis sich inkarnieren und Fleisch werden im Leben, in dem wir dienen dürfen.

Noch haben wir nicht den Neuen Menschen, der nach Gott geschaffen ist in Heiligkeit. Noch tragen wir nicht das Bild des Himmlischen. Noch sind wir nicht gleichgestaltet Seiner Herrlichkeit. Noch beten wir Gott nicht im Geist und in der Wahrheit an. Noch haben wir nicht die Herrlichkeit des Unvergänglichen geschaut. Noch sind wir nicht verwundet von der Göttlichen Liebe. Noch haben wir keinen Begriff von der wahren Kraft und dem wahren Frieden.

Sei bestrebt, einzugehen in die Heilige Stadt, in das Obere Jerusalem, wo auch das Paradies ist! Schauen wir auf nichts anderes als auf Den, Der gesagt hat: „Ich bin gekommen, Feuer auf die Erde zu bringen, und was will Ich anderes, als dass es brenne!"[32] Das ist ein Geistfeuer, das die Herzen wiederbelebt. Deshalb erleuchtet das immaterielle göttliche Feuer die Seelen. Dieses Feuer hat Paulus umleuchtet, seinen Geist erleuchtet, seinen Gesichtssinn aber geblendet. Denn nicht außerhalb des Fleisches schaute er die Kraft des Lichtes. Dieses Feuer erschien Moses im Dornbusch, dieses Feuer hat in Gestalt des Wagens Elias von der Erde weggenommen. Wollen wir beten, dass dieses Feuer auch zu uns komme, damit wir im Lichte wandeln und niemals auch nur unsere Füße an einen Stein stoßen, sondern wie Lichter in der Welt leuchten und am Worte des Ewigen Lebens festhalten, damit wir im Genuss der Gottesgüter mit dem Herrn ruhen im Leben, preisend den Vater, den Sohn und den Heiligen Geist!

Ihm sei die Ehre in Ewigkeit!
Amen.

11.2 Den Lebensatem Gott übergeben
(Heidemarie Kern)

Das Geschehen bei Christen im Übergang

„Was wird aus mir?" fragen häufig Menschen, die sich über das Sterben Gedanken machen. So fest sind wir mit unserem irdischen Ich verbunden, dass wir uns nicht vorstellen können, was wir ohne Körper sind. Das macht vielen Menschen Angst. Nur der Glaube, die Hoffnung und die Liebe auf Christus hin bieten uns Schutz und Hilfe. „Der Mensch geht an den Ort der Erquickung, der Seligkeit, der Ruhe und in die Klarheit des Lichtes", heißt es immer wieder in den Gebeten. Ein Christ, der seinen Glauben in der Beziehung zu Gott lebt, wechselt von seiner begrenzten Identität Das bin ich, vom ethischen und christlichen Bewusstsein, zur Begegnung mit Christus und endet im Christ-Sein.

Ein christlicher Begleiter, der tief in den Glauben eingedrungen ist und sich darin geborgen weiß, kann den Sterbenden in diesem Sinne hoffnungsvoll begleiten. Eine Begleitung, die zwar aus einem ethisch-menschlichen Verständnis heraus denkt und handelt, aber keine Glaubenserfahrung hat, kommt dem Sterbenden zwar zugute, kann ihn aber bei seinem Umwandlungsprozess in Christus nicht aktiv unterstützen.

Beobachtbare Veränderungen in den letzten Tagen und Stunden

In dieser Situation geht es nicht mehr um Lebenserhaltung, sondern um das sanfte Ausklingen des Lebens. Der Sterbende zieht sich jetzt ganz in sich zurück. Auch falls er bei klarem Bewusstsein ist, verändert er sich nun sichtbar. In der Regel kann er von sich aus keinen Kontakt mit der Umwelt mehr aufnehmen. Alles ist für ihn nun mit großer Anstrengung verbunden. Der Sterbende hat nicht mehr die Kraft, seine

---

[32] *„Ich bin gekommen, um ein Feuer auf der Erde anzuzünden, und ich wünschte, es würde schon brennen"* (Lukas 12.49).

Zuwendung zu zeigen. Wer noch auf Zuwendung wartet, wird oft enttäuscht. Wir können ihn jetzt nur in großer Offenheit in unsere Liebe einbetten, ihn weiterziehen lassen und ihm unbeschränkt die Zeit geben, die er dazu braucht. Es gelten die gleichen körperlichen Merkmale wie in Teil 1 (Sterben und Tod, unser aller Schicksal, Kap. 1.5) beschrieben.

Falls der Sterbende unruhig ist, gilt es herauszufinden, was ihn beunruhigt. Das können neben körperlichen Unpässlichkeiten auch Gefühle oder Gedanken sein. Spüren Sie nach, welche Atmosphäre im Zimmer herrscht und welchen Eindruck der Sterbende auf Sie macht. Wichtig ist dabei, dass Sie unterscheiden können, was Ihr eigenes Empfinden ist und welches Gefühl sich vom Sterbenden auf Sie überträgt.

Ein Beispiel aus dem Alltag: Sie sind traurig und treffen auf Menschen, die sehr fröhlich sind. Im Laufe des Zusammenseins kann es sein, dass Ihre Traurigkeit nachlässt und Sie ebenfalls fröhlich werden. Sie wurden gewissermaßen angesteckt.

> Eine Hospizschwester erzählte mir, dass sie direkt vor einem freien Wochenende lieber Patienten versorgt, mit denen der Umgang nicht allzu schwer ist. Sie hatte festgestellt, dass sie bei problematischen Patienten das ganze Wochenende hindurch bedrückt war, weil sie in ihrer Freizeit immerzu an sie denken musste. Jetzt hat sie einfach die Reihenfolge ihrer Besuche verändert: sie versorgt zuerst die Schwerstkranken und später dann erst die problemlosen Patienten. Am Wochenende geht es ihr seitdem besser.

Bei der Beurteilung einer Situation ist es wichtig, dass Sie sich möglichst frei machen von selbstbezogenen Gefühlen. Falls Sie merken, dass sich Ihr eigenes Schicksal mit dem des Sterbenden vermischt, konzentrieren Sie sich auf die Ausatmung und geben mit der Ausatmung alles ab, was Sie beschäftigt. Die Verfolgung der Ausatmung hilft, den Geist durch das Beobachten des Atems zu beruhigen und alles Belastende „loszulassen" wie den Atem. Probieren Sie aus, ob Sie ebenfalls eine beruhigende Wirkung bei sich selbst beobachten können. Es kann auch gut sein, dass Ihnen etwas ganz anderes hilft wie z. B. sich schütteln, Autogenes Training, Sport usw.

Was mir in der Begleitung wichtig ist

Falls es noch unerledigte Dinge gibt, ist jetzt die letzte Möglichkeit, sie in Ordnung zu bringen. Es ist eine große Erleichterung, wenn zwischen Angehörigen, Freunden und Sterbendem schon vor dieser Phase alles geregelt ist. Meine Erfahrung ist, dass es sonst manchmal kurz vor dem Tod noch zu einer Unruhe kommen kann. Finden Sie heraus, woher die Unruhe kommt und was sie lindern kann. Vor allem sollten Sie erwägen, welche Hilfsmöglichkeiten der jeweilige Glaube anbietet.

Eine auffällige, bei vielen Menschen beobachtbare Veränderung bewirkt der Empfang der Sterbesakramente. Die Spendung der Krankensalbung (hier trifft mehr der frühere Ausdruck letzte Ölung zu) verändert oft in befriedender Weise das Befinden des Sterbenden. Die Atmung wird leichter, das Gesicht entspannter. Der Sterbende kann das Irdische leichter loslassen und sich vertrauensvoller mit Christus verbinden. Bei der Feier der Messe entsteht eine Verbindung über den Tod hinaus. Lebende und Verstorbene sind miteinander untrennbar verbunden, in Christus sind wir eins.

Das Erstaunliche ist, dass Menschen sich im Sterbeprozess oft ganz anders entscheiden, als sie es in früheren Zeiten getan hätten. Deshalb ist es wichtig, den Sterbenden vorab auf einfühlsame Weise zu fragen und durch eine Erklärung über die Wirksamkeit des Sakraments auf die Krankensalbung einzustimmen. Diese Erklärung sollte mit den Vorstellungen des Sterbenden in Einklang stehen. Es ist in diesem Moment nicht hilfreich, eine Diskussion herbeizuführen, weil Sie vielleicht anderer Meinung sind.

Bei Angehörigen und Freunden kommt es öfter vor, dass sie Bedenken zur Spendung der Krankensalbung äußern. Meistens ist es ihre eigene Befangenheit, die mit dem Empfinden und Denken des Sterbenden nur bedingt etwas zu tun hat. In einer solchen Lage ist es notwendig, die Gedanken und Gefühle aller Anwesenden zu erfassen und zu verstehen, was sie erreichen oder verhindern wollen. Es kann hilfreich sein, diese Beobachtungen den Angehörigen mitzuteilen.

Bei manchen Menschen bringt die Beichte oder die allgemeine Sündenvergebung große Erleichterung. Durch das Beichtsakrament wird die Sünde getilgt. Die Abtrennung von Gott wird zur Verbindung mit Gott, und damit ist die Trennung (Sünde) beseitigt. Denken Sie an das Beispiel vom Schächer am Kreuz. Er hat, im Gegensatz zu Jesus, schwerwiegende Schuld auf sich geladen. Als er zu Jesus sagte: „Herr, gedenke meiner, wenn du in dein Königtum kommst", bekam er von Jesus die Versicherung: „Noch heute wirst du mit mir im Paradies sein." (Lk. 23, 42-43) Es bedarf nur des Glaubens, der Schuldeinsicht, der Reue und der Bitte an Jesus, sich seiner zu erinnern. Für den Sterbenden gilt das Gleiche. Der Sterbende kann bis zum letzten Atemzug Jesus bitten, und falls er das selbst nicht mehr kann, können wir es für ihn übernehmen, sogar, wenn er schon verstorben ist. Es gibt den Brauch, dass der Sarg mit dem Toten in der Kirche steht und alle Gläubigen anstelle des Toten ein detailliertes Sündenbekenntnis sprechen. Nach jedem Sündenbekenntnis bitten sie gemeinsam um Vergebung, unabhängig davon, ob der Tote diese Sünde begangen hat oder nicht.

Vielleicht kennen Sie geistliche Übungen, die der Mensch in seinem Leben praktiziert hat, die in den letzten Stunden hilfreich sein können. Ich erinnere mich an Menschen, die das ganze Leben hindurch das Herzensgebet geübt haben und mit ihm gestorben sind. Manche Menschen haben es sich zur Gewohnheit gemacht, ein bestimmtes Stoßgebet immer wieder zu beten und sich darin zu verwurzeln. Indem Sie die gleiche Übung machen, können Sie den Menschen in seiner Situation stärken und festigen.

Begleitungen im Sterbeprozess

In meinem Dorf | Die Totenglocke

In meinem Dorf läutete früher eine kleine Glocke. Dann wussten alle, dass jemand im Sterben lag. Die Dorfbewohner gingen in sein Haus und beteten den schmerzhaften Rosenkranz solange, bis der Tod eintrat. Im Krankenhaus saß ich viele Nächte bei Sterbenden und betete den Rosenkranz. Nur wenn ein anderer Patient Hilfe brauchte, habe ich den Sterbenden für ein paar Minuten alleine gelassen. Manchmal waren auch Angehörige da und beteten. So etwas habe ich in der heutigen Zeit nicht mehr erlebt. Der Glaube an die Wirksamkeit des Gebetes hat, allgemein gesehen, eher abgenommen.

Frau Simmer | Der Aaron-Segen

Frau Simmer, eine sterbende alte Frau und ihr lebenslanger Freund verabschieden sich voneinander. Beide sitzen sich im Rollstuhl gegenüber. Er legt beide Hände auf ihren Kopf und spricht den Aaron-Segen: „Der Herr segne und behüte dich. Er lasse sein Angesicht über dir leuchten und sei dir gnädig. Er schaue auf dich und schenke dir den Frieden." Zum Abschied macht er das Kreuzzeichen über ihrer Stirn, ihrem Mund und ihrer Brust und sagt dabei: „Im Namen des Vaters, des Sohnes und des Hl. Geistes Amen." Frau Simmer ist tief bewegt und strahlt vor Glück. Dann bittet er sie inbrünstig, auch ihn zu segnen. Sie schaut ihn liebevoll an, hat aber nicht mehr die Kraft, die Hände auf seinen Kopf zu legen und das Kreuzzeichen zu machen. Da nimmt er ihre Hand, führt sie und macht mit ihrer Hand das Kreuzzeichen auf seine Stirn, seinen Mund und seine Brust und sie flüstert: „Der Herr des Friedens gebe dir den Frieden zu aller Zeit und auf jede Weise." Eine Weile sitzen sie noch schweigend beieinander, um dieses wunderbare gegenseitige Erleben ausklingen zu lassen.

Herr Stocker | Müde lege ich mich nieder

Als Herr Stocker 14 Jahre alt war, sagte sein Vater zu ihm, dass er sich ab jetzt sein Brot selbst verdienen muss, als Knecht in einem Bauernhof. Liebevoll verabschiedete der Vater seinen Sohn und gab ihm folgenden Ratschlag auf den Weg, den der Sohn bis an sein Lebensende befolgt hat. Sein Vater sagte: „Ich hoffe, dass der Bauer gut zu dir ist. Zum Beten wirst du nicht viel Zeit haben. Sag einfach jeden Morgen: ,In Gottes Nam, fang ich an', und am Abend, wenn du müde ins Bett fällst, sag einfach: ,Müde lege ich mich nieder, Herr in deine Glieder.'" Sein ganzes Leben hat er es so gehalten. Als er im Sterben liegt und ich ruhig neben ihm sitze, sage ich nur ab und zu: „Müde lege ich mich nieder, Herr in deine Glieder." Er reagiert darauf immer mit einem tieferen und längeren Ausatmungszug. Sein Gesicht entspannt sich immer mehr. So ist er hinübergegangen.

Rosi | Herzensgebet

Rosi, eine gut Bekannte von mir, hat über mehrere Jahre täglich das Herzensgebet geübt. Als sie wegen eines Herzstillstands mit anschließender Reanimation (Wiederbelebung) bewusstlos in der Klinik lag, baten die Pflegepersonen den Ehemann, ihr Geschichten vorzulesen, die sie gerne mochte. Mit großer Liebe versuchte er, dadurch seine Frau zurückzuerobern. Er wusste nicht, dass sie über Jahre das Herzensgebet geübt hat.

Ich bedauere sehr, dass ich über ihren Zustand nichts wusste. Ich hätte sehr gerne das Herzensgebet mit ihr gebetet und sie im Übergang begleitet. Was mich tröstet, ist, dass ein Gebet immer wirksam ist, auch nach dem Tod, und dass ich das Herzensgebet in Namen des Verstorbenen weiterbeten kann.

Herr Simmer | Nach Hause

Herr Simmer fällt plötzlich um und kann seiner Ehefrau nur noch zuflüstern: „Meine Liebe, jetzt gehe ich nach Hause." Er lächelt glückselig und stirbt.

Frau Brom | Krankensalbung

Frau Brom ist sehr unruhig. Auf der Haut ist kalter, klebriger Schweiß zu fühlen, der Puls ist kaum tastbar und sehr schnell, der Blutdruck nicht mehr zu messen. An den tiefliegenden Körperstellen ist die Haut weiß und tiefblau marmoriert. Im Gesicht ist ein großes weißes Dreieck von der Nase bis zum Mund zu sehen. Die Nasenflügel beben etwas bei der Atmung. Die Atemtiefe wechselt von ganz flach bis zu ganz tief, mit Atempausen. Tiefe Angst und Unruhe ist zu spüren. Sie kann nicht mehr sprechen, reagiert jedoch auf die Ankunft des Priesters mit leichten Mundbewegungen. Der Priester spendet ihr die Krankensalbung. Nach der Krankensalbung hat sich die Atmosphäre total verändert. Frau Brom ist jetzt entspannt und ganz ruhig.

Herr Schatt | Jenseits

Herr Schatt hat sein ganzes Leben Gott geweiht. Er hat nicht geheiratet, besuchte jeden Tag die Hl. Messe und übte sich darin, sein ganzes Streben auf ihn auszurichten. Dabei betet er so oft wie möglich, laut oder leise und stundenlang: „Mein Herr und mein König." Viele Stunden haben wir so betend miteinander verbracht. Bei Herrn Schatt und mir breitete sich ein tiefer Frieden aus. Sein Gesicht leuchtet plötzlich auf, voller Glück schaut er nach oben in die rechte Ecke, das Gebet auf den Lippen. Dann brechen seine Augen und er stirbt.

„Nun entlässest Du, o Herr, Deinen Diener nach Deinem Wort in Frieden, denn meine Augen haben dein Heil gesehen, das Du bereitet hast vor allem Volke, ein Licht zur Erleuchtung der Heiden und Herrlichkeit Deinem Volke Israel."[33] Es war, als ob auch ich einen kleinen Blick ins Jenseits tun durfte.

---

[33] Lukas 2.29–32.

Herr Moll | Wir sind einander treu geblieben

Herr Moll hat fünf erwachsene Kinder, die er alle zu sich ans Sterbebett ruft. Er ist bis zur letzten Minute klar und kann noch gut sprechen. Der Priester wird gerufen. Bei ihm beichtet er, empfängt die letzte Wegzehrung (Kommunion) und die letzte Ölung (Krankensalbung). Fast sitzend hat ihn seine Frau gebettet. So kann er jedem Kind noch den Segen geben und mit ganz persönlichen Worten von jedem Abschied nehmen. Dann bittet er alle (außer seiner Frau), im anderen Zimmer den Rosenkranz zu beten. Zu seiner Frau sagte er: "Wir sind einander treu geblieben, in guten wie in schlechten Tagen, bis zum Tod." Er schaut sie liebevoll an, macht einen tiefen Atemzug und dann brechen ihm die Augen.

Frau Moll geht erst eine Stunde nach dem Ableben ihres Mannes ganz beglückt zu den Anderen. Sie sagt mir später, dass sie soviel Liebe nach dem Tod ihres Mannes in sich spürte, dass sie selbst nach zwei Jahren immer noch in diese Liebe eingehüllt ist und deshalb nicht traurig sein kann. Manche Menschen aus der Umgebung nahmen ihr die fehlende Trauer allerdings übel.

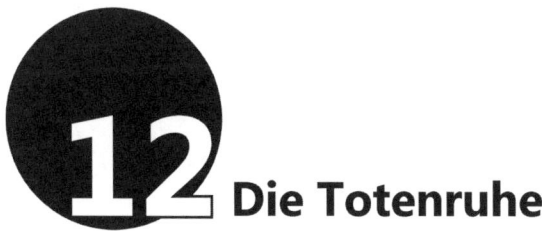# **12** Die Totenruhe

Der Eintritt des Todes ist ein Moment, in dem wir auf ein Geheimnis stoßen, das wir nur in der Stille und Hingabe an den Augenblick erahnen können. Der Tod ist die endgültige Trennung vom Körper. Damit endet das Menschsein und der Göttliche Anteil tritt hervor. Das ewige Leben, das im Menschen verborgen war, nimmt Gestalt an.

Bleiben Sie in der Ruhe, geben Sie sich Zeit. Betrachten Sie den Toten und spüren Sie in sich hinein. Versuchen Sie, in großer Liebe Ihr Herz offen zu halten. Der Tote löst sich vom Körper, überschreitet Raum und Zeit, und Christ-Sein ereignet sich. Die Seele befindet sich jetzt in einem Verwandlungsprozess, der große Umbruch findet statt. Durch unsere Verbundenheit mit und in Christus können wir den Toten begleiten. Versuchen Sie Raum dafür zu schaffen und die Atmosphäre zu erhalten. Das kann in der Stille geschehen, durch das Herzensgebet oder durch eine der Atmosphäre entsprechende Musik. Ein Hospizpfleger sagte mir einmal, dass er die Seelen der Sterbenden Maria in die Arme legt, die sie zu Christus bringt. In dieser Übergabe kann er die Verstorbenen beruhigt loslassen, im Vertrauen darauf, dass alles gut ist und in dem Gefühl, alles Menschenmögliche für sie getan zu haben.

12.1 Was mir im Umgang mit Toten wichtig ist

Die Gestaltung der Atmosphäre ist in diesem Augenblick sehr wichtig. Die Seele trennt sich nicht sofort mit dem letzten Atemzug vom Leib, sie ist in einem sehr empfindlichen und beeinflussbaren Zustand. Alles, was gedacht oder gesprochen wird, auch die Atmosphäre um den Toten herum haben Auswirkungen. Auch die Hinterbliebenen brauchen Zeit und können erst langsam begreifen, dass der Sterbende jetzt wirklich tot ist.

Aussegnung

Die Aussegnung ist ein kirchliches Ritual, um die Toten an ihrem Sterbeort oder zu Hause zu verabschieden. Die Familie, Freunde oder Nachbarn versammeln sich zum Gebet. Der Priester oder ein/e andere/r Seelsorger/in kann die Gebete sprechen. Sie können ein Kreuz aufstellen und/oder Kerzen anzünden. Der Priester spricht einen Friedengruß und Gebete, vielleicht liest jemand Worte aus der Schrift. Man nimmt von dem Toten Abschied, spricht ein Vaterunser und erhält den Segen. Danach wird der Tote in die Leichenhalle gebracht.

Verstorbene begleiten

Frau Klar | Totenruhe zuhause

Frau Klar ist in der Klinik verstorben. Ihr Sohn hat sie nach Hause überführen lassen. Es ist mitten im Sommer, und wir halten den Leichnam mit Kühlelementen kalt, stellen eine Duftlampe mit Wacholder-Öl zur Luftverbesserung auf und zünden Kerzen an. Immer sitzt jemand bei ihr und betet für sie. Manchmal sind mehr Menschen da, dann wird der Rosenkranz gebetet. Das Gesicht von Frau Klar verändert sich mehr und mehr, und alle Besucher finden, dass sie einen glücklichen Gesichtsausdruck hat. Ihr Anblick hat vielen Menschen die Angst vor einer Toten genommen. Am dritten Tag hat sie einen uns fremden Ausdruck. Der Körper ist sichtbar eine hinterlassene Hülle. Der Priester kommt und spricht die Gebete bei der Aussegnung. Den engsten Familienangehörigen legt er die Hand auf, segnet sie und bittet um Trost und Schutz für das weitere Leben.

Familie Fischer | Gemeinsamer Abschied

Auch wenn jemand in der Klinik stirbt, ist es möglich, den Toten nach Hause zu holen. Herr Fischer hat seine tote Frau nach ihrem Tod im Krankenhaus bis zur Beerdigung nach Hause überführen lassen. Es war nicht mehr möglich, sie zu Hause zu pflegen, weil kontinuierlich Wasser im Rippenzwischenraum abgesaugt werden musste, um ihre Atmung zu erleichtern. Mit den Kindern haben wir im Haus viele Kerzen angezündet, gebetet und gesungen.

Das Wohnzimmer wird etwas umgestellt, damit der Sarg mit der Toten für alle zugänglich ist. Während dieser Zeit haben die ganze Familie, alle Bekannten und auch Freunde, die Möglichkeit, von ihr Abschied zu nehmen. Die Familie wird durch die Anteilnahme sehr getröstet. Der Ehemann lässt es in seiner Trauer zu, dass viele Menschen Anteil nehmen können. Es ist für alle ein großes Erlebnis, gemeinsam diese Tage zu verbringen, in denen so viel fürsorgendes Miteinander zu spüren ist. Ein schwieriger Moment ist, als die Mutter endgültig zur Aussegnungshalle abgeholt wird. Die Kinder haben sich in ihre Zimmer verkrochen, schauen hinter dem Vorhang heraus und dem Leichenwagen nach. Ehemann und Freunde begleiten den Sarg hinaus und sehen dem Leichenwagen nach, bis er nach einer Kurve nicht mehr zu sehen ist. Dann gehen alle in das Haus und öffnen alle Fenster. Die Sonne durchflutet alle Zimmer mit ihrem Licht. Die Freunde gehen nach Hause. Der Ehemann und die Kinder wollen für sich sein.

Alle konnten von Frau Fischer Abschied nehmen und begreifen, dass Frau Fischer, eine junge, sehr temperamentvolle, lustige Frau, tot ist. Jeder Einzelne konnte auf seine Art und Weise bei ihr verweilen. Die einen sangen Lieder, die Anderen drückten ihren Dank aus. Einige kochten etwas für die Familie und machten

Hausarbeiten. Die Söhne scheuten sich zunächst, in das Zimmer zu gehen, wo ihre Mutter aufgebahrt war. Erst am zweiten Tag gingen sie, wenn gerade niemand da war, in das Zimmer und legten ihre Fotos zu ihr in den Sarg. Alle konnten sich gegenseitig stützen, trösten, erinnern. Viele erinnerten sich dankbar an gemeinsame Stunden.

Frau Molte | Friede des Toten

Frau Molte begleitet ihren Mann in der Klinik während der letzten Stunden. Sie kann auch nachts bei ihrem Mann bleiben. Ihre Kinder hat sie nach Hause geschickt, weil sie am nächsten Tag wieder arbeiten müssen. Es beruhigt sie sehr, dass Ärzte und Pflegepersonal rufbereit sind, falls etwas ist. Die Klinikseelsorgerin sitzt die letzte halbe Stunde auch noch bei ihr und spricht laut Sterbegebete. Ihr Mann schläft friedlich ein. Bis die Söhne zur Verabschiedung da sind, kann er noch im Zimmer bleiben. Er ist noch warm und sieht sehr friedlich aus, so dass die Söhne ihm gegenüber noch ihre Liebe unbefangen ausdrücken können. Erst danach kommt der Tote ins Leichenhaus.

12.2 Das Requiem
(Emmanuel Jungclaussen)

Das Requiem ist die Feier der Heiligen Messe, die am Todes- sowie am Begräbnistag eines Verstorbenen abgehalten wird. Sie ist die Zusammenfassung, Darstellung und Verkörperung dessen, was das Geheimnis und innerste Wesen von Kirche ist.

Die Wandlungsworte in der Eucharistie lauten: „Dies ist mein Leib. Dies ist mein Blut." Diese Worte stehen in der Mitte des Hochgebetes. Das Sterben und Auferstehen Christi wird mit der Bitte verbunden: „...lass uns eins werden durch den Heiligen Geist!" oder „...lass uns ein Leib und ein Geist werden in Christus!" Es folgt das Gebet für die Kirche auf Erden, für die Verstorbenen und für die Heiligen.[34]

Die Ganzheit aller Lebendigen – Lebende, Verstorbene, Heilige und die, die auf dem Läuterungsweg sind –, alle werden in der Eucharistie erfasst und angesprochen. Sie sind als lebendiges Bewusstsein verwirklicht, als Begleitung, als geheimnisvoller Leib Christi, als Gemeinschaft der Heiligen: Angehörige und Freunde, die um eine Heilige Messe für den Verstorbenen bitten, Witwen, Witwer oder Mütter und Väter, deren Tochter oder Sohn früh verstorben sind, alle treten heran, um den Leib Christi zu empfangen. Sie wissen durch ihr christliches Leben, dass in diesem Leib Christi eine Gemeinschaft begründet ist, die über den Tod hinaus unzerstörbar ist. Es ist etwas unendlich Bewegendes, wie diese Menschen durch dieses Ritual getröstet, gestärkt und auf einer Ebene angesprochen und erreicht werden, wo das menschliche Wort nicht mehr hinreicht.

---

[34] *Neues Gotteslob* Nr. 588,7 Katholisches Bibelwerk Stuttgart 2013.

Im orthodoxen Bereich ist das Totengedächtnis ähnlich wie in der römischen Kirche. Der Eigenart der Ostkirche entsprechend ist jedoch alles viel sinnfälliger. Der Priester betet:

> *Wasche ab, Herr, die Sünden derer,*
> *deren hier gedacht wird durch Dein kostbares Blut.*

Mit einer Fürbitte werden die Lebenden und die Verstorbenen der Liebeskraft Christi anvertraut, die sich in der Hingabe Seines Lebens verwirklicht hat, durch Seinen hingegebenen Leib und durch Sein geopfertes Blut. Auf diese Weise wird die Einheit von Leben und Tod deutlich, im Geheimnis der vorgegebenen Einheit in Christus, die sich immer wieder konkret in dem verwirklichen will, was wir Kirche nennen.

Neben diesem Gottesdienst der Liturgie steht ein Gebets-Gottesdienst, der gerade in Russland außerordentlich häufig gefeiert wird und dort Pannychida heißt, was so viel bedeutet wie Totenwache. Aus diesem Gottesdienst gibt es den Text in den byzantinischen Totengebeten: „Die Schar der Heiligen".

Jeder Samstag, wenn kein besonderes Fest darauf fällt, ist dem Gedächtnis der Verstorbenen gewidmet, wo dann Texte ähnlicher Art gesungen werden. Sie finden hier alle Elemente des Glaubens, wie man das Leben oder den Weg der Verstorbenen sieht: Es ist ein Rückweg. Die Wirklichkeit, das Paradies, das der Mensch dort erfährt, wird in Bildern beschrieben. Eine ganz besondere Rolle in jedem Totengedenken haben die Märtyrer, die ihrem Tod ganz bewusst entgegengegangen sind. Die Märtyrer sind der große Beistand der Sterbenden. Aber jeder Mensch ist ein göttliches Ebenbild. Er ist trotz des Brandmals der Sünde immer auch Abbild der unsagbaren Herrlichkeit!

> *Hab Erbarmen, mach mich rein in Deiner Milde.*
> *Schenk mir das heißersehnte Vaterland,*
> *und mache mich zum Paradieses-Bürger wieder!*

Das Paradies beginnt nicht erst im Tod, sondern dort, wo der Mensch in diese innige Gemeinschaft tritt und darum ringt, die Ursprünglichkeit der Gottesschönheit als Gottes Abbild in sich wieder herstellen oder erwecken zu lassen. Im Christentum ist das in wenigen Worten in den ersten Versen des Johannesevangeliums ausgedrückt:

> *Am Anfang war das Wort,*
> *und das Wort war bei Gott.*
> *Alles ist durch das Wort geworden,*
> *und ohne das Wort war nichts geworden!*

Das Wort heißt: Dieses Wort ist Christus. Alles, jeder Mensch, aber auch jedes Geschöpf, trägt die Spur, das Bild Christi in sich, ist auf Christus, Gottes ewige Weisheit und Wahrheit, bezogen. Damit stehen wir in einer tiefen inneren Beziehung nicht nur zu Gott, sondern auch untereinander. Wir sind bezogen auf dieses Zeichen Christi, das Zeichen des Logos, des Ewigen Wortes, das wir in uns tragen.

Am Ende des Johannes-Evangeliums (Kap. 17), dem sogenannten Hohepriesterlichen Gebet, betet Christus dann um das Eins-Werden aller. All unser Bemühen als Gemeinschaft der Heiligen soll dem Dienste dieses Eins-Werdens und Eins-Seins gelten: von uns Menschen hier auf Erden und von den Toten auf der Wanderschaft jenseits des Todes. Der Verwirklichung dieser Einheit dient alles und soll alles dienen.

Bei aller Betonung von Gemeinschaft und Nähe findet sich bei Menschen, die ein sehr intensives religiöses Leben führen, manchmal der Wunsch, allein zu sterben. Ich weiß nicht, wie oft Ihnen dieser Wunsch, allein zu sterben, bei der Sterbebegleitung schon begegnet ist. Der Wunsch nach Alleinsein bedeutet in diesem Fall nicht Verbitterung oder Resignation, sondern geschieht im Sinne des folgenden Abschnittes:

Der große russische Theologe Pavel Florenskij beschreibt in seinem Buch *Salz der Erde*[35] den Tod eines russischen Starzen. Dieser Starez Isidor sagt zu Bruder Ivan, der ihm diente: „Lösch das Feuer!" Doch dieser tat es nicht, sondern fragte: „Warum, Väterchen?" Vater Isidor atmete immer schwerer und sagte dann noch einmal: „Lösch' das Feuer!" Da erst löschte Bruder Ivan das Feuer und das Ikonenlämpchen und trat selber ins Vorzimmer hinaus; denn schon früher einmal hatte ihm Vater Isidor gesagt: „Du sollst nicht mein Ende sehen!" Auch als der heilige Antonius der Große in der Wüste starb, schickte er seinen Schüler nach Wasser und blieb allein. Auch als der heilige Seraphim starb, verschloss er die Tür und blieb allein. So machen es die Gottesfürchtigen: „Keiner hat ihr Ende gesehen! Und du lauf; lies ein Buch oder geh schlafen!" Noch als gesunder Mensch lehrte Vater Isidor seine Schüler, dass es Sünde sei, zuzusehen, wenn ein Mensch stirbt, und er stützte sich dabei auf den heiligen Paulus von Theben und viele andere. Nein, dies war seine gereifte und gewonnene Überzeugung, dass, wenn ein Mensch stirbt, er sich sammeln und von allem befreien, sich von allem Irdischen trennen müsse, um mit Gott allein zu sein.

Wir dürfen diese Tradition nicht aus dem Blick verlieren, besonders wenn uns ein Mensch begegnet, der den Wunsch hat, im Sterben wirklich allein zu sein. Ich kenne nicht selten Fälle, wo jemand den Augenblick genutzt hat, in dem ein Anderer aus dem Zimmer ging, um etwas zu holen, um sich auf- und davonzumachen. Das ist etwas sehr Bewegendes, und bei aller Betonung der Gemeinschaft muss das gesehen und respektiert werden. Dieser Vater Isidor hier tritt ja nicht aus der Gemeinschaft der Heiligen heraus, Gemeinschaft, Begleitung und Nähe bleiben. Aber diesen letzten Schritt, in letzter Sammlung vor Gott zu treten, den möchte er ganz allein in gesammelter Kraft tun. Ich kann mir das sehr gut vorstellen. Wenn jemand allein sterben will, dann geben Sie seinem Wunsch Raum. Denken Sie darüber nach und bedenken Sie, dass dieser letzte Schritt bei allem, was wir aus dem Glauben heraus darüber denken können, doch immer ein tiefes Geheimnis ist, dem man nur mit Ehrfurcht begegnen kann. Es bleibt ein Geheimnis – und es wird mir immer lieber und vertrauter.

---

[35] Pavel Florenskij: *Das Salz der Erde*, in: Starez Isidor: *Priestermönch im Gethsmane-Skit*, Christlich-orthodoxes Informationszentrum e.V. Krefeld.

12.3 Abschied nehmen
(Heidemarie Kern)

Abschied beginnt, wenn wir an einer Weggabelung ankommen und einen anderen Weg einschlagen als unsere Mitreisenden. Sterbender wie Begleiter haben einen Umwandlungsprozess vor sich. Der Sterbende geht einen anderen Weg als die Weiterlebenden. Der Begleiter geht so lange mit, wie es möglich ist, und lebt dann sein Leben ohne den Sterbenden weiter. Der Moment, in dem der Sterbende sich aufmacht, um aus dem irdischen in das andere Leben zu gehen, ist ein Augenblick der Erkenntnis. Je klarer Sie das wahrnehmen, umso angemessener wird Ihre Begleitung sein.

Ewiges Gedächtnis bei Gott

Jesus bereitete seine Jünger auf das Leben nach seinem Tod vor: „Umfassendes Heil lasse ich euch zurück, mein Heil gebe ich Euch. Nicht wie die Welt (es) gibt, gebe ich (es) euch. Euer Herz soll nicht in Verwirrung geraten und nicht verzagt sein. Ihr habt gehört, dass ich euch gesagt habe: ‚Ich gehe weg und ich komme (gleichzeitig) zu euch‘" (Joh. 14,27–28). In der Nachfolge Christi ereignet sich durch Christus etwas Ähnliches in uns.

Im täglichen Leben erfahren wir, dass uns der Verstorbene fehlt, dass eine Lücke entstanden ist, die uns mit Trauer und Sehnsucht erfüllt. Wie füllen wir sie? Wir können das Andenken wahren, indem wir zum Grab gehen und es pflegen, zu Hause Fotos aufhängen, von dem Verstorbenen erzählen oder, wie es früher üblich war, bei jedem Tischgebet für ihn beten. Damals hingen die Fotos der Verstorbenen im Herrgottswinkel, die ganze Tischgemeinde sah sie beim Gebet und fühlte sich an die Toten erinnert. Die Verstorbenen wurden von den Lebenden im Fürbitt-Gebet gestützt, und die Lebenden schöpften daraus Kraft zum Leben. Wir halfen uns gegenseitig in Trauer und Schmerz.

Frau Mota | Liebe ist genug

Die folgende Begegnung ist ein Beispiel dafür, wie auch nach dem Tod eines Menschen noch Versöhnung geschehen kann:

Frau Motas Eltern trennten sich, als sie fünf Jahre alt war. Der Vater hatte die Mutter immer wieder geschlagen. Mutter und Tochter blieben nach der Scheidung zusammen und versuchten, das erlebte Leid zu überwinden. Als Frau Mota vierzig Jahre alt war, starb ihre Mutter, die sie bis zum Tod liebevoll betreut hatte. Drei Wochen nach dem Tod der Mutter spürte und sah Frau Mota ihren inzwischen verstorbenen Vater neben sich. Er strahlte unendliche Liebe aus. In ihrem Herzen fühlte sie ebenfalls eine unendliche Liebe zu ihrem Vater. All das, was er in seinem Leben getan hatte, war ihr bewusst – und dennoch spielte es keine Rolle mehr.

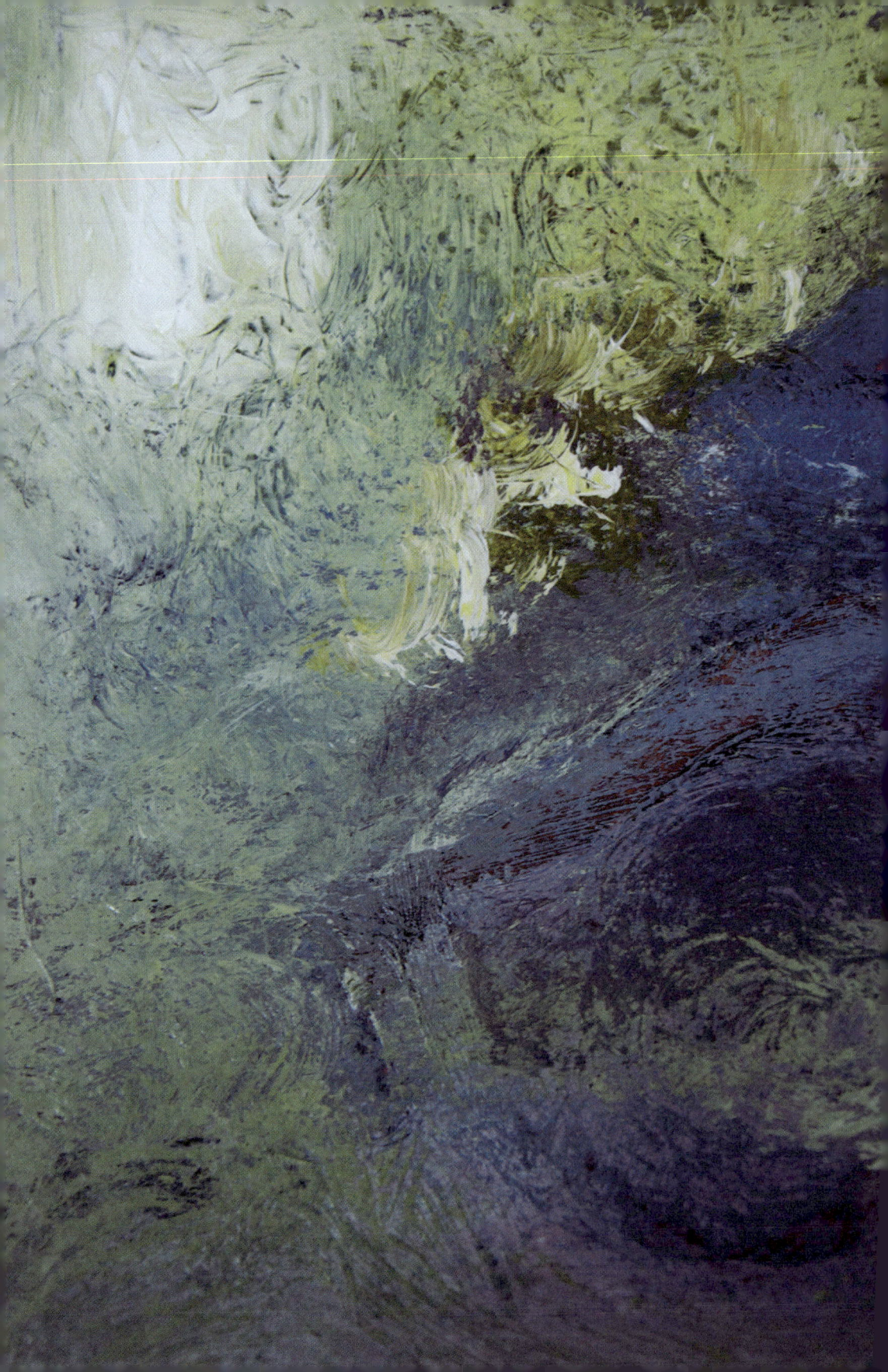

Teil 3

**Eine neue Wirklichkeit –
In der Gnade leben**

Herz-Sutra:
Das Sutra der höchsten Weisheit des Herzens

Bodhisattva Avalokiteshvara[36]
in der Übung der tiefen transzendenten Weisheit erkannte,
dass alle fünf Skandhas[37] leer sind
und überwand so alles Leiden.

Sariputra[38], Form ist nichts anderes als Leere,
Leere nichts anderes als Form,
Form ist wirklich Leere,
Leere wirklich Form.

Das gleiche gilt für die Empfindung, Wahrnehmungen, Wollen und
unterscheidendes Denken.
Sariputra, die Formen aller Dinge sind leer.
Sie entstehen nicht und vergehen nicht.
Sie sind nicht rein und nicht unrein,
nehmen nicht zu und nicht ab,
Daher ist in der Leere keine Form,
weder Empfindung, Wahrnehmung, Wollen
oder unterscheidendes Denken,
weder Auge, Ohr, Nase, Zunge oder Körper,
weder Farbe, Ton, Duft oder Geschmack,
weder Berührbares noch Vorstellung, weder ein Bereich der Sinnesorgane
noch ein Bereich des Denkens,
weder Unwissenheit noch Ende von Unwissenheit.

---

[36] *Bodhisattva Avalokiteshvara*: der Bodhisattva des großen Mitleidens, der den Leidensschrei aller Lebewesen hört, der gelobt, alle Lebewesen zu retten.
[37] *Skandhas*: die fünf daseinsbestimmenden Elemente wie Form (Materie), Wahrnehmung, Verstand, Wille (formatives Prinzip), unterscheidender Geist.
[38] *Sariputra* war ein bedeutender Schüler Buddhas.

Und so gibt es weder Alter noch Tod,
weder Leiden, noch Entstehen von Leiden,
kein Anhäufen, Vernichten, keinen Weg,
weder Erkennen noch Erreichen,
weil es nichts zu erreichen gibt.
Ein Bodhisattva lebt aus dieser Weisheit,
ohne Hindernis im Geiste,
ohne Hindernis und daher ohne Furcht.
Jenseits aller Illusionen ist endlich Nirvana.[39]
Alle Buddhas der Vergangenheit
leben aus dieser transzendenten Weisheit.
Das große, heilige Mantra ist das große, strahlende Mantra,
das unübertreffliche Mantra,
das unvergleichliche Mantra,
das alle Leiden nimmt.
Das ist wahr und ohne Fehl.
Das ist das Mantra, verkündet in der transzendenten Weisheit.
Es lautet: GATE GATE PARAGATE PARASAMGATE BODHI SVAHA[40]

---

[39] *Nirvana* (wörtlich „Auslöschung"): ein Bewusstseinszustand, der erreicht wird, wenn alle Illusionen ausgelöscht sind und der Mensch die reine Wesensschau erreicht hat.

[40] „Gegangen, gegangen, hinübergegangen, ganz und gar hinübergegangen, erleuchteter Geist": Mantra, Bodhi-Weisheit, *Svaha* = Ausruf der Zustimmung.

Die frühe Konfrontation mit dem Sterben bestimmte mein weiteres Leben. Zunehmend verzweifelt suchte ich nach dem Geheimnis von Leben und Tod und fing an, meinen christlichen Glauben immer mehr zu hinterfragen. Dazu kamen noch all die Diskussionen mit den Kollegen, Patienten und Theologen. Doch dann lernte ich den Benediktinerpater Emmanuel Jungclaussen kennen, der wie ich das Herzensgebet übte. Er hatte viel Erfahrung in der Seelenführung und begleitete mich. Täglich übte ich voller Hingabe, und jede Woche trafen wir uns, um gemeinsam mit anderen Menschen das Herzensgebet zu üben. Doch ich vermisste sichtbare Ergebnisse. Heute weiß ich, dass die Erwartung von Erfolg im spirituellen Bereich eher ein Hindernis ist. Verständnisvoll drückte mir Pater Emmanuel, der selbst Zen geübt hatte, das Buch *Die drei Pfeiler des Zen* von Philip Kapleau in die Hand.

Ich brach alle Zelte ab und ging nach Japan, um unter der Führung des anerkannten Zen-Meisters Yamada Koun Roshi in Kamakura Zen zu üben. Etwas naiv hoffte ich, in drei Monaten herauszufinden, was Zen ist, um dann allein weiter zu üben. Es wurden 17 Jahre daraus. Besonders bewegend waren die sieben Monate, in denen ich meinen Meister Yamada Roshi bis zu seinem Tod pflegen durfte. Nach seinem Tod ging ich einige Monate bei einem Geistheiler auf den Philippinen in die Lehre, um herauszufinden, was durch diese Art der Heilung möglich ist und wo die Grenzen sind.

Nach Jahren intensiver Zen-Übung – inzwischen war ich 35 Jahre alt und Lehrerin für Gesundheits- und Krankenpflege – wollte ich überprüfen, ob meine Zen-Erfahrung auch dem Leiden sterbenskranker Menschen in Indien standhält. So verwandte ich meine Zen-Ferien darauf, im Nirmal Hriday (Sterbehaus von Mutter Theresa) in Kalkutta zu arbeiten. Dankbar stellte ich fest, dass ich den Menschen in Offenheit, ohne Abwehr oder Angst begegnen konnte und dass eine starke Liebe mich trug. Ich spürte das Leid, konnte mich ganz darauf einlassen, wurde aber zu meinem Erstaunen nicht davon überwältigt. Bei aller Tragik und allem Schmerz hat diese Erfahrung mich sehr bereichert. Ich erkannte, dass alles Leid zu einer unendlichen Liebe gehört, die sich in allem und durch alles ausdrückt. Diese Erfahrung wirkt bis heute weiter. Sie ist für mich das größte Geschenk.

Wenn wir denken, es gäbe eine bedeutungsvolle Verbindung zwischen Leben und Tod, während wir zugleich am Glauben an die Kontinuität unserer eigenen Existenz anhaften – dann leben wir in einer von uns selbst erschaffenen, fiktiven Welt. Hört diese Illusion von Kontinuität einmal auf, und sei es noch so kurz, haben wir einen flüchtigen Einblick in die tiefere Wirklichkeit, die ihr zugrunde liegt. Dies ist die wahre, beständige, nicht greifbare Natur unseres Geistes. Sie ist das ursprüngliche Gewahrsein, die leuchtende Weisheit, aus der alle Phänomene spontan entstehen. Eine unermessliche, weite und strahlende Welt.[41]

---

[41]   Pönlop Rinpoche: *Der Geist überwindet den Tod*, Theseus 2009.

13 Der Geist überwindet den Tod
Spirituelle Begleitung aus Sicht des Zen

Das Herz-Sutra umfasst die Kernaussage der Zen-Erfahrung. Zen ist eine mehr als tausend Jahre alte Meditationsrichtung, die in durchgehender Traditionslinie von Zen-Meistern und Zen-Meisterinnen verkörpert und aufrechterhalten wird. Durch Überlieferung von Herz-zu-Herz führt ein anerkannter Meister oder eine Meisterin die Suchenden zur authentischen Erleuchtung und unterstützt sie bei der Integration ihrer Übung und Erfahrung in den Alltag. Die Zen-Schulung, soweit sie ernsthaft und über viele Jahre hinweg betrieben wird, wirkt sich auf das gesamte Leben, auf die Art der Wahrnehmung, des Denkens, Fühlens und Handelns aus. Das Wunderbare am Zen ist, dass es sowohl für Menschen aus verschiedenen Religionen als auch für Atheisten zugänglich ist und eine Transformation der Person mit sich bringt.

In der Zen-Übung unter Führung eines authentischen Zen-Meisters erleben wir unser wahres Selbst. Diese konkrete Erfahrung und Erkenntnis kann unser Ego-Selbst transformieren. Gehen wir auf diesem Weg weiter, dann nehmen Abneigung und Anhaftung immer mehr ab und Mitgefühl mit Anderen, mit uns selbst und mit der Welt entwickelt sich. Das ist ein lebenslanger Prozess, der letztendlich auch den Wunsch nach Erleuchtung als Anhaftung erkennt und auflöst. Lassen Sie sich im Folgenden bitte durch die Fremdheit buddhistischer Begriffe wie Bodhisattva, Nirvana, Skandha usw. nicht abschrecken. Vor allem der Begriff der Leerheit führt leicht zu Missverständnissen und kann abschreckend wirken. Mit Leerheit ist kein Nihilismus gemeint, im Gegenteil, es ist die Fülle des Daseins. Der indische Weise Nisargadatta Maharaj (1897–1981) beschreibt seine Erfahrung der Leerheit:

Ich bin wie eine Filmleinwand, klar und leer. Die Bilder bewegen sich darüber hinweg, verschwinden wieder und lassen die Leinwand so klar und sauber zurück wie vorher. Die Leinwand wird in keiner Weise von den Bildern beeinflusst, noch beeinflusst die Leinwand die Bilder.[42]

---

[42] Sri Nisargadatta Maharaj: *Ich bin*. Teil 1, Bielefeld 2007, S. 136 f.

Christliche Mystiker beschreiben ähnliche Erlebnisse, die sie als „Gotteserfahrung" interpretieren. Bei dem christlichen Theologen und Mystiker Nikolaus von Kues (1401–1464) ist zu vermuten, dass er eine Erfahrung machte, die Zen mit Leerheit umschreiben würde: „ER ist weder nichts, noch ist ER nicht, noch ist ER und ist ER zugleich nicht; sondern ER ist Urquell und Quellgrund aller Ursprünge von Sein und Nichtsein."[43] Die Beschreibung seiner mystischen Erfahrung ähnelt dem Erleuchtungserleben, obwohl Kues es personal ausdrückt; denn er ist sich bewusst, dass er über den Zusammenfall der Widersprüche selbst nichts sagen kann. Die personalen Begriffe (Ich-Du) entnimmt er der biblischen Offenbarung:

Ich habe den Ort entdeckt, an dem man DICH (Gott) unverhüllt findet. Er ist umgeben vom Zusammenfall der Widersprüche. Das ist die Mauer des Paradieses, das DIR zur Wohnung dient. Seine Pforte bewacht der tiefgründige Verstandesgeist. Solange dieser nicht besiegt wird, öffnet sich der Eingang nicht. Jenseits der Mauer des Zusammenfalls der Widersprüche kann man DICH somit erschauen, diesseits aber auf keine Weise.[44]

Letztlich sind spirituelle Erfahrungen nur innerhalb ihres jeweiligen religiösen Bezugssystems richtig zu verstehen. Dazu braucht es ein Verständnis der jeweils anderen Erfahrungs- und Begriffswelt. Doch die Klärung von Begrifflichkeiten allein reicht nicht aus, denn Erfahrungen lassen sich nur begrenzt begrifflich vermitteln. Worte können die Wirklichkeit immer nur bedingt wiedergeben, und auch bei der genauesten Beschreibung gibt es immer ein Nicht-ganz. Denken Sie zum Beispiel an einen Menschen, den Sie lieben. Vermutlich können Sie beschreiben, was Sie fühlen, wenn Sie an diese Person denken. Aber was die Liebe zu diesem Menschen ist, wie sie sich anfühlt, das können Sie Anderen nicht weitergeben, so sehr Sie es auch versuchen. Ähnlich ist es mit der

Erfahrung. Sie ist ein Geschenk, in dem die absolute Wirklichkeit aufleuchtet, aber sie kann nicht erzwungen und nur bedingt vermittelt werden. Alle Worte, Gedanken und Beschreibungen sind nur ein Fingerzeig. Was letztlich zählt, ist nur Ihre eigene Erfahrung und Erkenntnis.

Die Erfahrung von Einheit, Leere, Non-Dualität kann die eigene Weltsicht radikal verändern. Alle Phänomene, die zuvor in einer durch Raum und Zeit begrenzten, in der Trennung von Subjekt und Objekt befangenen Sichtweise wahrgenommen wurden, sind in der befreiten Wirklichkeit erneuert vorhanden. Der Mensch ist erwacht und lebt in und durch Gnade. Damit verändert sich auch das Verständnis der schmerzhaften Aspekte des Daseins wie Leiden, Sterben, Tod. Alles wird als Gnade erkannt und zum Wirken der Gnade. Im Zen geht es darum, diese Wirklichkeit zu erfahren, zu erkennen und daraus das Leben neu zu gestalten.

---

[43] Nikolaus von Kues, Auszug aus: *Vom verborgenen Gott*. Internetquelle, 28.10.2014 www.hoye.de/gottesbeweise/gbcus.pdf.
[44] Nikolaus von Kues: *De visione Dei*, Kap. 9, Internetquelle, 28.10.2014, www.cusanus-portal.de.

Die Entscheidung, Sterbende zu begleiten, kann in einer solchen Erfahrung begründet sein. Aber auch erwachte Menschen leben einen ganz gewöhnlichen Alltag. Äußerlich ist eine Handlung im Zen-Geist nicht von der Handlung eines ethisch oder christlich eingestellten Menschen zu unterscheiden. Doch für die subjektive Perspektive des Menschen ist die Erfahrung entscheidend, die das Herz-Sutra beschreibt: „Form nichts anderes als Leere, Leere nichts anderes als Form. Form ist wirklich Leere, Leere wirklich Form." Wenn unsere Handlungen wirklich frei von eigenen oder fremden Vorstellungen, von Verlangen oder Abneigung sind, werden sie zum Ausdruck der Liebe und drücken sich in Mitgefühl und Weisheit aus.

Wenn Sie Teil 3 in die Sterbebegleitung integrieren wollen, empfehle ich Ihnen, das praktische Wissen über Sterbebegleitung und hilfreiche Kommunikationsformen aus Teil 1 unbedingt mit einzubeziehen.

14 Selbstbezogenheit im ursprünglichen Wesen befreien

Willst du deinen wahren Geist erfahren,
so ist er weder in der Einheit noch im Getrenntsein.[45]

Eine der wichtigsten Aufgaben von Zen-Meistern ist es, Schüler von ihrer „Ich"-Bezogenheit zu befreien und zum Erwachen zu führen, damit sie ihr ursprüngliches Selbst durch eigene Erfahrung erkennen. Mein erster japanischer Zen-Meister, Yamada Koun Roshi, hat uns dieses Weder-Einheit-noch-Getrenntsein, die Untrennbarkeit von Wesens- und Erscheinungswelt am Beispiel eines Lineals erklärt: Die Grundlage eines Lineals, so sagte er, ist frei von der Einteilung in Maßeinheiten. Ebenso ist die Wesenswelt frei von Vorstellungen und Begriffen, unbegrenzt und alles durchdringend. Die Erscheinungswelt dagegen, um beim Lineal zu bleiben, ist durch Maßeinheiten begrenzt. Ein Lineal besteht aus Grundlage und Maßeinheiten, beides gehört zusammen. So gibt es keine Trennung von Wesenswelt und Erscheinungswelt; beide sind untrennbar miteinander verbunden und bilden, obwohl verschieden, eine Einheit. Nun wird oft zwar von Einheit gesprochen, darunter aber eine Art Verschmelzung verstanden. Doch bei einer Verschmelzung verändert sich die Individualität der beiden Teile, die miteinander verschmelzen, und es wird etwas anderes, Drittes daraus. Die Eigenart des Einzelnen geht verloren und kann in ihrer So-heit nicht gewürdigt werden. Es ist wichtig, sich seiner selbst bewusst zu bleiben und zugleich die Fähigkeit zu entwickeln, im Anderen gegenwärtig zu sein.

Was es dem Menschen möglich macht, in Allem gegenwärtig zu sein, ist die Erfahrung der Leerheit. Sie ist ein tiefes Mysterium, das sich in der Erscheinungswelt konkret ausdrückt. Das Wesen der Leere ist Liebe, Weisheit und Mitgefühl, verbunden mit Freude. Im Erkennen der Leerheit ist alles frei von Begrenzung – und doch erscheint es in zahllosen, unterschiedlichen Formen. In seiner Gleichheit ist es unendlich vielfältig, in ständigen Veränderungsprozessen bleibt es unveränderbar.

---

[45]   Fall 9 im *Denko-roku*, in: Keizan Zenji, Jôkin Keizan, Guido Keller: *Denkô-roku: Die Weitergabe des Lichtes*. Angkor-Verlag 2008.

Innerhalb des begrenzten dualistischen Denkens ist diese Wirklichkeit nur als Paradoxie beschreibbar, als – zumindest mit unserem gewohnten Denken – unaufhebbarer Widerspruch. Letztendlich muss jeder Mensch durch eigene Erfahrung in dieses Geheimnis eintauchen und zur Wirklichkeit erwachen.

14.1 Wer sind wir wirklich?

Schwester Maria ist seit 60 Jahren Ordensfrau. Die Menschen in ihrer Umgebung kennen sie nur in Ordenstracht und verbinden die Vorstellung der Identität von Schwester Maria mit diesem Bild. Als sie aber als Patientin im Krankenhaus liegt, wird sie nicht mehr mit der gewohnten Schwester Maria in Verbindung gebracht und daher nicht mehr erkannt. Es scheint, als ob sie nun eine andere Person wäre, denn auch ein anderer Name steht an ihrer Tür: Christa Klein, das ist ihr Name vor dem Ordenseintritt. Schwester Maria selbst identifiziert sich selbst allerdings nicht als Christa Klein, sondern weiterhin als Ordensschwester Maria. Ihre Vorstellung von Identität (Das bin ich) ist mit diesem selbst gewählten Bild eng verknüpft.

Schwester Marias Identifikation hängt ab von der Zugehörigkeit zu einem Orden und vom klassischen Erscheinungsbild einer Nonne. Natürlich gibt es noch eine Vielzahl anderer Eigenschaften, die sie als Ordensfrau kenntlich machen. Diese Merkmale von Schwester Maria könnte man als Erscheinungsbild im Ich-Verständnis bezeichnen. Auch die frühere Christa Klein gehört dazu. Ohne den menschlichen Körper, in dem sich die Wesenswelt oder Leerheit ausdrückt, könnten weder Schwester Maria noch Christa Klein zur Erscheinung kommen.

Genauso ist es mit dem Sterbenden und seinem Begleiter. Beide sind in der Erscheinungswelt unterscheidbar, in der Wesenswelt (Leerheit) aber das Eine. In der Sterbebegleitung sind wir Begleiter – und auch der, der stirbt.

Im ersten Teil dieses Buches habe ich beschrieben, wie sich aus vielen biografischen Einzelheiten eine Perspektive von Ich-Identität bildet. Doch Erfahrungen und Geschichten, Interpretationen und Vorstellungen darüber, wer und wie wir sein sollten oder wollen, verengen auch die Sicht. ICH scheint dann nur ein Konglomerat aus Beruf, wechselnden Rollen, Lebensgeschichten und Vorstellungen zu sein. Doch das ist nicht alles, was ich bin.

Wollen wir uns aus diesem selbstgeschaffenen Käfig befreien und erfahren, wer wir wirklich sind, müssen wir alle Bilder und Vorstellungen über uns, über Andere und über die Welt loslassen. Doch zuerst geht es darum, überhaupt wahrzunehmen, dass und wie wir uns auf Ideen und Vorstellungen fixieren und darüber vom Erleben der Wirklichkeit abtrennen. Haben wir das klar erkannt, können wir die Begrenzungen nach und nach überschreiten und die Wirklichkeit erkennen, als untrennbare Einheit von Wesens- und Erscheinungswelt.

Im Austausch mit Zen-Meistern üben Zen-Studierende häufig mit Hilfe von Koans, ihre verengte Ich-Perspektive zugunsten einer unmittelbaren und umfassenderen Wirklichkeitswahrnehmung aufzugeben. Ein Koan ist eine paradoxe Geschichte, eine unbeantwortbare Frage oder eine unmögliche Aufforderung. Der Verstand versagt vor der Aufgabe, eine Lösung zu bringen. Koans können nur gelöst werden, wenn man seine begrenzte dualistische Weltsicht fallen lässt. Wenn Zen-Studierende mit Koans arbeiten, bleiben sie in Stille und verinnerlichen in ihrer Meditationspraxis die Koan-Geschichte so intensiv, bis sie selbst zu dieser Geschichte werden. Ihre Erkenntnis legen sie ihrem Zen-Meister im Dokusan (persönliche Begegnung von Schüler und Meister) vor, der ihre Sicht bestätigt, vertieft oder auch verwirft.

Durch die Koan-Praxis erhält die paradoxe Aussage im Herz-Sutra „Form ist Leere, Leere ist Form. Form ist nicht Leere, Leere ist nicht Form" einen tiefen Sinn. Diese Erfahrung und Erkenntnis gilt es zu festigen, zu vertiefen und in den Alltag zu übertragen, vor allem im Bereich des Mitmenschlichen. Das folgende Koan erforscht die Frage nach der menschlichen Identität in der Begegnung:

Koan: Ejaku fragt Enen

Ejaku fragte Enen: „Was ist dein Name?"
Enen sagte: „Ejaku."
Darauf Ejaku: „Das ist mein Name."
Enen erwiderte: „Dann ist mein Name Enen."
Ejaku brach in schallendes Gelächter aus.[46]

Der französische Benediktinermönch Henri Le Saux (1910–1973), der in Indien lebte und als „Swami Abhishiktananda" bekannt ist, war ein herausragender Pionier des interreligiösen Dialogs und sehr vertraut mit hinduistischen Glaubensauffassungen. Der meditationsgeübte Christ berichtet von seiner Erfahrung der ursprünglichen Wirklichkeit:

Wenn man die Erfahrung reiner Selbst-Bewusstheit intensiv gemacht hat, dann ist es, als würde eine unaussprechliche Empfindung von Vollendung, Frieden, Freude und Fülle das ganze Sein überfluten. Jeder Wunsch und jedes Bedürfnis werden befriedigt – mehr als das: sie werden sowohl erfüllt als auch transzendiert. An diesem Punkt vergisst der Mensch seine existentielle Angst, seinen Schrecken vor dem Nicht-Sein, der Quelle aller seiner Ängste und Befürchtungen. Alle innere Disharmonie kommt zur Ruhe in der transzendenten Einheit des Seins und seines Selbst-Gewahrseins.[47]

---

[46] Peter Lengsfeld (Hg.), Yamada Kôun Roshi (Autor): *Hekiganroku. Die Niederschrift vom blauen Fels. Die klassische Koansammlung mit neuen Teishos*, Band 2, Fall 68 (aus Gründen der Verständlichkeit leicht verändert).
[47] Henri Le Saux: *Wege der Glückseligkeit*, München 1995.

Im Berühren des wahren Selbst befreien wir uns nicht nur von unserem eigenem Ich-Bild, sondern auch von einem begrenzten Gottes-Bild. Eine der höchsten Autoritäten der östlichen Kirche, der Erzbischof Gregor von Palamas (1296–1359), sprach von der Nicht-Erfahrbarkeit Gottes. Das Wesen Gottes ist, so Palamas, für die Geschöpfe prinzipiell unzugänglich. Gott gibt sich den Geschöpfen nur in seinen Energien zu erkennen.

„Diese absolute Einheit, die keinen Gegensatz hat, ist das absolut Größte: Gott!"[48], schrieb Nikolaus von Kues. Lösen wir uns von einer dualistischen Gottesvorstellung, dann erfüllen wir im Grunde genommen das erste der Zehn Gebote: „Du sollst Dir kein Bildnis noch irgendein Gleichnis machen, weder dessen, das oben im Himmel, noch dessen, das unten auf Erden, noch dessen, das in den Wassern, unterhalb der Erde ist" (2. Mose Exodus 20,4).[49] Noch einmal dazu Nikolaus von Kues:

Es ist die Erfahrung Gottes in der Erfahrung der absoluten Transzendenz Gottes, in der Erfahrung, dass mit wachsender Gotteserkenntnis auch die Unbegreiflichkeit Gottes wächst und der gleichzeitigen Erfahrung, dass es dennoch reale, wachsende Gotteserkenntnis gibt. Gott ist auch und gerade da, wo er dem Menschen begegnet, wo er real erfahrbar ist, nicht begriffen, sondern unergründlich bleibt. Gottesgemeinschaft ist immer auch Erfahrung Seiner Fremdheit, Unergründlichkeit und Unverfügbarkeit.[50]

Alle Bilder und Vorstellungen von Gott oder von Buddha sind menschengemachte Hindernisse auf dem Weg des Erwachens. Im Zen-Buddhismus lautet ein Koan: „Wenn du Buddha triffst – töte ihn!" Unsere allzu menschlichen Vorstellungen von Buddha und auch von Gott müssen befreit werden.

14.2 Ganz sich selbst und ganz der Andere sein

Praktische Impulse für die Begleitung

Wir bewegen uns immer auf verschiedenen Seins-Ebenen, die wir über Erfahren und Unterscheiden realisieren. Die Vorstellung eines fixierten Ich kommt uns griffiger, bestimmbarer und daher realer vor, obwohl es nur eine Vorstellung ist. Das wahre Selbst ist offen, nicht getrennt, nicht bestimmbar und begreifbar, ein unbegreifliches Mysterium. Eine Unterscheidung der verschiedenen Seins-Zustände kann gelingen, wenn wir unsere Gedanken, Gefühle und Reaktionen entspannt, offen und urteilsfrei wahrnehmen. Gefühle und Körpersignale vermitteln eine Orientierung, die unmittelbarer, direkter und weniger durch Gedanken und Vorstellungen geprägt ist. Die körperlichen Zeichen sind individuell unterschiedlich. Versuchen Sie bei sich

---

[48] Nikolaus von Kues, zitiert in Karl Christian Felmy: *Einführung in die orthodoxe Theologie der Gegenwart*. Google eBook, LIT Verlag Münster, 2011.
[49] Genfer Studienbibel, Hänssler Verlag, Holzgerlingen 1999.
[50] Nikolaus von Kues, a.a.o., S. 31.

selbst zu beobachten, wie Ihre körperlichen Reaktionen sind. Beim Erkennen dieser Zeichen ist es einfacher, sich bewusst zu entspannen und für den unbegrenzten Raum zu öffnen. Dabei hilft Ihnen die Übung des Gewahrseins durch den Atem.

Fragen zur inneren Klärung:

* Ist mein Körper entspannt oder verspannt (z. B. schließen sich meine Lippen fester, spüre ich Spannung im Bauch)?

* Bin ich lebendig, flexibel und im Fluss oder halte ich an etwas fest?

* Spüre ich Verbundenheit oder Ablehnung?

Nehmen Sie sich 15 Minuten oder auch länger Zeit, in der Sie nicht abgelenkt werden können. Sie können dabei sitzen, liegen oder auch langsam gehen. Wichtig ist nur, dass Sie offen, aufmerksam und entspannt sind. Dann versenken Sie sich tief in die Frage: „Wer bin Ich eigentlich?" Suchen Sie nicht angestrengt nach einer Antwort, da es letztendlich keine genaue Antwort auf diese Frage gibt, sondern lassen Sie die Frage ganz sanft immer tiefer und tiefer in sich hineinfallen. Wenn der von Ihnen gewählte Zeitraum verstrichen ist, nehmen Sie ein paar tiefe Atemzüge und führen ihren Alltag weiter. Während des Tages können Sie sich immer wieder zwischendurch kurz fragen: „Wer bin ich?" – „Wer fühlt?" – „Wer handelt?"

Die Frage führt Sie mehr und mehr aus dem befangenen Geist in die Befreiung, in Ihr wahres Selbst. Im offenen und befreiten Geist erfahren wir, dass alles miteinander verbunden ist und sich immer wieder erneuert. Nichts existiert aus sich selbst heraus ohne Verbindung zum andern, und alles ist vollendet, so wie es ist. Denken Sie an das unbegrenzte Meer, an das Kommen und Gehen der Brandung: Sie sind die Welle und auch der unendliche Ozean. Ozean und Welle existieren nur in Verbindung zueinander.

Diese Übung wird Ihnen gut tun, auch wenn sie nicht sofort zu einem bestimmten Ergebnis führt. Es braucht Zeit, manchmal sehr viel Zeit, um ganz in die Tiefe eintauchen zu können. Dabei hilft eine offene, urteilsfreie Reflexion darüber, vor welchem Hintergrund wir wahrnehmen und handeln und wie der abgrenzende Geist beschaffen ist. Oft holen uns alte Gewohnheiten, selektives Wahrnehmen, Denken, Interpretieren, Fühlen und Handeln wieder ein. Dann kann die Versenkung in den Satz: „Ich bin, der Ich bin" uns wieder aus dem Konzept einer begrenzten Selbstidentifikation lösen.

Wenn Sie immer wieder in die Stille gehen, werden Sie allmählich längere Zeit in einem von Vorstellungen befreiten Geist verweilen können. Dadurch nehmen Sie sich selbst und die Welt auf eine andere, neue Weise wahr. Freude und Gleichmut, Liebe und Mitgefühl, die auch für die Menschen um Sie herum wahrnehmbar sind, sind lebendige Zeichen, dass Sie auf dem richtigen Weg sind. Manche Menschen kommen bereits nach kurzer Zeit zu einer solchen Erfahrung, Andere brauchen viele Jahre dazu. Das ist aber nicht so wichtig. Es ist immer ein Geschenk und kann nicht durch eigene Anstrengung erzwungen werden. Wir setzen unsere befreiende Übung einfach weiter fort: Konzepte und Vorstellungen erkennen – und loslassen.

Manchmal ist das eine irritierende, sogar schmerzvolle Erfahrung, denn vermeintliche Sicherheiten loszulassen macht Angst und erfordert Vertrauen und Mut. Ein spirituell erfahrener Lehrer oder eine Lehrerin ist sehr hilfreich, um die Klarheit zu erhalten und zu bewahren.

In der Sterbebegleitung ist für mich das Wichtigste, in die Stille zu gehen. Die Stille hilft mir, mich immer wieder neu auszurichten und die Trennwand zwischen mir und dem Sterbenden fallen zu lassen. In der Stille kann ich dem Anderen so viel Raum lassen, dass er in mir und durch mich sein kann. Unsere Kommunikation kann verbal und nonverbal sein. Mit Worten bewegen wir uns auf der Ebene des Verstandes und vermitteln uns eher Vorstellungen. Auf der nonverbalen Ebene, durch Mimik, Gestik und Berührung, verbinden wir uns eher in der Tiefe miteinander. Wenn wir alle eigenen Vorstellungen fallen lassen, können Begleiter und Sterbender sich in ihrer jeweiligen So-heit im Anderen erkennen. Das ist für beide sehr beglückend. Gehen wir bewusst und gemeinsam mit den Sterbenden in diese unbegrenzte Weite, dann berühren wir das letzte Geheimnis.

Begegnungen mit sterbenden Menschen im Zen-Geist

Einige der folgenden Geschichten sind Ihnen schon aus Teil 1 oder Teil 2 bekannt. Ich nehme sie hier noch einmal auf, um einen Kommentar aus Zen-Sicht beizufügen.

Herr Karl | Vater und Sohn

Herr Karl, Vater eines dreijährigen Sohnes und todkrank, drehte Videos, um seinen Sohn in seinem Erwachsenwerden mithilfe eines Films nahe zu sein. Im Film erzählt der Vater dem Sohn Begebenheiten aus seinem Leben, teilt seine Erfahrungen mit ihm und spricht über viele andere Dinge, von denen er annimmt, dass sie später für den Sohn interessant sein könnten. Er versucht auf diese Weise, in Zukunft seinem Sohn als Vater nahe zu sein.

Nehmen Sie diese Geschichte in sich auf. Fühlen Sie, wie sich diese Verbundenheit von Vater und Sohn anfühlt. Das wahre Selbst erscheint sowohl in Gestalt des Vaters als auch des Sohnes. Reflektieren Sie bitte meine Worte nicht über den Kopf, das trennt Sie von ihrer eigenen Erfahrung. Fühlen Sie selbst die Liebe, Verbundenheit, Geborgenheit, Sehnsucht und Dankbarkeit, die in diesem Beispiel vorkommen. Dann können sich Raum und Zeit aufheben, die Situation ist gegenwärtig und erfüllt. Der Vater ist durch den Sohn, der Sohn ist durch den Vater. Die Liebe macht beide selbst in der Trennung unzertrennlich.

Frau Lauf | Ich bin

Frau Lauf, die ich begleitete, schrieb das folgende Gedicht und las es mir vor. Ich möchte es Ihnen gern weitergeben:

Ich bin der Boden, über den ich gehe
Ich bin die Blume, die mich betrachtet
Ich bin die Trauer meiner Mutter um ihre Söhne
Ich bin meine toten Brüder
Ich bin meines Vaters Kindlichkeit und sein Gelächter
Ich bin der Bettler an der Schwelle des zerstörten Hauses
Ich bin sein Hut und die Münze, die hineinfällt
Ich bin der Untergang in meinem Herzen
Und der Tod, der mich ins Leben stößt
Ich bin der Himmel, der mich durchdringt
Ich bin die Herrlichkeit
Bin Klang und Form und Farbe
Licht aus Schatten
Schöpfung aus Zerstörung
Und die Verzweiflung im Gebet.
Gott sei mir gnädig!
Amen.

15 Schöpfe dich selbst, erfinde das eigene Leben täglich neu[51]

Es ist ein Geschenk der Sterbebegleitung, dass wir ganz in das Leben des sterbenden Menschen eintauchen dürfen und aus der gleichen Quelle schöpfen können. Das setzt allerdings voraus, dass Sie einen Zugang zu Ihrer eigenen Kraft haben und darin bleiben können. Nur dann haben Sie die Kraft, den Sterbenden auf diese Weise zu begleiten. Frau Mai zum Beispiel war im Endstadion einer Krebserkrankung und hatte zahlreiche Beschwerden und Schmerzen. Das Schlimmste für Sie war, dass sie ihre Familie von diesen Problemen verschonen wollte und sich deshalb nicht bei ihnen aussprach. Wenn es ihr zu viel wurde, rief sie mich an und bat um ein Treffen mit der Bitte: „Komm, lass uns den Schmerz zusammen feiern." Wir verabredeten uns, und sie beschrieb mir genau, was sie empfand. Ich ging in eine offene, weite Haltung hinein. So war es mir möglich, frei von Gedanken und Mitleid einfach nur zuzuhören, den Schmerz zu spüren und ihn tief im Herzen zu befreien von Ich habe Schmerzen oder Du hast Schmerzen, mit all den angstvollen Gedankenverbindungen. So mussten wir uns gar nicht trösten: zusammen schöpften wir das Leben in seiner Vielfalt, und ein Gefühl von Lebenskraft und Freude verband uns auch in Schmerz und Leid. Die Sterbende nannte das einen süßen Schmerz und süßes Leid.

15.1 Sich von Rollen befreien

Wie wir das Leben in seiner Vielfalt leben können, ohne unser wahres Selbst zu verändern, möchte ich Ihnen an einem Beispiel erklären. Ein Mensch ist Schauspieler und spielt die Rolle des Hamlet, Faust, Nathans des Weisen und viele andere Rollen. Sobald er auf der Bühne steht, ist er Hamlet, Faust oder Nathan der Weise und handelt entsprechend seiner Rollen. Hamlets Geschichte ist dann seine Wirklichkeit. Schauspieler und Hamlet sind in diesem Moment eins. Als Schauspieler stirbt der Mensch den tragischen Tod Hamlets. Zugleich ist er vom Tod des Hamlet

---

[51] Frei nach Kodo Sawaki u. a.: *Zen ist die größte Lüge aller Zeiten.* Angkor-Verlag, 2005.

nicht betroffen. Er verbeugt sich beim Applaus, geht nach Hause und legt sich ins Bett. Das Beispiel können wir in Beziehung zur Wesenswelt und zur Erscheinungswelt setzen. Hamlet entspricht der Erscheinungswelt, der Mensch dagegen der Wesenswelt. Als Mensch können wir alle Rollen übernehmen, als Hamlet nur die des Hamlet.

Als Menschen identifizieren wir uns mit Rollen, Identitäten und Lebenskonzepten. Doch anders als Schauspieler halten wir uns meist an der Rolle oder Identität fest und streifen sie nach getaner Arbeit nicht ab. Das engt unsere Erfahrung ein. Nehmen wir uns dagegen nur als Mensch wahr, dann erkennen wir, dass wir uns ganz vielfältig ausdrücken können und doch der Gleiche bleiben. Das eröffnet uns einen Freiraum. Wir können alle Rollen spielen, ohne uns von einer speziellen Rolle abhängig zu machen, und verlieren dabei weder unser Gesicht noch unsere Würde. Im offenen, weiten Gewahrsein löst sich die geballte Ansammlung unserer Verhaftungen und Fantasien auf, und wir können das Leben jeden Augenblick aufs Neue wahrnehmen und gestalten. Nicht das kleinste bisschen Leben gehört uns persönlich. Alles ist im offenen weiten Gewahrsein spontan vollendet. In dieser Vollendung dürfen wir zum Wohl aller fühlenden Wesen wirken.

Der Zen-Weg ist nichts Besonderes, sondern der ganz gewöhnliche Alltag mit allen seinen Gegebenheiten, die uns erfreuen, frustrieren oder gleichgültig sind: Das Geschrei der Kinder, das Lachen der Freunde, der Frust im Büro oder das eintönige Rauschen von der naheliegenden Autobahn. Jeder Augenblick hat seine besondere Botschaft. Das Paradies ist kein ferner Ort, sondern ein Zustand von nichtbedingtem Gewahrsein, in dem Kummer und Sterben, Erfolg und Misserfolg, Gutes und Gemeines seinen Platz hat. Der indische Zen-Meister und Jesuit Pater AMA Samy S.J. sagte einmal sinngemäß: „Solange es keinen Frieden im Herz-Geist gibt – wenn es also kein Erwachen gibt — bleibt das Paradies so weit entfernt wie der Abstand zwischen Himmel und Erde." Haben wir uns in eine Welt von fixierten Vorstellungen und Subjekt-Objekt-Beziehungen verirrt, gilt es wieder heimzukehren in die unbegrenzte, offene Weite der Leere, ins wahre Selbst. In der Meditation, im Zen unter Führung eines Zen-Meisters, lernen wir mehr und mehr, im nicht-bedingten Gewahrsein zu verweilen, unsere Einsicht von vorgefassten Konzepten zu klären und den Alltag freier zu gestalten.

Das einfache, jederzeit und überall durchführbare Mittel, um sich aus der Zwangsherrschaft von Gedanken zu befreien, ist die vertrauensvolle und selbstvergessene Wahrnehmung des Atems, vor allem der Ausatmung. Daraus kann sich ein offener, klarer Raum des reinen Gewahrseins entwickeln. Viele HospizhelferInnen, die ich mit ausgebildet habe, bestätigten mir, dass diese Übung in schwierigen Begleitungssituationen sehr hilfreich war. Eine Helferin berichtete mir, dass sie die Erfahrung hatte, der Sterbende zu sein und in Selbstvergessenheit zu fühlen wie er. Da war nur noch offene Weite, alles war von Liebe erfüllt und ganz klar. In dieser Situation fühlte sie das Leid mit, das sich der sterbende Mensch von der Seele sprach, und konnte es wirklich mit-teilen, mit ihm teilen.

Das Leben miteinander und in der Welt erfordert Einsicht, um unnötiges Leid für sich selbst und Andere zu verhindern. Wenn man seinen Geist im Erkennen des wahren Selbst schult, kann man mehr und mehr aus dem reinen Sein heraus mit Mitgefühl und Erbarmen antworten. Das ist für mich der größte Akt von Liebe: Jede Situation immer wieder von Vor-Einstellungen befreien, die Maske des Ego ablegen und sein, was wir schon immer sind. Damit geben wir den Menschen und der Welt unser (und damit auch ihr) wahres Gesicht zurück. Dann spielt es keine Rolle mehr, ob Sie Sterbender oder BegleiterIn sind. Es gibt niemanden, der nicht das wahre Selbst wäre, und nichts ist ausgeschlossen.

Wir sind die Gesellschaft und die Welt, wir sind das Herz der Welt, und Mitgefühl für alle Wesen ist die Kraft, die uns im Leben hält. Doch wir sind Menschen, und damit leben wir immer auch in einem Spannungsfeld, in einem Dazwischen. Der Dritte Zen-Patriarch in China, Zen-Meister Sengcan, schrieb:

> *Verweile nicht in dualistischen Anschauungen;*
> *Vermeide absolut, ihnen zu folgen.*
> *Existiert auch nur ein wenig Richtig und Falsch,*
> *dann wird der Geist in Verwirrung verloren,*
> *Zwei existiert*
> *Abhängig vom Einen,*
> *Aber man darf auch nicht im Einen verweilen.*[52]

Inmitten von Vollkommenheit und Vollendung müssen wir das Leben täglich neu gestalten, prüfen, reflektieren und auswählen. Wir erwerben neues Wissen und Können, um das Bestmöglichste für uns und für unsere Mitmenschen zu erreichen, und wir machen Fehler, die wir vielleicht später bereuen. Dazu brauchen wir Gelassenheit und Barmherzigkeit: nicht nur mit Anderen, sondern vor allem auch mit uns selbst.

Alles ist gegenwärtig und vollkommen, so wie es ist. Nur im bedingten Gewahrsein trennen wir Vergangenheit, Gegenwart und Zukunft, gut und schlecht voneinander. Das folgende Zen-Koan stellt unsere dualistische Weltsicht in Frage:

Koan: Unmons „guter Tag"

Unmon sagte bei der Unterweisung: „Ich frage euch nicht nach dem fünfzehnten Tag. Aber hinsichtlich (der Tage) nach dem fünfzehnten kommt mit einem Wort daher und sprecht." Statt ihrer sagte er selbst: „Tag für Tag – guter Tag."[53]

---

[52] *Die Meißelschrift vom Glauben an den Geist*, verfasst von dem Dritten Patriarchen Sengcan, zitiert bei Stephan Schuhmacher: *Zen*, Diederich-Verlag 2001, S. 69.
[53] *Hekiganroku*, Fall 6, Übersetzung Koun-An Doru Chiko Roshi (Brigitte D´Ortschy), Hg. Monica Maurer, Wolkenverlag München 2001.

Der Zen-Meister will nichts hören aus der Vergangenheit, nichts von der Zukunft, nichts von der Welt der Phänomene. Im Koan beantwortet er seine Frage selbst: „Tag für Tag ist ein guter Tag." Doch wie kann ein Tag ein guter Tag sein, wenn eine Mutter ihr Kind durch einen Autounfall verliert oder sich Menschen im Krieg gegenseitig abschlachten?

Bei diesem Koan muss ich immer an Mary denken, eine Zen-Schülerin, mit der ich zusammen lernte. Sr. Elaine, ihre Zen-Meisterin, gab ihr dieses Koan und fragte sie, nachdem Mary das Koan gelöst hatte: „Könntest du diese Antwort auch geben, wenn du deinen Sohn verlieren würdest?" Mary gab zur Antwort: „Ich weiß es nicht, ich hoffe es." Da geschah das Unfassbare: noch in derselben Woche verunglückte ihr 18-jähriger Sohn schwer. Nach zwei Tagen sprachen die behandelnden Ärzte davon, die Apparate abzustellen, weil im EEG keine Hirnströme mehr messbar waren. Mary bat inständig darum, ihren Sohn noch einen weiteren Tag an der Maschine zu lassen, damit sie Abschied von ihm nehmen konnte. Am Bett ihres Sohnes sprach sie mit ihm, nahm weinend von ihm Abschied und setzte sich schutzlos der Verzweiflung und Trauer ihres Herzens aus. Mantra-artig verband sie mit jeder Ausatmung das Wort ja. Immer tiefer ging sie mit dem JA in ihre Verzweiflung hinein – und plötzlich war sie im Frieden. Sie weinte in Frieden, klagte in Frieden, sie sagte immer wieder: „Tag für Tag – guter Tag." Unter Tränen erzählte sie uns immer wieder von dieser Erfahrung und versicherte uns, dass sie sich im Frieden fühlt. Wir weinten mit ihr – und waren auch dankbar, dass so etwas möglich ist.

Ähnlich Erschütterndes beschreibt Etty Hillesum, die junge jüdische Schriftstellerin aus Amsterdam, die mit ihrer Familie von den Nazis verschleppt und im Konzentrationslager ermordet wurde:

Ich bin schon tausend Tode in tausend Konzentrationslagern gestorben – Und dennoch finde ich das Leben schön und bedeutungsvoll (150).
Es klingt paradox: Wenn wir den Tod aus unserem Leben ausschließen, können wir kein erfülltes Leben leben, und wenn wir den Tod in unser Leben einlassen, vergrößern und bereichern wir es (155).
Denn inzwischen weiß ich, dass Leben und Tod ein sinnvolles Ganzes bilden (166).
Irgendwo in meinem Innern gibt es etwas, das mich nie mehr verlassen wird (153).
Ich kann nicht die rechten Worte finden für dieses strahlende Gefühl in mir, dass das ganze Leiden und alle Gewalt umfängt und davon doch unberührt bleibt (172).
Und wenn Gott mir nicht hilft weiter zu machen, dann werde ich Gott helfen müssen (173).
Plötzlich war es so, als ob das Leben in seinen tausend Einzelheiten, Windungen und Krümmungen vollständig klar und durchsichtig geworden wäre. Wie ein kristallklarer See ..., du sitzt am Ufer eines gewaltigen Ozeans, der so durchsichtig ist, dass du bis auf den Grund blicken kannst. Und das ist eine unvergessliche Erfahrung (196).
Wie gut und schön ist es, in deiner Welt zu leben, o Gott, trotz allem, was wir Menschen einander antun (199).
Und dieser Teil von mir, der tiefste und reichste, in dem ich ruhe, ist das, was ich Gott nenne ... Und der ist, wie ich immer und ohne Unterlass fühle, o Gott, so

beschützt und geborgen und so von Ewigkeit durchtränkt (204).

Alle äußeren Erscheinungen sind eine vorbeiziehende Jahrmarktsschau, sind wie ein Nichts neben der Pracht (ich kann gerade kein besseres Wort finden) in unserem Inneren (326).

Mein Leben ist zu einem ununterbrochenen Gespräch mit Dir, o Gott, geworden, einem einzigen großen Gespräch. Manchmal, wenn ich in irgendeiner Ecke des Lagers stehe, meine Füße auf Deine Erde gepflanzt, meine Augen zu Deinem Himmel erhoben, laufen manchmal Tränen über mein Gesicht, Tränen tiefer Freude und Dankbarkeit (332).

Es gibt viele Wunder im menschlichen Leben. Mein eigenes ist eine lange Folge innerer Wunder (333).[54]

15.2 Nimm nichts mit auf den Weg

Praktische Impulse für die Begleitung

Wenn wir feste Vorstellungen hinter uns lassen können, wie etwas zu sein hat, ist bereits ein großer Schritt getan. Es geht darum, Situationen und Dinge so wahrzunehmen, wie sie sind und nicht, wie wir sie gerne hätten. Das beinhaltet, nicht an vorgefassten Denkschablonen und Vorurteilen festzuhalten, sondern in jedem Augenblick neu zu sehen, zu hören, zu riechen, zu schmecken, zu spüren und zu fühlen. Im Wissen, dass letztlich alle Dinge leer sind, können wir in dieser neuen Offenheit und Klarheit das Leben annehmen und in Liebe handeln. Was immer auch kommt, ist dann befreit von „sollte, müsste und könnte", und wir können es leichter annehmen. Der Zen-Meister AMA Samy sagt:

Bist du in Frieden und bei dir selbst zu Hause, wählst du deinen Lebensweg aus deinem Zentrum heraus und nicht nur über den Kopf und in der Phantasie. Paradoxerweise öffnet Achtsamkeit dich für das Unerwartete, das Mögliche und Neuartige. Dein Leben ist dann nicht mehr fixiert oder überkontrolliert, sondern fließend wie ein Strom. Du findest dein Zuhause auf der Erde und spürst deine Verbundenheit mit allen Wesen.[55]

Hört man eine lebensbedrohende Diagnose oder muss Tag für Tag den zunehmenden körperlichen Verfall eines Menschen beobachten, kann das starke Ängste auslösen. Fühlen wir uns rat- und hilflos, neigen wir oft dazu, uns abzuschotten und uns innerlich eng, starr, abwehrend zu machen. Alles ist dann zu viel. Zwar können wir uns vielleicht vorübergehend den Schrecken vom Hals halten, indem wir so tun, als ob nichts wäre. Doch die innerliche Trennung von uns selbst und vom Anderen

---

[54] Hillesum, Etty: *An Interrupted Life—The Diaries 1941–1943* and *Letters from Westerbork*. New York: Henry Holt and Company 1996. Die Zitate entstammen dem Manuskript von Warren Johnson: *Does the Catholic Church Need Zen? The Split Between Religion and Spirituality*. Sydney, Dec. 17, 2005.
[55] AMA Samy: *Zen. Der große Weg ist ohne Tor*. Theseus-Verlag 2014, S. 21 f.

macht uns meist noch einsamer und hilfloser und kann sogar zum Burn-out führen. Der oft sinnvolle und notwendige Vorsatz: „Ich muss mich abgrenzen" kann in diesem Fall zu leidvollen Konsequenzen führen.

Verbinden wir das, was uns belastet, mit der Ausatmung, können wir einen anderen Weg einschlagen und das Belastende erlösen. Wenn wir mehr und mehr ins Zentrum des Leids hineinspüren, in das, was Angst oder Abwehr erzeugt, stoßen wir unvermutet auf einen Ort, wo wir die Dinge so lassen können, wie sie sind. Trotz aller Widrigkeiten sind wir dort im Frieden und im Mitgefühl mit uns selbst und Anderen. Wir befinden uns dann in einem Raum, wo Himmel und Erde eins, wo wir zu Hause sind. Das zu verwirklichen ist eine große Herausforderung, weil wir den Schmerz und die Freude, die Tränen und das Lachen der Menschen teilen.

Eine wunderbare Übung, um Mitgefühl mit sich selbst und Anderen zu üben, ist Tonglen. Die Tonglen-Übung stammt aus dem tibetischen Buddhismus; der tibetisch-buddhistische Lehrer Sogyal Rinpoche beschreibt sie in seinem Buch „Das Tibetische Buch vom Leben und Sterben".[56] Pater AMA Samy hat die Tonglen-Übung ein wenig der Zen-Tradition angepasst. Hier die Anleitung:

> Nehmen Sie ein paar tiefe Atemzüge, und spüren Sie besonders Ihre Ausatmung, bis Sie ganz in sich selbst ruhen. Vergessen Sie sich. Dann stellen Sie sich eine Person vor, die Sie begleiten. Spüren Sie die Not in Ihrem Gegenüber. Bleiben Sie im Spüren und Fühlen, es geht nicht um die gedankliche Benennung. Atmen Sie all das ein, was Sie an Leid und Verzweiflung spüren, und bringen Sie es mit dem Atem in Ihr Herz, an den Ort der Wandlung und des großen Erbarmens.

> Mit der Ausatmung atmen Sie das, was sich in Ihrem Herzen (in der Vorstellung) in Licht oder Energie verwandelt hat, in das Herz des Sterbenden hinein. Auch sein Herz ist ein Ort der Wandlung. Nehmen Sie das Neue wieder im Spüren auf, atmen es ein, führen es in Ihr Herz. Tonglen ist eine Praxis des Gebens und Nehmens, ein dynamischer Prozess, der Leid in Glück und Erleuchtung verwandelt. Glück meint hier nicht angenehme Gefühle, sondern frei werden von einer dualistischen Vorstellung von „Glück versus Leid". Falls es Ihnen selbst nicht so gut geht, machen Sie diese Übung auch für sich selbst. Stellen Sie sich selbst anstelle des Sterbenden als Gegenüber vor. Erst wenn sie sich ruhig und gut fühlen, weiten sie die Übung auch auf andere Menschen aus.

Üben Sie diese Praxis am besten in einer Situation, in der Sie entspannt sind. Sie fühlen sich dann weniger schnell vom Leid bedroht. Verbinden Sie das erspürte Leid nicht mit Willenskraft oder mit Gedanken („Ich will dieser Person helfen und ihr den Schmerz nehmen"), sondern bleiben Sie im reinen Fühlen und Atmen. Haben Sie keine Angst, fremden Schmerz in sich hinein zu nehmen; Ihr Herz wird alles verwandeln, und nichts davon wird in Ihnen verbleiben außer Ruhe und Mitgefühl.

---

[56] Sogyal Rinpoche: *Das tibetische Buch vom Leben und vom Sterben*. Bern, 2003, S. 229 ff.

Sie können Tonglen überall üben: im Café, in der Straßenbahn, mit sich selbst und mit anderen Menschen. Probieren Sie es einfach aus. Sie werden sich nach der Übung wohler und liebevoller fühlen. HospizhelferInnen berichteten mir häufig, dass Schwerkranke sich nach der Tonglen-Übung entspannen und selbst Angehörige aufhören, sich gegenseitig Vorwürfe zu machen.

Begegnungen mit sterbenden Menschen im Zen-Geist

Frau Klein | Befreiung in Gegenwärtigkeit

Frau Kleins Mutter ist gestorben. Als sie ruhig im Garten sitzt, spürt sie plötzlich eine sehr liebevolle Nähe ihres vor vielen Jahren verstorbenen Vaters. Ihr ganzes Leben lang hegte sie einen tiefen Groll gegen den Vater, weil er der Mutter gegenüber sehr gewalttätig war. Nach diesem Erlebnis grübelt sie, ob erst ihre Mutter sterben musste, damit sie mit einem Mal die Liebe ihres Vaters zu ihr fühlen und spüren kann.

Es vergehen zwei Wochen, in denen sie immer wieder diese Liebe des Vaters spürt. Dann fühlt sie plötzlich den liebevollen Vater verbunden mit ihrer verstorbenen Mutter. Sie, ein Kind, steht in der Mitte zwischen den beiden und spürt die Liebe der Eltern zueinander und die Liebe der Eltern zu ihr. Sie kann die Liebe freudig erwidern. Alles ist in diese Liebe eingetaucht. Die schlimmen Erfahrungen sind ihr zwar noch vor Augen, sie kann klar sehen, was all die Jahre geschehen ist. Doch im Angesicht der Liebe ist das bedeutungslos. Selbst nach vielen Jahren spürt sie diese Liebe noch und ist mit ihren Eltern versöhnt.

Zeitliche Begriffe wie Vergangenheit, Gegenwart, Zukunft entspringen unserem dualistischen Weltverständnis. Frau Klein erlebt plötzlich Zeit-Losigkeit. In einem Mysterium der Gegenwärtigkeit findet ihr Herz Frieden und Befreiung von dem Leid, das sie durch ihren Vater erfuhr. Ihre neue Erfahrung beschönigt nichts, denn Frau Klein erinnert sich durchaus noch an sein gewalttätiges Verhalten. Doch nun ist die Trennwand von ich und du, von Gut und Böse gefallen. Frau Klein ist von Ich-Bezogenheit geheilt.

Sie können sich in diese Geschichte vertiefen. Suchen Sie sich eine noch nicht versöhnte Szene aus Ihrem Leben. Versetzen Sie sich in die Szene. Atmen Sie ruhig und bleiben Sie in Stille, bis Sie die gesamte Situation fühlen können. In der Klarheit können Sie Liebe spüren und das Geheimnis erahnen, das darin verborgen liegt. Eine Transformation kann geschehen, bei Ihnen selbst oder bei den Anderen. Doch das kann nicht willentlich herbeigeführt werden, es ist ein Geschenk. Haben Sie einfach Geduld und finden Sie bei sich selbst heraus, was sich auftut.

Herr Sturm | Erfahrung mit der Tonglen-Übung im Zen-Geist

Herr Sturm, ein Hospizhelfer, erzählte mir eine Erfahrung mit der Tonglen-Übung: Herr Klaus, den er besucht hatte, lag auf der Seite, hatte starke Schmerzen und stöhnte. Herr Sturm spürte, wie Unsicherheit und Angst in ihm aufstiegen, weil es dem Kranken so schlecht ging und er nicht wusste, was er tun sollte.

Daraufhin ging er tief in seine Unsicherheit und Angst hinein, bis er langsam mehr Gelassenheit wahrnahm. Dann setzte er sich zu Herrn Klaus, ergriff die Hand des Kranken, legte ihm die andere Hand ganz leicht auf die Schulter, und sie atmeten zusammen. Stöhnen – einatmen – loslassen durch Ausatmung im Stöhnen – einatmen. Nach einer Weile passte sich die Atmung beider wechselseitig an. Sie atmeten miteinander im gleichen Rhythmus ganz natürlich ein und aus. Immer wenn Herr Klaus stöhnte, brach unwillkürlich auch aus dem Innern von Herrn Sturm ein Stöhnen heraus. Irgendwann waren sie beide mit dem Stöhnen im Einklang. Da schlief Herr Klaus ruhig ein und sein Begleiter verließ lautlos das Zimmer.

Thomas Merton | Die „Louisville Vision"

Der Mystiker und Trappistenmönch Thomas Merton (1915–1968), der viele Jahre meditierte und sich intensiv mit dem Zen-Buddhismus beschäftigte, beschreibt seine Erleuchtungserfahrung, die als „Louisville Vision" bekannt wurde:

„In Lousville an der Ecke von Fourth und Walnut inmitten des Einkaufszentrums war ich plötzlich von der Erkenntnis überwältigt, dass ich all diese Menschen liebe, dass sie die Meinigen sind und ich der Ihrige. Dass wir uns nicht fremd sind, obwohl wir uns überhaupt nicht kennen. Es war wie das Erwachen aus einem Traum. Die ganze Illusion einer getrennten heiligen Existenz ist ein Traum. Diese Befreiung von der Illusion einer vermeintlichen Getrenntheit von allem Anderen war solch eine Freude und Erleichterung für mich, dass ich beinahe laut gelacht hätte. Ich vermute, dass mein Glücksgefühl in folgenden Worten hätte ausgedrückt werden können: ‚Ich danke Dir Gott, dass ich genauso bin wie jeder andere Mensch und nur einer unter anderen bin.' Es ist ein wunderbares Schicksal, Mitglied der menschlichen Rasse zu sein, obgleich es eine Rasse ist, die viele schreckliche Fehler und Absurditäten begeht. Ein Mitglied der menschlichen Rasse! Es ist unglaublich, dass solch ein Allgemeinplatz plötzlich eine Neuigkeit zu sein scheint, als ob man das Glückslos in einer kosmischen Lotterie in den Händen hält. Wenn das doch nur jeder realisieren könnte! Aber es kann nicht erklärt werden. Es gibt keine Möglichkeit, den Menschen zu sagen, dass sie alle strahlen wie die Sonne. Sie sind nicht sie, sondern mein eigenes Selbst. Es gibt keine Fremden!

Dann war es, als ob ich plötzlich die verborgene Schönheit ihrer Herzen sah. Die Tiefen ihrer Herzen, wo weder Sünde noch Begierde noch Selbsterkenntnis hinreichen kann. Der Kern ihrer Wirklichkeit. Wenn sie alle sich doch nur selbst sehen könnten, so wie sie wirklich sind. Es würde keinen Krieg mehr geben, keinen Hass, keine Grausamkeit, keine Gier. Ich glaube, dass das große Problem darin bestehen würde, dass sie alle niederfallen und sich gegenseitig verehren würden."[57]

---

[57] Übersetzt aus Thomas Merton: *Conjectures of a Guilty Bystander*, Image Classics, 1968.

16 Nirgendwo stehend
den Geist hervortreten lassen

*Wenn dein Bogen zerbrochen ist
Und du hast keine Pfeile mehr,
dann schieße!
Schieße mit deinem ganzen Sein!*[58]

16.1 Befreiung festgefahrener Denkstrukturen

Stellen Sie sich vor, in einem Regal mit vielen Fächern wären alle Bretter (=Strukturen und Konzepte) durchgebrochen. Alles liegt durcheinander, aufeinander oder an einem anderen Platz, und nur wenige Teile befinden sich noch an ihrem alten Ort. Vermutlich würden Sie gern die alte Ordnung schnell wieder herstellen. Sie könnten aber auch die Gelegenheit nutzen, ihre Bücher unter anderen Kriterien neu einzuordnen. Ähnlich ist es in der ersten Phase des Sterbeprozesses. Die alte Ordnung zerbricht, bisherige Ordnungssysteme wie Konzepte und mentale Fixierungen sind in Gefahr oder taugen nicht mehr. Der sterbende Mensch steckt in einem tiefen Konflikt: Versucht er die alte Ordnung seines bisherigen Lebens wieder herzustellen, oder kann er sich auf etwas fundamental Neues einlassen? Sein vergangenes Leben liegt vor ihm ausgebreitet wie ein Mosaik. Nun kann er erkennen, was aus den einzelnen Bestrebungen seines Lebens geworden ist. Zwar befindet sich die alte Ordnung unwiderruflich in Auflösung, doch das kann dazu beitragen, das Leben unter neuen Gesichtspunkten zu sehen.

---

[58] Gedicht eines alten japanischen Zenmeisters. Zitat aus Zenkai Shibayama: *Quellen des Zen.* Scherz Verlag, München 1976, S. 45.

Sehr selten geben wir freiwillig fixierte (Denk-)Strukturen und alte Sicherheiten auf. Oft braucht es dazu eine Art Schock, ein Ereignis, das alles Vergangene in Frage stellt, das uns aufrüttelt und uns zwingt, eine neue Perspektive zuzulassen. Die nachfolgende Geschichte zeigt, dass eine neue und offenere Sicht der Welt manchmal nur unter Schmerzen entstehen kann.

Koan: Guteis „Ein-Finger-Zen"

Wann immer man Zen-Meister Gutei eine Frage stellte, hielt er als Antwort bloß einen Finger hoch. Später hatte er einen Knaben als Begleiter, der dem Meister in allem nacheiferte. Als ein Besucher von außerhalb den Jungen fragte: „Welche Lehre vertritt dein Meister?", hob der Knabe ebenfalls einen Finger hoch.

Meister Gutei hörte davon, ergriff alsbald ein Küchenmesser und schnitt ihm den Finger ab. Der Knabe lief, von Schmerz überwältigt, laut schreiend davon. Da rief Gutei ihn zu sich. Der Schüler wandte den Kopf um. Da richtete Gutei wiederum einen Finger auf. Urplötzlich kam der Knabe zur Erleuchtung.

Als Gutei sich anschickte, die Welt zu verlassen (zu sterben), da sprach er zu seinen Schülern und sagte: „Ich erhielt das Ein-Finger-Zen von Tenryu. Ein Leben lang habe ich es angewandt und nicht ausgeschöpft." Sobald er zu Ende gesprochen hatte, verschied er.[59]

Das Beispiel ist sehr drastisch, doch ich glaube nicht, dass sich die Geschichte wirklich ereignet hat. Hier geht es nämlich nicht um Grausamkeit, sondern der Finger ist eine Metapher für das Eine. Es könnte sein, dass Zen-Meister Gutei erkannt hatte, dass beim Knaben das Hochheben des Fingers zu einem festen Konzept des Einen geronnen war. Bei der Zen-Schulung besteht immer die Gefahr, dass man eine Erfahrung als Konzept festhält, statt sich täglich neu auf die Veränderungen des Lebens einzulassen. Als gutem Lehrer blieb Meister Gutei nichts anderes übrig, als das alte Konzept (den Finger) abzuschneiden. Wenn das Konzept/der Finger abgeschnitten ist, welche Wirklichkeit entfaltet sich? Was ist spontan gegenwärtig, wenn der Meister den Finger hebt?

Im Hinweis zum Koan steht: „Wenn eins sich nach dem anderen enthüllt, erst dann erstrahlt der Schatz des eigenen Hauses." Die Phänomene sind, wie sie sind, und doch sind sie, von Konzepten befreit, ganz neu und frisch. Wenn sich das Ego-Selbst in das wahre Selbst hinein befreit, enthüllt sich das Eine, und die Grenzen von Personen und Dingen fallen. Diese neue Sicht verändert die Wahrnehmung von Situationen. Die alten Konzepte gelten nicht mehr, alles steht in völlig neuer Beziehung zueinander. Der Finger ist ein Finger – und doch kein Finger.

---

[59] *Hekigan Roku*, Fall 19, Übersetzung von Koun-An Doru Chiko Roshi (Brigitte D'Ortschy), Hg. Monica Maurer, Wolkenverlag, Grünwald 2001.

Das Eine in Allem erkennen. Praktische Impulse für die Begleitung

In einem Staubkorn ist das Erdenrund –
es erblüht erneut in jeder Blume.

Wenn wir Menschen in der Sterbephase begleiten, üben wir, uns kontinuierlich zu überprüfen, ob wir ihnen mit Vorstellungen begegnen oder ob wir im Anderen und in der jeweiligen Situation das Eine in Allem erkennen. Konzepte bilden Denk- und Wahrnehmungsbarrieren, zugleich brauchen wir sprachliche Konzepte, um uns mitzuteilen und mit der Welt auseinanderzusetzen. In dem Moment, wo wir in Konzepten gefangen sind, gilt es sich zu öffnen. Wenn wir uns verschließen, leiden wir. Die große Chance dieser Phase ist es, Konzepte aller Art wie: Nur das ist es! (einzeln, ausschließlich), So ist es! (starr, verbindungslos), So bleibt es! (beständig, unveränderbar) in das nichtbedingte Gewahrsein, das Gewahrsein der So-heit zu überführen und der neuen Wirklichkeit entsprechend zu gestalten.

In der Sterbebegleitung geht es darum, Sterbenden ausreichend Raum zu geben, wo ihr Unglück einen Ort findet und geteilt, gehört und mitgetragen werden kann. Anklagen, Beschuldigen, Jammern, Einfordern ... solche Dinge werden Sie als Begleiterin sehr oft hören. Häufig versuchen wir dann, die äußeren Umstände zu verändern, über die sich der Sterbende beklagt, und erwarten dafür eine gewisse Dankbarkeit oder zumindest die Anerkennung unserer Bemühungen. Aber eine äußerliche Korrektur der Situation, selbst wenn wir sie aus unserer Sicht für hilfreich halten, wirkt sich auf die Lebensqualität des Sterbenden nur wenig, manchmal auch gar nicht aus. Der sterbende Mensch, der alles hinter sich lassen muss, ist zutiefst unglücklich und möchte uns in erster Linie sein Unglück mitteilen. Freundliche Worte, Veränderung von Umständen, Blumen oder Schokolade als vermeintlicher Trost verstärken eher Unglück, Wut oder Jammer, weil der Mensch sich zutiefst unverstanden fühlt.

Die beste Form der Begleitung ist, in innerer Offenheit einfach nur zu hören, worüber der Sterbende unglücklich ist. Sein ganzes Universum ist Klage, Schrei, Verzweiflung. In Offenheit die Klagen des sterbenden Menschen zu hören kann helfen, die Fixierung auf die Anklage zu befreien. Hört er den empathischen Wiederhall seiner Klage, kann er sich besser davon lösen. Darin sehe ich die Hauptaufgabe der Begleitung: dass wir als Begleiter immer wieder heimkehren und stellvertretend für alle Menschen, die diesen Weg nicht eingeübt haben, aus dem wahren Selbst heraus ein Sicherheitsnetz spannen, in dem auch Unglück und Klagen aufgehoben sind. Das schließt keineswegs aus, die konkreten Umstände, die möglicherweise auch zu Leid führen, tatkräftig und mit gesundem Menschenverstand zu verändern.

Begegnung mit sterbenden Menschen im Zen-Geist

Herr Meister | Befreiung der Klage

Herr Meister hat von seinem Vater das Baugeschäft übernommen. Er ist stolz darauf, dass jeder seiner beiden Söhne dank seiner Hilfe inzwischen auch eine eigene Firma besitzt. Seine ganze Sorge im Leben galt immer dem Geschäft und der Familie. Vor lauter Pflichterfüllung hat er sich selbst darüber vergessen und leidet jetzt darunter. Er wollte eigentlich die Welt kennenlernen und befürchtet, dass er jetzt dazu keine Zeit mehr hat.

Wenn Sie einen Menschen begleiten, ist es hilfreich, wenn Sie sich mit Ihrem wahren Selbst verbinden. Dann sind Sie ganz da. Nehmen Sie Herrn Meister genau wahr: Was sagt er verbal, was teilt er nonverbal mit? Beobachten und spüren Sie seine Enttäuschung. Hat Herr Meister nur aus Pflichtbewusstsein gehandelt? Worauf hat er seine Liebe gerichtet? Fehlt ihm die eigene Wertschätzung für sein Handeln? Oder sucht er nach einer anderen Art von Erfüllung?

Stellen Sie sich die Szene bildlich vor, bleiben Sie dabei aber in einer offenen, liebevollen Weite. Gehen Sie in Herrn Meisters Schmerz hinein, z. B. in sein Gefühl: „Ich habe nichts erlebt." Was zeigt sich in Ihrem inneren Spiegel? Wie fühlt sich diese Sehnsucht an, die Welt kennenzulernen? Was genau wollte er kennenlernen, was bedeutet es für ihn? Oft verbirgt sich hinter der Klage (in diesem Fall: Ich habe nichts erlebt) noch ein ganz anderer Schmerz, der dann zum Vorschein kommt. Bleiben Sie in der Offenheit und Weite, damit der Sterbende zum Kern der Klage vordringen kann. Dort liegt die ursprüngliche Kraft verborgen, die sich in Form der Klage ausdrückt. Erst wenn Sie an diesem Punkt angekommen sind, kann der Sterbende die Kraft entdecken, mit der er Leid zu seinem Wohl umgestalten kann. In der äußeren Form wenden Sie bitte die Gesprächstechniken aus Teil 1, Kap. 4 an.

16.2 Befreiung der Gefühle in alles durchdringender Liebe

In Unkenntnis unseres wahren Wesens pendeln wir im Leben zwischen Verlangen nach und Widerwillen gegen jemand oder etwas. Auf dieser Grundlage entstehen negative und positive Emotionen. Das ist menschlich und ganz normal. Und doch gibt es manchmal einen kurzen Moment, in dem eine Erkenntnis der Leerheit und des Freisein von innewohnender Existenz der Phänomene in uns aufflackert und Verblendung, Ablehnung und Verlangen abfallen. Leere drückt sich aus in alles durchdringender Liebe (Bodhicitta), die sich in Weisheit und Mitgefühl äußert. Nichts ist davon ausgeschlossen. Mitgefühl führt uns dazu, den Sterbenden zu fühlen, zu erkennen, woran er leidet, was ihm fehlt, und Weisheit hilft, das Richtige zu tun.

Koan: Meister Baso fühlt sich nicht wohl[60]

Großmeister Baso fühlte sich nicht wohl. Der Klostervorsteher fragte ihn: „Wie ist das werte Befinden des Meisters in diesen Tagen?" Der Großmeister sagte: „Sonnen-Antlitz-Buddha, Mond-Antlitz-Buddha."

Der Klostervorsteher weiß, dass es mit Baso zu Ende geht. Er besucht ihn und möchte wissen, wie es ihm geht. Auf seine Frage antwortet Baso: „Sonnen-Antlitz-Buddha, Mond-Antlitz-Buddha." Das sind die Namen Buddhas; sie bedeuten so etwas wie ein Buddha mit langem Leben, ein Buddha mit kurzem Leben oder auch mal so, mal so.

Normalerweise drücken wir unser Befinden in Form von Gefühlsäußerungen aus wie „Mir geht es gut" oder „Ich bin traurig". Zen betrachtet sowohl angenehme als auch unangenehme Gefühle als spontanes Weisheitsspiel des wahren Wesens, als Ausdrucksform einer ungehinderten Energie, die sich verwirklicht, unabhängig davon, ob wir sie als angenehm oder unangenehm empfinden. Wie geht es also dem Sonnen-Antlitz-Buddha? Wie geht es dem Mond-Antlitz-Buddha? Wie geht es Ihnen in Gesundheit, Krankheit, Leid, mit allem, was im Leben auf Sie zukommt?

Wir Menschen neigen oft dazu, nur nach sogenannten positiven Gefühlen zu suchen und negative zu vermeiden. Doch Gefühle sind nichts anderes als eine Form von Lebensenergie. Ein Gefühl ist nicht an sich gut oder schlecht, sondern erst unsere Urteile machen sie dazu. Schlechte Gefühle können äußerst hilfreich sein, um uns vor Gefahren zu warnen, und gute Gefühle können zu einem höchst negativen Resultat führen. Deshalb sollten wir nicht zwanghaft nach etwas suchen, das wir als positiv oder negativ interpretieren, sondern uns – in Anerkennung unserer Gefühle – öffnen für diese gestalterische Energie, die das Leben bewegt.

Trauen Sie sich, die Qualität und Stärke der Energie wirklich zu fühlen: im Zorn, in der Liebe, im Geiz, in der Eifersucht, im verletzten Stolz, im Hass. Wenn Sie Ihren Zorn allerdings aktiv nach außen oder gegen sich selbst richten, werden Sie leicht zu seinem Opfer. Gelingt es Ihnen dagegen, den Zorn aus seiner Zielgerichtetheit gegen jemand zu lösen, dann erfahren Sie das Gefühl Zorn im Herzensgrund in seiner Urqualität. Es ist dann einfach nur eine klare, kraftvolle, für alles offene Energie. Die Frage nach positiv oder negativ wird unbedeutend. Da ist nur noch die lebendige Kraft des Lebens in seiner Vielfalt. Gefühle im Herzensgrund sind wie ein strahlendes Riesenfeuerwerk am nachtblauen Himmel, das die Welt belebt.

Erst wenn wir eine gewisse Flexibilität, Offenheit und Freiheit im Umgang mit Gefühlen erwerben, sind wir nicht mehr Sklaven der Gefühle und mehr mit uns selbst im Einklang. Das braucht seine Zeit und auch die Bereitschaft, Fehler zu machen und sich selbst zu vergeben. Mal werden wir zum Opfer unserer Gefühle und machen uns und Anderen damit das Leben schwer. Ein anderes Mal bleiben wir auch unter schwierigen Umständen gelassen und im Frieden. Erst wenn wir die gesamte

---

[60] Aus: *Hekigan-Roku*, Fall 3, Übersetzung von Koun-An Doru Chiko Roshi (Brigitte D'Ortschy), Hg. Monica Maurer, Wolkenverlag, München 2001.

Bandbreite des menschlichen Daseins spüren, können wir in Freiheit, Mitgefühl und Weisheit handeln und nicht nur uns, sondern auch anderen Menschen genug Raum lassen und sie so annehmen, wie sie sind.

Praktische Impulse für die Begleitung

SterbebegleiterInnen müssen lernen, die Vielfalt der Energien, die sich in den Gefühlen sterbender Menschen ausdrücken, angstfrei aufzunehmen und in ihrer Qualität zu spüren. Dann stoßen wir auf eine ursprüngliche und durch Interpretationen ungetrübte Kraft, die wir zum Wohl unserer Mitmenschen und auch zu unserem eigenen Wohl nutzen können. Jede Emotion, jede Energie ist ständig im Fluss, sie verändert sich, steigt an oder fällt ab.

Lassen Sie sich von der Energie tragen, aber nicht überwältigen. Re-agieren Sie nicht auf zornige oder ängstliche Gefühle der Sterbenden, sondern schwingen Sie im Gleichklang mit. Im Gleichklang kann sich die zielgerichtete Emotion des Sterbenden befreien, wenn Sie ihr in der offenen Weite Raum geben. Unsere Interpretationen verleiten häufig zum (vor)schnellen Re-agieren („Dieser Angriff war wirklich ungerecht, da muss ich mich jetzt wehren."). Wenn Sie nur reagieren, begrenzen Sie sich, stecken im (angenehmen oder unangenehmen) Gefühl fest und sind nicht mehr in der Präsenz. Bleiben Sie dagegen in Ruhe und Gleichmut, können Sie besser entscheiden, wie Sie handeln wollen: ob Sie im Re-agieren steckenbleiben oder im Spüren mitschwingen, die Kraft weitergeben und zum Wohl aller anwenden.

Begegnung mit sterbenden Menschen im Zen-Geist

Frau Koch | Befreiung des Zorns

Frau Koch weiß um ihren nahenden Tod. Angstvoll klammert sie sich an das Bettgitter, sitzt im Bett und beobachtet scharf und mit angespanntem Gesichtsausdruck alle und alles im Zimmer. Da klopft es. Eine junge, freundliche Assistentin der Klinikseelsorge kommt herein und bietet ein Gespräch an. „Mit solchen Leuten wie Ihnen will ich nichts zu tun haben!" schreit Frau Koch aufgebracht. „Verschwinden Sie sofort, Sie sind ja nur auf mein Geld aus. Sie können nicht mal abwarten, bis ich tot bin. Da haben Sie sich aber getäuscht. Mein Geld habe ich schon dem Tierschutzverein vermacht, keinen Pfennig werden Sie bekommen!" Die junge Assistentin ist sehr betroffen und will die Situation im Gespräch klären. Doch auf jeden ihrer Versuche folgt eine heftigere Anklagewelle, bis die Assistentin verstört den Raum verlässt.

Stellen Sie sich vor, Sie sind in der Situation der Assistentin. Nehmen Sie nach dem ersten Erstaunen oder Schreck Ihren Atem wahr, besonders die Ausatmung. Zentrieren Sie sich im wahren Selbst. Damit erhält das Gefühl, zu Unrecht angegriffen zu werden und sich verteidigen zu müssen, einen Ort der Sicherheit und Geborgenheit. Erst dann können Sie Frau Koch in ihrer Not spüren und fühlen. Was fühlen Sie? Frau Kochs Zustand ist Ihr Zustand. Da ist nur noch Frau Koch und nichts mehr von Ihnen. Sie fühlen ihren Schmerz. Zeigen Sie Frau Koch dieses

Spiegelbild im Nachklang, wie ein Echo, damit sie weiß, dass Sie sie verstehen. Im weiteren Gespräch können Sie all die Gesprächstechniken anwenden, die ich in Teil 1, Kap. 4.2 beschrieben habe.

16.3 Befreiung festgefahrener Ausdrucksformen

Fuketsu's geistiges Wesen ist wie der Blitz. Sobald er den Weg gefunden hat, geht er ihn auch. Wie kommt es aber, dass er sich auf die Zungenspitze eines Früheren setzt, sich nicht davon löst? Wenn du angesichts dessen unmittelbar zur Einsicht kommst, wird sich von selbst der Weg da herausfinden. Lös dich einmal von allen Reden und komm mit einem Wort daher.[61]

Die unbeschränkte Realität lässt sich nur sehr bedingt durch Sprache ausdrücken. Sie muss direkt und persönlich in ihrem spontanen Ausdruck, in der Soheit, erfahren werden. Es ist ein Unterschied, ob man sagt: Ich bin traurig, oder ob man wirklich weint. Zen hat in Form von Koans eine Methode entwickelt, in der oft auf Worte verzichtet werden kann. Die Antwort wird durch eine Handlung innerhalb des Koans oder der Zen-Geschichte manifestiert.

Auch im Sterben schrumpft die Ausdrucksvielfalt durch Sprache. Der sterbende Mensch wird auf das Wesentliche zurückgeworfen. Wenn er sich nur noch in wiederholten Bewegungen, Wortfragmenten oder Lauten ausdrückt, ist sein Leben extrem verdichtet. Es besteht nun die Gefahr, dass er festgefahren ist, weil der Ausdruck nicht mehr gelingt. Noch stärker als zuvor müssen Sie sich als Begleiter/in jetzt sammeln und ins offene Gewahrsein gehen. Wenn Sie nur aus der Dualität heraus wahrnehmen, bleibt das Wesentliche des Sterbenden unerkannt. Seine wiederholten Handlungen werden als sinnlos oder zufällig missdeutet und bleiben unverstanden.

Praktische Impulse für die Begleitung

Als Begleiterin habe ich oft erlebt, dass Sterbende am Nachthemd reißen und versuchen, es von ihrem Körper zu zerren. Die innere Barriere drückt sich durch das Zerren am Kleidungstück aus, dieses Hindernis muss weg. Bleibt man als BegleiterIn in wohlmeinenden Äußerlichkeiten stecken ("Sie müssen sich etwas anziehen, sonst verkühlen Sie sich"), wird man dem Menschen nicht gerecht. Der Ausdruck des „sich-befreien-Wollens" ist ein Versuch, sich von Beengung zu befreien. Dieser Impuls muss verstanden und liebevoll aufgenommen werden.

Richten Sie bitte jetzt Ihre gesamte Achtsamkeit auf den Sterbenden und darauf, wie er sich ausdrückt. Gehen Sie dabei mit der Ausatmung tief hinein in die Selbstvergessenheit. Ist es ein Wort? Ist es eine Bewegung? Was spüren *Sie* dabei? Welches Gefühl schwingt in *Ihnen* mit? Falls es schwierig wird, das Gefühl zu erfassen, können sie ihm mit einer nachahmenden Bewegung oder mit der Wiederholung des Wortes

---

[61] *Mumonkan: Fuketsu*, Fall 24, Übersetzung von Brigitte D'Ortschy, Hg. Monica Maurer, Wolkenverlag, Grünwald 2001.

oder des Lautes einfühlsam nachspüren. In der Nachahmung finden Sie den Zugang zum Ganzen, können den fixierten Ausdruck lösen und in einen spontanen Ausdruck bringen. Letztendlich ist da immer eine alles durchdringende, bedingungslose Liebe in einer ganz bestimmten Form. Zwar wird der Sterbende immer wieder in die alte Fixation, in sein Gewohnheitsmuster zurückfallen, aber dieses Zwangsmuster kann immer wieder befreit werden. Als Zeichen, dass Sie auf dem richtigen Weg sind, kann eine kurze, manchmal nur wenige Sekunden dauernde tiefe Begegnung stattfinden und beim Sterbenden und Begleiter das Glück der Liebe aufleuchten lassen. Wenn Sie damit erfolgreich sind, wiederholen Sie diese Aktion, solange es dem Sterbenden gut tut. Falls es spontan keine nahtlose Verbindung zwischen Sterbenden und Begleiter gibt, richten Sie sich bitte nach der Vorgehensweise, die ich in Kapitel 3 (Teil 1) beschrieben habe.

Begegnung mit sterbenden Menschen im Zen-Geist

Frau Knoll | Befreiung der Liebe

> Frau Knoll, die ich begleite, umfasst mit ihrer linken Hand ihr rechtes Schultergelenk. Mit der rechten Hand streichelt sie zärtlich den linken Unterarm. Dabei verändert sich ihr Gesicht bezaubernd liebevoll. All ihre verfügbare Zärtlichkeit und Liebe zu ihrer kleinen Tochter (jetzt eine erwachsene Frau) ist in diesem Moment in ihr lebendig.
>
> Gehen Sie hinein in diese zärtliche Bewegung, und spüren Sie die Liebe dieser Geste. Die auf die kleine Tochter fixierte Liebe teilt sich Ihnen mit und ist zugleich befreit in allumfassender Liebe. Das ist für Sie beide von einem tiefen Glücksgefühl begleitet.

16.4 Befreiung der Ausdruckslosigkeit im Raum des Schweigens

Ein Gelehrter kam zu Tao-hsin und fragte: „Was ist deine Lehre?".
Tao-hsin sagte: „Nicht sprechen."[62]

Schweigen ist der innigste Ausdruck eines Menschen, der im Herzengrund verweilt. Die Stille ist ein Raum, in dem alles sein kann, wie es ist, in dem es keiner Mitteilung bedarf. Peter Fenner unterscheidet drei Arten des Schweigens. Wenn wir nur nicht wissen, was wir sagen sollen, handelt es sich um ein verwirrtes Schweigen. Beim zurückhaltenden Schweigen fürchten wir uns eher vor den Folgen der Kommunikation oder sind verlegen. Fenner sagt:

---

[62] Internetquelle, Stand: 08.11.2014, Christian Rusche *Die verschollenen Schriften von Tao-hsin*, Stein 7, www.rusche.ch/texte/raizen.

Die schönste Art des Schweigens entspringt aus dem Nichtdualen Gewahrsein –
und wenn es nichts zu tun und zu sagen gibt und wir in dem ruhen, ‚was ist‘, weil es
kein Bedürfnis gibt, irgendetwas zu kommunizieren.[63]

Ich erinnere mich noch gut an die Bauern aus unserem Dorf. Abends setzten sie sich auf die Bank vor dem Haus und genossen zusammen den Abend. Selten fiel ein Wort. Für moderne, von Hektik getriebene Menschen ist das kaum noch denkbar. Aber vielleicht ergeben sich ja manchmal spontan Situationen, in denen Sie ruhig mit Anderen zusammen sitzen, um gemeinsam eine Aussicht zu genießen oder in einem Straßencafé das Getümmel der Leute zu beobachten? Können Sie sich das vorstellen? Wie fühlen Sie sich dabei? Versuchen Sie, öfter solche Situationen herbeizuführen, um sich allmählich an den inneren Frieden mitten im hektischen Leben zu gewöhnen. Die Begleitung von Sterbenden in der Stille wird Ihnen vertrauter und verliert an Angespanntheit.

Sprechen kann es nicht klären. Impulse für die Begleitung

Der Mond scheint auf den Fluss,
Der Wind weht durch die Föhren,
Das reine Schweigen dieser langen Nacht –
Wozu? [64]

Wenn Sie sich auf dieses Bild einlassen, bis wirklich der Mond, der Fluss, der Wind, die Föhren gegenwärtig sind, erhalten Sie einen Geschmack vom Schweigen im Herzensgrund. Alles wirkt durch sich selbst und ist im Augenblick vollendet. Im Grund des Herzens braucht es kein Wozu? Die Gegenwart, die wir erfahren, ist banale Realität – und ein heiliger Raum, in dem wir ehrfürchtig verweilen dürfen.

Wenn Sie das schweigende Sitzen am Sterbebett als belastend erleben, entspannen Sie sich zunächst. Verändern Sie Ihre Sitzhaltung. Spüren Sie nach, was Sie beunruhigt. Mit der Atmung können Sie das Schmerzvolle mit der Ausatmung durchkämmen: Immer wieder entspannen, in die Unruhe oder Angst hineinspüren und mit der Ausatmung durchkämmen, bis alles wieder im Fluss ist. Nach einer Weile öffnet sich ein Raum, in dem Sie sich wohlfühlen.

Schweigen ist der tiefste Ausdruck des Verstehens. Ohne Struktur können Sie ganz offen sein. Sie werden beglückt und ganz im Anderen gegenwärtig in diesem Schweigen bleiben, aber auch wieder heraustreten können.

Entspannung können Sie auch durch gezielte innere Vorstellungen und Imaginationen herbeiführen. Wenn Sie sich ganz auf ein inneres Bild einlassen, wenn der Mond, der Fluss, der Wind, die Föhren gegenwärtig sind, bekommen Sie einen Geschmack vom Schweigen im Herzensgrund. Das Wozu? weist auf das unbeschreibliche Geheimnis, wo kein Wozu mehr nötig ist. In diesem Bewusstsein, wo

---

[63] Fenner Peter: *Reines Gewahrsein. Ein praktischer Weg zum Erwachen*, Aurum-Kamphausen Verlag, Bielefeld 2008, S. 248.
[64] Shodokas *„Gesang vom Erkennen des Tao"*, Vers 26.

alles entsteht und vergeht, ist alles befreit und darf sein, so wie es ist. In diesem Raum können Sie in sich selbst spüren, wo der Sterbende sich befindet. Befindet er sich in verwirrtem Schweigen, weil er nicht weiß, wie er sich ausdrücken kann? Ist es ein Schweigen durch inneren Rückzug? Fühlt sich der Sterbende als Person in seiner gegenwärtigen Situation nicht mehr angesprochen, nicht erkannt, vielleicht sogar verkannt? Die Antwort auf diese Fragen hilft Ihnen zu merken, ob der Sterbende sich frustriert zurückgezogen hat oder ob Sie selbst im Augenblick keinen Kontakt aufbauen können. Falls dem so ist, finden Sie eine Möglichkeit, Ihre eigene innere Welt wieder zu beleben. Das können ganz einfache Mittel sein: vielleicht eine Tasse Kaffee trinken, sich ein bisschen bewegen oder Musik hören kann schon helfen.

Begegnung mit sterbenden Menschen im Zen-Geist

Herr Sato | Befreiung im Schweigen

> Herr Sato liegt ganz ruhig und friedlich da. In seinem Zimmer herrscht eine so erfüllte Stille, dass alle Menschen, die gekommen sind, um ihn noch einmal zu sehen, erstaunt sind, wie wohl sie sich im Sterbezimmer fühlen. Keiner will gehen, und so bleiben wir schweigend zusammen, bis Herr Sato nach vier Stunden stirbt. Auch danach bleiben viele noch sitzen, sie wollen einfach nur **da-sein**. Beim Abschied sagt ein Freund des Hauses zu mir: „Ich habe Leben und Tod erkannt. Es ist wie mit einem Schwert die Luft durchstoßen."

17 Sterben und Tod befreien

Stirb, während du lebst,
und sei vollkommen tot.
Dann tu, was du willst – alles ist gut.[65]

Es klingt paradox und ist tatsächlich ein Mysterium: Wir müssen uns mit Leib und Seele auf Sterben und Tod einlassen, um uns von Sterben und Tod zu befreien. Dabei sind selbst spirituelle Vorstellungen von einem Leben danach oder von der Leerheit aller Dinge Hindernisse, die es aufzugeben gilt. Es gilt, sich mutig dem Geschehen auszusetzen, ohne Hoffnung auf etwas, da auch dieses Etwas ein Hindernis ist, wirklich loszulassen und zu sterben. Was uns dabei tragen kann, ist Hingabe und Vertrauen.

Früher litt ich an schweren Asthmaanfällen, lebte aber oft an Orten, wo ein Arzt nicht immer erreichbar war. Notgedrungen war ich bei Anfällen auf mich gestellt. Dabei stellte ich fest, dass ich, wenn ich ganz tief in die Atemnot hineinging, zwar immer noch Atemnot hatte, doch die schreckliche Todesangst ließ nach. Diese Verbesserung war das Ergebnis meiner totalen Hingabe an die Situation. Da ich ja nun wusste, was mir Erleichterung verschaffen kann, könnte man annehmen, dass ich ab sofort immer in diese Haltung hineinginge. Leider war dem nicht so. Oft gelang es mir einfach nicht. Die Angst zu ersticken überwältigte mich trotzdem. Erst ganz allmählich und nach vielen Versuchen gelang es mir, die erlösende Hingabe zu entwickeln. Manchmal wundere ich mich, dass ich immer noch Panik und Angst verspüre, obwohl ich so viel Erfahrung damit habe. Diese Gefühle lassen sich einfach nicht beseitigen. Ich muss sie immer wieder leben und durchleben, sobald sie auftauchen. Doch inzwischen habe ich Vertrauen entwickelt, mich dem einfach hinzugeben.

Große Hingabe und Großes Vertrauen erlösen uns. Zen spricht vom Großen Tod, wenn wir erwachen. Die Aussage des Herz-Sutra: „Form ist Leere, Leere ist Form" muss zur konkreten eigenen Erfahrung werden und sich im Leben durch Liebe,

---

[65] Gedicht von Zen-Meister Shido Bunan, zit. in Zenkei Shibayama: *Zen. Eine Blume spricht ohne Worte.* Suhrkamp Verlag 1995, S. 42.

Weisheit und Mitgefühl verwirklichen. Das verändert unsere Ich-Zentriertheit und alle daraus hervorgehenden begrenzten Wahrnehmungen. Sterben und Tod sind nicht nur das Ende eines Ich-bezogenen Bewusstseinszustands, der sich auch schon zu Lebzeiten ereignen kann und in der Zen-Übung immer wieder ereignet. Das wahre Sein ist unveränderbar, ungeboren, unbegrenzt und allgegenwärtig. Zwar ist der körperliche Tod der Endpunkt der physischen Existenz des Individuums. Das wahre Selbst aber ist – auch im Sterben und im Tod.

Koan: Erzähl mir vom Tod

Ein alter Mann bat Tao-hsin: „Erzähl mir bitte vom Tod."
Tao-hsin erwiderte: „Es geht sehr lange, fast ewig und ist das schönste am Leben.
Man ist dabei sehr glücklich." Der Mann gab ungläubig zurück: „Das freut mich
sehr, aber warum weißt du das?" Tao-hsin antwortete: „Ich sterbe."[66]

17.1 Im Angesicht des Todes

Für Menschen, die den Tod in seiner konkreten Erscheinungsform und die Veränderungen der letzten Lebenstage niemals gesehen haben, ist es schwer, Sterben und Tod zu begreifen. Letztlich wissen auch wir erst, was es wirklich ist, wenn wir selbst sterben und den Tod in seiner Essenz erleben und erkennen.

Vom Zeitpunkt des Todeseintritts bis zum dritten Tag – dem Tag, an dem meistens die Beerdigung stattfindet – ist eine deutliche Veränderung bei dem Toten zu beobachten. Das Leben schwindet langsam aus dem Körper, und der Gesichtsausdruck verändert sich. Der Körper wird starr, und Kälte breitet sich aus. Der tote Mensch wird uns zunehmend fremd, den kalten Leichnam zu berühren wird etwas unangenehm. Bei der Aufbahrung des Toten kommt irgendwann der Augenblick, in dem wir erkennen: Dieser Körper ist eine bloße Hülle und hat nur noch sehr bedingt etwas zu tun mit dem Menschen, den wir geliebt haben. Dieser Entfremdungsprozess hilft uns, uns von der Fixierung auf die Erscheinungsform zu lösen und zum Wesen des Menschen vorzustoßen. Wenn wir den geliebten Menschen in uns fühlen, können wir auch den Leichnam leichter loslassen, wenn er hinausgetragen wird.

17.2 Nirgendwo stehend tritt der Geist hervor

Dabei zu sein, wenn ein Mensch stirbt, ist einer der berührendsten Momente im Leben. Das trifft in erster Linie für die Situation zu, in der ein Mensch tatsächlich physisch stirbt, aber auch für den Fall, dass die Barriere des begrenzten Ego-Selbst fällt, obwohl der Mensch physisch weiterlebt. Manchmal wird davon gesprochen,

---

[66] Tao-hsin (Dao-xin, jap. Da'i Doshin, 580–651): *Die verschollenen Schriften von Tao-hsin.* Internetquelle https://www.raizen.org, Stand: 6.11.2014.

dass der Mensch im Tod ins wahre Sein erwacht. Sein Ego-Selbst ist im wahren Selbst befreit – und damit alle Daseinsformen. Befreiung von Leben und Tod: das bedeutet, ein Mysterium zu berühren, ohne es jemals erfassen zu können. Dieses Mysterium kann im Leben, im Sterben und im physischen Tod wahrgenommen werden.

Zen-Meister Chosa Shoken aus der Zeit der Sung-Dynastie (960–1279) schreibt:

> *Die ganze Welt spiegelt sich im Auge eines Mönches wieder,*
> *die ganze Welt ist in einem Alltagsgespräch enthalten,*
> *die ganze Welt ist überall in deinem Körper,*
> *die ganze Welt ist dein eigenes Wahres Licht,*
> *die ganze Welt ist in deinem Wahren Licht,*
> *die ganze Welt kann nicht von dir getrennt werden.*
> *Nur durch das Wahre Licht (die Leere) ist die Welt erkennbar*
> *und nur durch die Welt ist das Wahre Licht erkennbar.*[67]

Alle Erscheinungsformen des Lebens und Sterbens sind nichts anderes als eine Form des Mysteriums oder, wie im Zitat ausgedrückt, des Wahren Lichts. Das hat weder mit einem physisch erkennbaren Licht noch mit Lichtvisionen zu tun. Das wahre Licht zu erkennen und daraus zu leben bedeutet, dass wir, der Sterbende und der Begleiter, mit allen und mit allem sterben, den Tod erleiden – und dass das wahre Sein davon unberührt ist.

Koan: Dôgo beim Beileidsbesuch

Dôgo und Zengen gingen zu einem Haus, um zu kondolieren.
Zengen klopfte an den Sarg und sagte: „Leben oder Tod."
Dôgo sagte: „Ich sage nicht Leben, ich sage nicht Tod."
Zengen sagte: „Warum sagt Ihr es nicht?"
Dôgo sagte: „Ich sag's nicht, ich sag's nicht!"
Sie kehrten um, und als sie unterwegs waren, sagte Zengen: „Meister, sagt es doch schnell um meinetwillen. Wenn Ihr es nicht sagt, so werde ich den Meister schlagen und weggehen."
Dôgo sagte: „Wenn du mich schlägst, so lasse ich mich schlagen; sagen werde ich nichts."
Daraufhin schlug ihn Zengen.
Später ging Dôgo in die große Verwandlung ein.
Zengen ging zu Sekiso und berichtete ihm über das frühere Gespräch.
Sekiso sagte: „Ich sage nicht Leben, nicht Tod."
Zengen sagte: „Warum sagt Ihr es nicht?"
Sekiso sagte: „Ich sag's nicht, ich sag's nicht!"
Bei diesen Worten kam Zengen zu einer Einsicht.[68]

---

[67] Internetquelle, Stand: 13.11.20014, Zen-Site http://www.zensite.de/Zensite/te1/wisdom_2007.htm.
[68] *Hekigan Roku*, Fall 55, Übersetzung Koun-An Doru Chiko Roshi (Brigitte D`Ortschy), Hg. Monica Maurer, Wolkenverlag Gründwald 2001.

Zen-Meister versuchen immer, ihre Schüler durch Fragen herauszufordern, um sie in ihrer spirituellen Entwicklung voranzubringen. So auch Meister Dôgo. Sein Schüler Zengen ist bei der Frage nach Leben und Tod in die Klemme geraten. Also bittet er Meister Dôgo, ihm doch weiterzuhelfen. Dieser tut es nicht. Doch etwas hat der Meister erreicht: er hat einen großen Zweifel in ihm entfacht. Selbst als sein Schüler Zengen ihn schlägt, hilft er ihm nicht weiter. Zengen muss völlig außer sich sein, dass er seinen Meister schlägt. Das ist etwas absolut Ungehöriges. Es sieht so aus, als hätte Zengen diese Frage schon lange Zeit mit sich herumgetragen und keine Antwort gefunden. Als Dôgo gestorben ist, geht Zengen zu Meister Sekiso und fragt auch ihn in der Hoffnung, wenigstens einen kleinen Tipp zu bekommen. Doch Sekiso sagt wie Dôgo: „Ich sage nicht Leben, ich sage nicht Tod." – Und dann versteht Zengen plötzlich.

Was würden Sie auf die Frage Leben oder Tod antworten?

17.3 Im Tod den Tod befreien

Im Zen gilt das Sterben des Egos als Tod. Das wahre Sein ist jenseits von Leben und Tod, doch ist es sichtbar im Leben und im Tod. Jeder einzelne Augenblick ist eine neue Begegnung, jeder einzelne Moment beinhaltet Geburt, Leben, Sterben und Tod. Haben wir diese Erkenntnis gewonnen, können wir uns rückhaltlos auf Sterben und Tod einlassen und diese Veränderungen mutig in all ihrer Tragweite durchschreiten. Das bedeutet keineswegs, dass wir uns dem Schmerz und dem Tod entziehen können. Das wäre eine missverstandene Interpretation von Leerheit.

Das Gegenteil ist der Fall: Weisheit ist immer mit absolutem Mitgefühl verbunden, und Mitgefühl bedeutet bedingungslose Hingabe in der Begleitung. Selbst nach vielen Begleitungen stehen wir immer wieder vor der Herausforderung, unsere Angst und Zögerlichkeit loszulassen und in absoluter Hingabe aufzulösen. Immer wieder gilt es, den Schmerzpunkt zu spüren und ihn weder zu interpretieren noch festzuhalten.

Selbstverständlich gibt es auch äußere Mittel zur Erleichterung von Schmerz und Leid, die Sie unbedingt einsetzen sollten (einige habe ich in Teil 1, Kapitel 1 und 2 beschrieben). Letztendlich gilt es aber, das Leid im Urgrund zu befreien. Gehen Sie in die Stille, spüren Sie den Schmerz, verzichten Sie auf Gedanken und Bewertungen. Mit Hilfe des Atems dringen Sie zum Knotenpunkt vor, wo sich Erlösung ereignet und Frieden herrscht.

Häufig interpretieren wir die christliche Formulierung vom Leben nach dem Tod als ewiges Leben und denken dabei an ein Leben ohne Anfang und Ende. Damit halten wir an unserem begrenzten weltlichen Verständnis von Leben fest. Jesus spricht indessen von dem Leben, das unberührt von Leben und Tod ist. Diese Aussage Jesu kann nur verstanden werden, wenn wir die begriffliche Ebene hinter uns lassen und in das unergründliche Geheimnis des Lebens eintauchen. An jedem Ort, zu jeder

Zeit lädt das Mysterium zum Verweilen ein. Viele Menschen vor Ihnen haben das erfahren, erkannt und beschrieben. Irgendwann wird sich, wenn Sie danach suchen, auch in Ihnen das öffnen, das erfährt und erkennt.

17.4 Verweile, wo es kein Verweilen gibt – Den Leichnam zu Grabe tragen

Das Haus ist zusammengebrochen,
der Mensch ist erloschen,
es gibt weder Innen noch Außen.
Leib und Seele – wo sind sie in ihren verborgenen Formen erschienen?[69]

Auf der Welt gibt es die unterschiedlichsten Formen und Rituale, wie Menschen ihre Toten bestatten. Als mein japanischer Zen-Meister Yamada Koun Roshi starb, war er drei Tage in der Zen-Halle aufgebahrt. In der Zen-Halle wurden die Zeilenfahnen des Herz-Sutras aufgehängt, und buddhistische Mönche achteten darauf, dass die ganze Zeit Räucherstäbchen brannten. Sie selbst zitierten laut das Herz-Sutra, sich gegenseitig ablösend, denn die Rezitation sollte nicht unterbrochen werden. Die Trauergäste entzündeten Räucherstäbchen und verbeugten sich vor dem Sarg. Dabei wurde das Kanzeon-Sutra (*Enmei Jikku Kannon Gyo*) rezitiert, das sich an den Kannon-Buddha, die (oft als weiblich abgebildete) Gestalt des Großen Mitgefühls wendet:

Kanzeon!
Verehrung dem Erwachten!
Mit dem Erwachten bin ich eins im Ursprung.
Im Erwachten eins mit allem.
Verbunden mit dem Erwachten, mit Dharma[70] *und Sangha,*
ewig, freudig, rein.
Am Morgen-mein Gedanke ist Kanzeon.
Am Abend-mein Gedanke ist Kanzeon.
Gedanke um Gedanke entsteht aus dem Herz-Geist.
Gedanke um Gedanke ist nicht getrennt vom Herz-Geist.[71]

Anschließend trugen die Söhne und Schüler den Sarg aus der Zen-Halle. Im Konvoi fuhren wir alle zum Krematorium. Während der Verbrennungszeit rezitierten die Mönche fortwährend das Herz-Sutra. Die Trauergäste warteten in einem anderen Raum, bis der Körper ganz zu Asche verbrannt war. Dann wurden wir gerufen. Wir füllten die verbliebene Asche mit Stäbchen in die bereitgestellten Urnen, sprachen miteinander und waren sehr erstaunt, was von einem Menschen letztendlich übrig

---

[69] *Denkoroku*, Vers zum Kapitel 4: *Der vierte Patriarch, der ehrwürdige Ubakikuta.*
[70] *Dharma* (Gesetz, Ordnung) bezeichnet die kosmische Ordnung des gesamten Universums.
[71] Bodhi-Sangha: *Sutrenheft. Texte zur Rezitation.* Juni 2007, S. 4.

bleibt. Es tat gut, es so deutlich zu sehen und darüber zu sprechen. Anschließend trugen wir die Urnen in das Zendo, aßen miteinander und erzählten uns Geschichten über Yamada Roshi.

Koan: Das Grabmal des Nationallehrers

Kaiser Shukuso fragte Echu, den Nationallehrer: „Was würdet Ihr euch wünschen, dass ich in hundert Jahren tun soll?" Der Nationallehrer antwortete: „Errichtet für diesen alten Mönch ein fugenloses Denkmal!" Der Kaiser sagte: „Dafür erbitte ich von Euch, Meister, einen Entwurf." Der Meister verweilte längere Zeit im Schweigen. Dann fragte er: „Habt Ihr verstanden?" Der Kaiser antwortete: „Nein, ich habe es nicht verstanden." Der Nationallehrer sagte: „Ich habe einen Dharma-Nachfolger, meinen Schüler Tangen. Der weiß in dieser Sache gut Bescheid. Lasst ihn zu euch kommen und fragt ihn danach!" [72]

Kaiser Shukuso versucht herauszufinden, welchen Grabstein Echu sich für sein Grab wünscht. Sein Lehrer Echu verlangt ein fugenloses Denkmal. Welche Form hat dieses fugenlose Denkmal? Welches Denkmal errichten wir für unsere Verstorbenen? Wo sind wir alle im Letzten geborgen? Wie ist diese unendliche Geborgenheit für uns erfahrbar?

Gehen Sie in die Tiefe und verweilen darin. Dann können Sie die Geborgenheit des fugenlosen Denkmals spüren. Treten Sie aus dieser fugenlosen, umfassenden Geborgenheit heraus, und erkennen und verwirklichen Sie diese Erfahrung im Alltag.

17.5 Unendliche Gegenwart und Geborgenheit

Wenn ein Mensch nicht mehr unter uns weilt, erinnern wir uns an ihn und wahren sein Andenken. Der springende Punkt ist, wie wir sein Andenken wahren? Denken wir an eine Situation oder an einen Menschen, so ist die Erinnerung meist ein Fixpunkt: So war diese Situation, so war dieser Mensch. Das begründen wir mit bestimmten Wahrnehmungen, die wir uns gemerkt haben, erfreuliche und unerfreuliche. Es sind besondere Erinnerungen, die wir von anderen, unwichtigeren Begebenheiten trennen. Sie stehen für sich, werden immer genau so erinnert und sind typisch für eine ganze Erinnerungsreihe.

Wir möchten den Verstorbenen gern so in Erinnerung behalten, wie er war, aber damit machen wir ihn leicht auch zu einem unveränderbaren Erinnerungsstück. Unser Herz wird dann zum Grab, in dem wir die toten Überreste verwahren. Doch es gilt, den Toten ins Sein zu entlassen. Dort ist er geborgen und im Leben. Wann immer Sie Sehnsucht nach dem Verstorbenen haben, finden Sie ihn im Herzgeist. Das heißt keineswegs, dass Sie sich nun nicht mehr an den Verstorbenen im üblichen

---

[72] *Hekigan Roku* Fall 18, in: Yamada Koun Roshi: *Hekiganroku. Die Niederschrift vom blauen Fels.* übersetzt und herausgegeben von Peter Lengsfeld Band 1, Kösel-Verlag, München 2002.

Verständnis erinnern sollen, sondern nur, dass Sie ihn aus der Fixierung an seine alte Erscheinungsform und vergangene Verbindung mit Ihrem Leben entlassen. Dann ist er für immer in Ihrem Herzen geborgen, nicht gefangen und begraben.

Ein Mittel dazu ist, mit dem Atem tief in die Erinnerung zu gehen. Visualisieren Sie den Verstorbenen wie in einem Koan. Spüren Sie den Verstorbenen. Zunächst werden Sie mit dem Namen, seiner äußeren Erscheinungsform und seinen persönlichen Eigenschaften verbunden sein. Gehen Sie immer tiefer mit der Atmung in diese Vorstellung hinein. Sie werden ganz der Verstorbene und spüren, wie er spürt. Halten Sie nicht ein. Gehen Sie mit ihrem Atem tiefer in das Spüren hinein. Dann passiert es: Die Trennwand der Erinnerung fällt, und alles, was da und was geschehen ist, lebt. Dieses Grab ist die lebenspendende Quelle des neuen Lebens. Die Trennwand zwischen dem Verstorbenen und Ihnen ist gefallen. Das Grab in Ihrem Herzen ist leer, und der Ursprung allen Lebens ergreift uns.

Das Johannes-Evangelium sagt es ganz genauso:

An jenem Tag werdet ihr erkennen, dass ich in meinem Vater (bin) und ihr in mir (seid) und ich in euch (bin). Wer meine Weisungen (in sich) hat und sie beachtet, jener ist es, der in Sehnsucht nach mir atmet. Wer aber in Sehnsucht nach mir atmet, nach dem wird auch mein Vater in Sehnsucht atmen, und auch ich werde in Sehnsucht nach ihm atmen und ich werde mich ihm in seinem Inneren aufscheinen lassen (Joh. 14.20) (...).

Wenn einer in Sehnsucht nach mir atmet, wird er mein Wort beachten, und dann wird mein Vater in Sehnsucht nach ihm atmen, und deshalb werden wir zu ihm kommen und unsere Bleibe bei ihm einrichten (Joh. 23).[73]

17.6 Das Leben weitertragen

Als ich mich am Ende meines Japanaufenthalts von meinem Zen-Meister Yamada Koun Roshi verabschiedete, war ich sehr traurig, weil ich befürchtete, dass es ein Abschied für immer ist. Er tröstete mich: „Ich bin immer bei Dir." Viele Jahre später begriff ich erst, was er meinte: Er ist wirklich immer bei mir, in allen, denen ich begegne. Dieses Wissen ist Gnade und Nährboden für mein weiteres Leben. Meine Dankbarkeit und Aufmerksamkeit dem Leben gegenüber wächst immer mehr. Immer wieder ist er in allem präsent, und zugleich ist er nur der Zeigefinger, der auf das Wesentliche deutet und mich erinnert: „Das ist ES – schau hin – erkenne ES – lebe daraus."

---

[73] Aus: *Evangelium nach Johannes.* Unter Berücksichtigung seiner hebräischen Denkstrukturen und Begriffsvorgaben, auf der Basis des griechischen Urtextes und aus der Erfahrung kontemplativ-meditativen Umgehens mit dem Text neu übersetzt und kommentiert von Elmar Rettelbach. Neumühle Verlag 1993.

17.7 In alle Ewigkeit

Koan: Dôgo und Zengen kondolieren

Eines Tages ging Zengen mit einer Hacke hinauf zur Dharma Halle,
ging hindurch von Ost nach West, ging hindurch von West nach Ost.
Sekiso fragte: „Was machst Du da?"
Zengen sagte: „Ich suche die heiligen Knochen meines früheren Meisters."
Sekiso sagte: „Große Wellen, weiter, klarer Himmel!
Was suchst du da noch nach den heiligen Knochen des früheren Meisters?"
Setcho bemerkte: „Oh Himmel, oh Himmel!"
Zengen sagt: „Das ist gut, Kraft zu geben."
Fu von Taigen sagte: „Die heiligen Knochen des Meisters sind immer noch hier."[74]

Knochen sind das Baugerüst des Körpers. Wir könnten auch sagen, sie sind das Feste, das Markante im Leben. Sie haben eine ähnliche Funktion wie die Strukturen unseres Denkens und Fühlens und unserer Gewohnheitsmuster. Der Meister ist aber gestorben: Was hilft es, noch nach seinen Knochen zu suchen? Es sei denn, man entdeckt in den Knochen des Verstorbenen das Lebendige, das Heilige. Das ist es, in dem die Kraft steckt, und siehe da: der Meister ist hier!

Wenn der Verstorbene in uns lebendig ist, denken wir meist an konkrete Erfahrungen mit ihm, an bestimmte Situationen, in denen wir zusammen waren. Nehmen Sie eine solche Situation als äußeren Rahmen, sozusagen als Erinnerungsknochen. Dann gehen Sie in die Erinnerung, ins Spüren und Fühlen hinein. Geben Sie dann die Fixierung an die Person oder Situation auf, und verweilen Sie ganz in diesem Gewahrsein. Paradoxerweise ist im reinen Gewahrsein die verloren geglaubte Qualität des Verstorbenen zugleich Ihre Qualität. Wenn Sie diese Qualität nicht in Begriffe und Kategorie fassen und damit begrenzen, befinden Sie sich an einem Ort, wo es keine Trennung gibt. Aus diesem Geisteszustand heraus können Sie das lebendige Vermächtnis der Meister und aller Wesen leben.

Eine Zen-Übung schließt immer mit der Selbstverpflichtung ab, das Streben nach Erleuchtung, die Erkenntnisse und Früchte der Zen-Meditation zum Wohl aller Lebewesen zu nutzen. So schließe ich dieses Buch mit den Vier Großen Gelübden, die nur im Grund des Herzens erfüllt werden können.

> *Zahllos sind die Lebewesen, alle gelobe ich zu retten.*
> *Endlos täuschendes Denken und Fühlen, alles gelobe ich zu wandeln.*
> *Unerforschbar ist der Dharma, ihn gelobe ich ganz zu durchdringen.*
> *Unerreichbar der Weg des Buddha, ihn gelobe ich ganz zu gehen.*[75]

---

[74] *Hekigan Roku* Fall 55, übersetzt von Koun-An Doru Chiko Roshi (Brigitte D'Ortschy), Hg. Monica Maurer, Wolkenverlag Grünwald 2001.
[75] *Sutrenheft. Texte zur Rezitation*, Bodhi Sangha, Juni 2014.

Anhang: Gebete

Das Kreuzzeichen

Im Namen des Vaters und des Sohnes und des Heiligen Geistes. Amen

Der Lobpreis des Dreieinigen Gottes

Ehre sei dem Vater und dem Sohn und dem Heiligen Geist.
Wie im Anfang, so auch jetzt und allezeit in Ewigkeit. Amen

Vater Unser

Vater Unser, der Du bist im Himmel!
Geheiligt werde Dein Name, Dein Reich komme,
Dein Wille geschehe wie im Himmel, so auf Erden.
Unser tägliches Brot gib uns heute;
und vergib uns unsere Schuld, wie auch wir vergeben unsern Schuldigern.
Und führe uns nicht in Versuchung,
sondern erlöse uns von dem Bösen.

Es kann hinzugefügt werden:

Denn Dein ist das Reich
Und die Kraft
Und die Herrlichkeit
In Ewigkeit.
Amen

Gegrüßet seist Du, Maria

Gegrüßet seist Du, Maria, voll der Gnade, der Herr ist mit Dir!
Du bist gebenedeit unter den Frauen,
und gebenedeit ist die Frucht Deines Leibes Jesus.
Heilige Maria, Mutter Gottes, bitte für uns Sünder,
jetzt und in der Stunde unseres Todes! Amen

Stoßgebete

* Mein Jesus, Barmherzigkeit!

* Vater, in Deine Hände befehle ich meinen Geist!

* Jesus, Dir leb ich, Jesus, Dir sterb ich, Jesus, Dein bin ich im Leben und im Tod.

* Herr, wie Du willst!

* Herr erbarme Dich meiner. Christus erbarme Dich meiner!

* Heiliger Joseph, Patron der Sterbenden, steh mir bei im Todeskampf!

Der Rosenkranz

Vor allem in der Begleitung im Sterbeprozess, Tod und im Gebet für den Toten ist das Rosenkranzgebet weit verbreitet. Durch die gleichbleibenden Teile und die Ergänzung eines Gesätzes hilft es allen, die innere Ruhe zu finden und darin zu verweilen, auch während langer Stunden der Begleitung am Sterbebett. Die Betrachtungen im Rosenkranzgebet beginnen mit einem Kreuzzeichen und dem **Vaterunser**. Dann folgen zehn **Gegrüßet seist Du, Maria** mit dem Einfügen eines Gesätzes:

Gegrüßet seist Du, Maria, voll der Gnade, der Herr ist mit Dir!
Du bist gebenedeit unter den Frauen,
und gebenedeit ist die Frucht Deines Leibes Jesus.

Ein Geheimnis aus dem Rosenkranzgesätz einfügen:

Heilige Maria, Mutter Gottes, bitte für uns Sünder,
jetzt und in der Stunde unseres Todes! Amen.

Die lichtreichen Geheimnisse

1. der von Johannes getauft worden ist,

2. der sich bei der Hochzeit in Kana offenbart hat,

3. der uns das Reich Gottes verkündet hat,

4. der auf dem Berg verklärt worden ist,

5. der uns die Eucharistie geschenkt hat.

Die schmerzhaften Geheimnisse

1. *der für uns Blut geschwitzt hat,*
2. *der für uns gegeißelt worden ist,*
3. *der für uns mit Dornen gekrönt worden ist,*
4. *der für uns das schwere Kreuz getragen hat,*
5. *der für uns gekreuzigt worden ist.*

Die glorreichen Geheimnisse

1. *der von den Toten auferstanden ist,*
2. *der in den Himmel aufgefahren ist,*
3. *der uns den Heiligen Geist gesandt hat,*
4. *der dich, o Jungfrau, in den Himmel aufgenommen hat,*
5. *der dich, o Jungfrau, im Himmel gekrönt hat.*

Die trostreichen Geheimnisse

1. *der als König herrscht,*
2. *der in seiner Kirche lebt und wirkt,*
3. *der wiederkommen wird in Herrlichkeit,*
4. *der richten wird die Lebenden und die Toten,*
5. *der alles vollenden wird.*

Bitte um Erbarmen: „O mein Jesus, verzeih uns unsere Sünden"

Erbarme Dich, o Herr, ihrer/seiner Seufzer;
erbarme Dich ihrer/seiner Tränen,
denn auf Deine Barmherzigkeit setzt sie/er sein Vertrauen.
So nimm sie/ihn auf in das Geheimnis Deiner Versöhnung!

Bitte um Erneuerung:

Erneuere in ihr/in ihm, was verdorben ist,
und in den einen Leib Deiner Kirche
füge ihn/sie ein als Glied, das nunmehr ganz erlöst ist.

Gebet in Leid und Not[76]

Herr,
alles zerbricht,
meine Pläne,
meine Hoffnung,
meine Wünsche.

Nichts ist mehr,
wie es vor Tagen war,
nichts läuft mehr,
wie es noch gestern lief.

Wenn du der Weg bist,
zeige dich,
wenn du die Wahrheit bist,
versteck dich nicht,
 wenn du das Leben bist,
lauf mir nicht davon.

Gebet in Krankheit[77]

Ich bitte dich, Herr,
um die große Kraft,
diesen kleinen Tag zu bestehen,
um auf dem großen Wege zu dir
einen kleinen Schritt weiterzugehen.

Herr,
Ich kann nichts mehr ausrichten,
doch du richtest mich aus.
Ich kann nichts mehr bewegen,
jetzt bist du der Weg.
Ich kann nichts mehr geben,
du gibst dich her für mich.
Ich kann nichts mehr tun,
du tust alles für mich.
Bleibe bei mir
am Abend dieses Tages,
am Abend des Lebens,
am Abend der Welt.[78]

---

[76] *Gotteslob*, Hg. Diozöse Augsburg, Katholische Bibelanstalt, Stuttgart 2013, S. 79.
[77] Ebenda, S. 80.
[78] Ebenda, S. 80.

Gebet im Angesicht des Todes

Vater, in deine Hände lege ich meinen Geist
(Lk. 23,46).

Herr,
mitten im Leben
treffen wir auf den Tod.
Gib uns die Hoffnung, das Vertrauen,
und die Zuversicht,
dass wir auch mitten im Tod
auf das Leben treffen.[79]

Herr, gib N.N. die ewige Ruhe.
Und das ewige Licht leuchte ihm/ihr.
Lass sie/ihn ruhen in Frieden .

---

[79] *Gotteslob*, Hg. Diozöse Augsburg, Katholische Bibelanstalt, Stuttgart 2013 S. 81.

Sterbesegen[80]

N.N.,
Dein Leben ist einmalig und kostbar,
für deine Mutter und deinen Vater und für alle,
die dich kennenlernen durften.
Dein Leben sei gesegnet im Angesicht Gottes.
Alles was deine Augen gesehen,
deine Ohren gehört haben,
jedes Lächeln, jede Träne,
sei gesegnet durch den dreieinigen Gott.
(Kreuzzeichen auf die Stirn)

Alles, was deine Hände berührt haben,
jede Bewegung deines Körpers,
alles, was an Möglichkeiten in dir liegt,
sei angenommen durch den dreieinigen Gott.
(Kreuzzeichen auf beide Hände)

Alles, was deine Füße gespürt haben,
alle Wege, die mit dir gegangen wurden,
und der Weg, der vor dir liegt,
sei getragen vom dreieinigen Gott.
(Kreuzzeichen auf die Füße)

Gott sende dir seinen Engel entgegen.
(Unterfassen beider Hände, wenn möglich)

Er nehme dich bei der Hand
Und führe dich durch Dunkelheit und Nacht ins Licht.

Segen für die Angehörigen[81]

Gott segne euch und alle, die zu N.N. gehören,
und schenke euch Kraft.
Er segne eure Liebe füreinander
und begleite euch auf dem Weg, der vor euch liegt.

Es segne euch der dreieinige Gott,
der Vater, der Sohn und der Heilige Geist.
Amen

---

[80] *Handreichen zum Sterbesegen* (Arbeitshilfe 01–21012), Diözese Rottenburg, Stuttgart S. 17. (Bestelladresse: Expedition des Bischöflichen Ordinariats, Postfach 9, 72101 Rottenburg).
[81] *Handreichen zum Sterbesegen,* a.a.O, S.17.

Aaronitischer Segen

Der Herr segne dich und behüte dich.
Der Herr lasse sein Angesicht über dir leuchten und sei dir gnädig.
Der Herr wende sein Angesicht dir zu und schenke dir Heil.

Nach Eintritt des Todes

Komm gut hinüber, N.N.!
Engel mögen dich begleiten und
führen auf deinem Weg.

Geh heim zu deinem Gott.
Dein Schöpfer empfange dich
mit ausgebreiteten Armen.

Sei geborgen in ihm – eine ganze Ewigkeit.
Er wecke dich auf zu neuem Leben.
Er richte dich auf, ihn zu schauen.
Er vollende, was unvollendet blieb.
Er heile alle Wunden, die das Leben dir schlug.
Er verzeihe dir deine Schuld.
Er lohne dir all deine Mühe und deine Liebe. –
Das Gute, das andre durch dich erfahren haben.
Er lasse es dir gut gehen in seinem Himmel.

Und
bleib uns verbunden,
wir vergessen dich nicht.
Denk auch an uns.
Wir sehen uns wieder,
in Gottes Himmel.[82]

---

[82] *Handreichen zum Sterbesegen,* a.a.O., S. 33.

Gesegnetes Verlassen

Gott, du unsere Hoffnung im Leben und im Sterben!
N.N. hat uns verlassen. Wir danken dir für alle Gaben,
die du in dieses Leben gelegt hast.
Für Liebe und Zuwendung, für Begleitung und Pflege in der letzten Zeit.

Wir befehlen sie/ihm jetzt deinem Frieden und bitten dich,
auch das Schwere und Unvollkommene zu vollenden.
Wir bitten für alle, die ihm/ihr nahestehen,
die sich gekümmert haben und sich jetzt verlassen fühlen,
um Kraft und Mut.

Vergib, wo wir einander etwas schuldig geblieben sind.
Halte uns untereinander verbunden in Glaube, Hoffnung und Liebe.
Wir verlassen uns auf dich und vertrauen darauf,
dass du uns vom Tod zum neuen Leben führen wirst.[83]

---

[83]   a.a.O., S.111.

Literatur

Biser, Eugen: *Einweisung ins Christentum*. Patmos Verlag, Ostfildern 1997

Biser, Eugen: *Jesus. Sein Lebensweg in neuem Licht*. Pustet, Regensburg 2008

Böhm, Erwin: *Psychobiographisches Pflegemodell nach Böhm*. Band I: *Grundlagen*. 4. überarbeitete Aufl., Maudrich Verlag, Wien 2009

Böhm, Erwin: *Psychobiographisches Pflegemodell nach Böhm*. Band II: *Arbeitsbuch*. 2. Aufl. Maudrich Verlag, Wien 2004

Böhm, Erwin: *Seelenlifting statt Gesichtsstraffung. Älterwerden akzeptieren,* Lebensantriebe aktivieren. Psychiatrie Verlag, Bonn 2005

Diozöse Augsburg (Hg.): *Gotteslob*. Katholische Bibelanstalt, Stuttgart 2013

Diözese Rottenburg (Hg.): *Handreichen zum Sterbesegen*. Arbeitshilfe, Stuttgart (Bestelladresse: Expedition des Bischöflichen Ordinariats, Postfach 9, 72101 Rottenburg)

Dworkin, Ronald: *Religion ohne Gott*. Suhrkamp, Berlin 2014

Feil, Naomi: *Validation in Anwendung und Beispielen. Der Umgang mit verwirrten alten Menschen*. 6. akt. u. erw. Aufl., Reinhardt Verlag, München 2010

Felmy, Karl Christian: *Einführung in die orthodoxe Theologie der Gegenwart*. Reihe: Lehr- und Studienbücher zur Theologie, Bd. 5, 3., ergänzte Auflage. LIT-Verag, Münster 2014

Fenner, Peter: *Reines Gewahrsein: Radiant mind – Ein praktischer Weg zum Erwachen*. Kamphausen Verlag, Bielefeld 2008

Feuerbach, Ludwig: *Das Wesen des Christentums*. Reclam Verlag, Leipzig 1984

Florenskij, Pavel: *Das Salz der Erde*, in: *Starez Isidor. Priestermönch im Gethsmane-Skit*, Christlich-orthodoxes Informationszentrum e.V. Krefeld

Franz, Marie-Louise von: *Traum und Tod. Was uns die Träume Sterbender sagen*. Kösel-Verlag, München 1999

Gaarlandt, J. G. (Hg.): *Das denkende Herz: Die Tagebücher von Etty Hillesum 1941–1943*. Rowohlt-Verlag, Reinbek b. Hamburg 2006

Genfer Studienbibel. Hänssler Verlag, Holzgerlingen 1999

Guggenheim, Bill/Guggenheim, Judy: *Trost aus dem Jenseits*. Scherz Verlag, München 1997

Holler, Ingrid/Heim, Vera: *Konfliktkiste. Konflikte erfolgreich lösen mit der Gewaltfreien Kommunikation*. Praxistraining Gewaltfreie Kommunikation, Junfermann Verlag, Paderborn 2004

Holler, Ingrid: *Trainingsbuch Gewaltfreie Kommunikation*. Junfermann Verlag, Paderborn 2010

Hillesum, Etty: *Das denkende Herz. Die Tagebücher von Etty Hillesum 1941–1943*, Hg. J. G. Gaarlandt. Rowohlt-Verlag, Reinbek b. Hamburg 2006

Jungclaussen, Emmanuel: *Das Jesusgebet: Anleitung zur Anrufung des Namen Jesus.* 9. verbesserte Aufl. Pustet Verlag, Regensburg 2014

Jungclaussen, Emmanuel: *Unterweisung im Herzensgebet*. 3. verbesserte Aufl. EOS Verlag, St. Ottilien 2008

Jungclaussen, Emmanuel (Hg.): *Aufrichtige Erzählungen eines russischen Pilgers*: Die vollständige Ausgabe. Herder spektrum, Freiburg i.Br. 2000

Jungclaussen, Emmanuel: *Geistliche Texte der Seelenführung*, Koinonia-Oriens e.V. Band 156, Köln 2008

Keizan, Jokin: *Denko-Roku. Die Weitergabe des Lichts. Dharmaübermittlung von Buddha Shakyamuni bis Dogen Zenji*. Koan-Sammlung. Fall 1–52, Übers. von Koun-An Doru Chiko Roshi (Brigitte D'Ortschy). Wolken-Verlag, Grünwald 2010

Kôun, Yamada Roshi (Autor)/Lengsfeld, Peter (Hg.)*: Mumonkan. Die torlose Schranke. Zen-Meister Mumons Koan-Sammlung*. Hg. und kommentiert von Yamada Kôun Roshi. Kösel Verlag, München 2004

Kôun, Yamada Roshi (Autor)/Lengsfeld, Peter (Hg.)*: Hekiganroku. Die Niederschrift vom blauen Fels. Die klassische Koansammlung mit neuen Teishos*. Hg. und kommentiert von Yamada Kôun Roshi. Kösel-Verlag, München 2002

Koun-An Doru Chiko Roshi (Brigitte D'Ortschy)/Maurer, Monica (Hg.): *Hekigan-Roku. Die Blaugrüne Felswand*. Koan-Sammlung. Wolkenverlag, Grünwald 2001

Koun-An Doru Chiko Roshi (Brigitte D'Ortschy)/Maurer, Monica (Hg.): *Mumon-Kan. Koan-Sammlung, gesammelt und kommentiert von Mumon Ekai*. Wolkenverlag, Grünwald 2001

Kübler-Ross, Elisbeth/Dorn, Peter: *Über den Tod und das Leben danach*. Verlag Silberschnur, Güllersheim 1996

Kues, Nikolaus von: *Vom verborgenen Gott*. Internetquelle Stand: 28.10.2014: www.hoye.de/gottesbeweise/gbcus.pdf

Kues, Nikolaus von: *De visione Dei*, Kap. 9, Internetquelle: www.cusanus-portal.de, Stand: 28.10.2014

Le Saux, Henri: *Wege der Glückseligkeit*. Kösel-Verlag, München 1995

Merton, Thomas: *Conjectures of a Guilty Bystander*. Image Classics, Colorado Springs 1968

Mindell, Amy: *Koma. Ein Weg der Liebe*. Verlag Via Nova, Petersberg 2000

Mindell, Arnold: *Schlüssel zum Erwachen. Sterbeerlebnisse und Beistand im Koma*. Walter-Verlag, Zürich/Düsseldorf 1999

Mindell, Arnold/Straub, Sonja: *Der Leib und die Träume: prozessorientierte Psychologie in der Praxis*. Junfermann-Verlag, Paderborn 2005

Neues Gotteslob Nr. 588,7, Hg. Katholisches Bibelwerk, Stuttgart 2013

Nisargadatta, Sri Maharaj: *Ich bin*. Teil 1. Kamphausen-Verlag, Bielefeld 2007

Nyssa, Gregor von: *Über die Vollkommenheit*. Briefe, Vorw./Übers. u. Anm Dörte Teske. Bibliothek der griechischen Literatur, 43 (Gregor von Nyssa), Hiersemann Verlag, Stuttgart 1997

Pascal, Blaise: *Gedanken*. Fragment 270, übers. von E. Wasmuth. Lambert Schneider Verlag, Heidelberg 1981

Pásztor, Susann/Gens, Klaus-Dieter: *Ich höre was, das du nicht sagst.* Junfer-mann-Verlag, Paderborn 2008

Philokalie der heiligen Väter der Nüchternheit. Bd. 1. Verlag Der Christliche Osten, Würzburg 2004

Rettelbach, Elmar: *Evangelium nach Johannes. Unter Berücksichtigung seiner hebrä-ischen Denkstrukturen und Begriffsvorgaben, auf der Basis des griechischen Urtextes und aus der Erfahrung kontemplativ-meditativen Umgehens mit dem Text neu übersetzt und kommentiert.* Neumühle Verlag, Mettlach-Tünsdorf 1993

Rinpoche, Sogyal: *Das tibetische Buch vom Leben und vom Sterben*, Scherz-Verlag Bern 2003

Rinpoche, Pönlop: *Der Geist überwindet den Tod.* Theseus, Bielefeld 2009

Rosenberg, Marshall B.: *Gewaltfreie Kommunikation. Aufrichtig und einfühlsam miteinander sprechen. Neue Wege in der Mediation und im Umgang mit Konflik-ten.* Junfermann Verlag, Paderborn 2002

Rusche, Christian: *Die verschollenen Schriften von Tao-hsin, Stein 7.* Internetquelle, Stand: 08.11.2014, www.rusche.ch/texte/raizen

Samy, AMA: *Zen. Der große Weg ist ohne Tor.* Theseus-Verlag, Berlin 2014

Samy, AMA: *Zen und Erleuchtung. Zehn Meditationen eines Zen-Meisters.* Theseus-Verlag, Berlin 2005

Sawaki, Kodo u. a.: *Zen ist die größte Lüge aller Zeiten.* Angkor-Verlag, Frankfurt/M. 2005

Schäfer, Rudolf, Cocteau, Jean: *Der Ewige Schlaf. Visages des morts.* Kellner Verlag, Bremen 1998

Schuhmacher, Stephan: *Zen.* Diederichs-Verlag, München 2001

Shibayama, Zenkai: *Quellen des Zen.* Scherz Verlag, München 1976

Shibayama, Zenkei: *Zen. Eine Blume spricht ohne Worte.* Suhrkamp Verlag, Berlin 1995

Theophan der Einsiedler (Autor), Sudbrack, Josef (Einl.): *Schule des Herzensgebetes: Die Weisheit des Starez Theophan.* Otto Müller Verlag, Salzburg 1985

Tittel, Bonifaz: *Auf den Bergen des Kaukasus. Gespräch zweier Einsiedler über das Jesusgebet.* Neuausgabe. Verlag der Ideen, Volkach 2013

Tao-hsin: *Die verschollenen Schriften von Tao-hsin.* www.raizen.org

Yalom, Irvin D.: *In die Sonne schauen.* btb Verlag, München 2008

Wasmuth, Ewald: *Der unbekannte Pfad. Über Blaise Pascal. Versuch einer Deutung seines Lebens und seiner Lehre.* Pustet-Verlag, Regensburg 1962

Zenji, Keizan/Keizan, Jôkin/Keller, Guido: *Denkô-roku: Die Weitergabe des Lichtes.* Angkor-Verlag, Frankfurt/M. 2008

Index

W

Y

Z

Aus- und Fortbildungsmöglichkeiten

Gewaltfreie Kommunikation nach Marshall Rosenberg

Zahlreiche Einrichtungen bieten Kurse und Fortbildungen zur Gewaltfreien Kommunikation an. Eine Übersicht über zertifizierte TrainerInnen und Angebote finden Sie beim

Fachverband Gewaltfreie Kommunikation nach Marshall Rosenberg
Huflattichweg 11, 70599 Stuttgart
Telefon: +49 711 34 21 95 75
E-Mail: kontakt@fachverband-gfk.org
Webseite: http://www.fachverband-gfk.org

Validation nach Naomi Feil

Fortbildungsangebote zur Validation im Umgang mit verwirrten alten Menschen finden Sie bei zahlreichen kirchlichen, sozialpädagogischen und Altenpflege-Einrichtungen wie der *Caritas*, dem *Diakonischen Werk*, dem *Paritätischen Wohlfahrtsverband*, der *Alzheimer-Gesellschaft*, dem *Roten Kreuz* und anderen Einrichtungen. Am besten schauen Sie im Internet, wer an Ihrem Wohnort gerade einen Kurs anbietet.

Psychobiografisches Pflegemodell nach Erwin Böhm

Einen Überblick über die Kerngedanken des Böhm'schen Pflegemodells finden Sie im Internet auf der Website „Pflege-WIKI":

http://www.pflegewiki.de/wiki/Psychobiografisches_Pflegemodell

Einen Überblick über Fortbildungsmöglichkeiten in Österreich und im deutschsprachigen Raum gibt die Website des *Europäischen Netzwerks für Psychobiographische Pflegeforschung*: http://lwh.mmf.at/j31/?

Angebote in Österreich, Südtirol, Tschechien finden Sie u. a. auf der Website: *ENPP-Böhm Bildungs- und Forschungsgesellschaft Austria GmbH* http://www.enpp-boehm.com/

Siehe auch die Website der *Malteser in Deutschland*: http://www.malteser.de/altenhilfe-und-pflegeeinrichtungen/aus-der-praxis-fuer-die-praxis/pflegemodell-nach-erwin-boehm.html

Über die Autoren

Heidemarie Kern, geb. 1943, hat mehr als 50 Jahre Erfahrung in der pflegerischen und spirituellen Begleitung von sterbenden und dementen Menschen. Die Lehrerin in der Gesundheits-, Krankenpflege bildete Pflegepersonen aus (Schwerpunkt Validation nach Naomi Feil, Psychobiografisches Pflegemodell nach Böhm und Gewaltfreie Kommunikation nach Marshall Rosenberg). Gleichzeitig setzte Sie sich für die Verbesserung der Palliativpflege im In- und Ausland ein (Deutschland, England, Indien, Japan und den Philippinnen). Für Ihr Engagement zur Verbesserung der Pflege gewann Sie mit dem Pflegeteam zwei Pflegepreise (Kreativer Pflegepreis des Thieme-Verlags und Preis des Bayerischen Sozialministeriums). Ähnlich vielfältig sind auch ihre spirituellen Ansätze. In der Benediktinerabtei Niederaltaich übte die Katholikin unter Führung von Pater Emmanuel Jungclaussen OSB das Herzensgebet. Durch seine Vermittlung ging sie nach Japan und wurde Schülerin des Zen-Meisters Yamada Koun Roshi, der ihr 1988 die Zen-Lehrerlaubnis erteilte. Seit 1990 studiert sie die Dzogchen-Lehren bei dem tibetischen Dzogchen-Meister Sogyal Rinpoche und vertieft bis heute regelmäßig ihre Zen-Erfahrung mit dem indischen Zen-Meister Pater AMA Samy S. J. in Südindien.

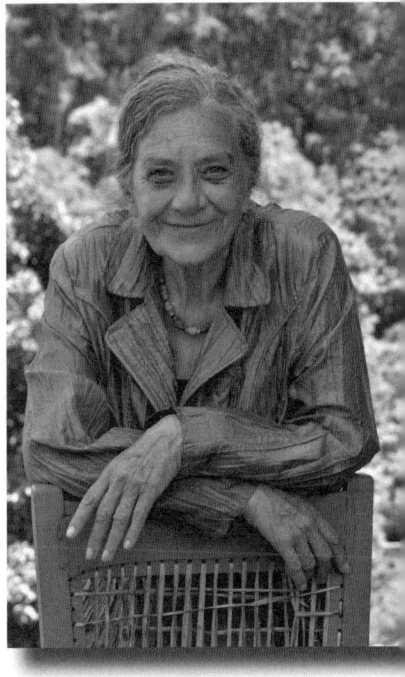

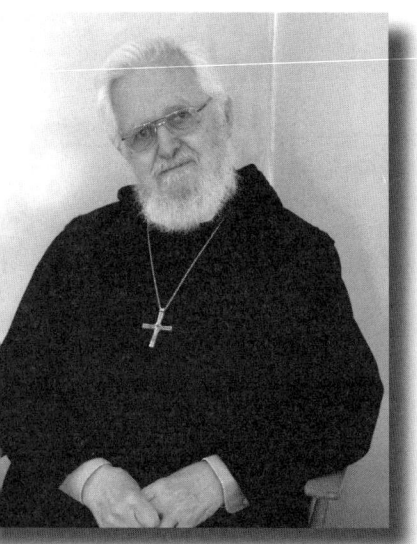

Emmanuel Jungclaussen OSB, geb. 1927, ist Benediktinerpater und emeritierter Abt des Klosters Niederaltaich. Jungclaussen verband die benediktinische Spiritualität der Westkirche mit der kontemplativen Praxis der
Ostkirche. Sein umfassendes spirituelles Wissen (er war
u. a. Schüler des Zen-Meisters Yamada Koun Roshi und
später der Zen-Meisterin Koun-An Doru Chiko Roshi
(Brigitte D'Ortschy) machte ihn zum spirituellen Ratge-
ber für unterschiedlichste Menschen. 1996 gab er in den
46. Lindauer Psychotherapiewochen den Anstoß, das
Jesus-Gebet als therapeutische Maßnahme weiterzuentwickeln. Im gleichen Jahr lud ihn Rigpa e. V., eine
internationale buddhistische Vereinigung, zu einem
interreligiösen Dialog zum Thema Sterben, Tod und
Leben ein. Jungclaussen schlägt in der spirituellen
Begleitung von Sterbenden eine Brücke zwischen dem
christlichen Herzensgebet, dem buddhistischen Guru-
Yoga und der tibetischen Phowa-Praxis. Seine Bücher zum kontemplativen Jesus-Gebet wurden zu Klassikern der Gebetsliteratur.

Veröffentlichungen u. a.: Das Jesusgebet: Anleitung zur Anrufung des Namen Jesus,
9. Auflage, Pustet-Verlag 2014 – Der Strom des Lebens. Vom Glück, sich selbst zu
finden, Ludwig-Buchverlag, München 2010 – Von der Leichtigkeit, Gott zu finden.
Das Innere Gebet der Madame Guyon. Neufeld-Verlag, Schwarzenfeld 2009 –
Aufrichtige Erzählungen eines russischen Pilgers, Herder-Verlag, Freiburg 2000 –
Unterweisung im Herzensgebet, EOS-Verlag, St. Ottilien 1999 – Leben im Geheimnis.
Hundert geistliche Predigten für Sonn- und Festtage im Jahr, Freiburg 1997 – In den
Spuren der Meister. Franz von Assisi, Johannes Tauler, Benedikt von Nursia, Heinrich
Seuse, Freiburg 1992 – Schritte in die innere Welt. Geistliche Übungen, Freiburg/
Basel/Wien, Herder-Verlag 1991